非公医疗机构
药学体系构建与制度汇编

主　编◎徐丽婷　张　琰

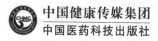

中国健康传媒集团

中国医药科技出版社

图书在版编目（CIP）数据

非公医疗机构药学体系构建与制度汇编 / 徐丽婷，张琰主编 . —
北京：中国医药科技出版社，2024.4

ISBN 978-7-5214-4521-3

Ⅰ . ①非… Ⅱ . ①徐… ②张… Ⅲ . ①医药卫生组织机构—药
政管理—汇编—中国 Ⅳ . ① R951

中国国家版本馆 CIP 数据核字（2024）第 049580 号

责任编辑　高雨濛
美术编辑　陈君杞
版式设计　也　在

出版　**中国健康传媒集团** │ 中国医药科技出版社
地址　北京市海淀区文慧园北路甲 22 号
邮编　100082
电话　发行：010-62227427　邮购：010-62236938
网址　www.cmstp.com
规格　880 × 1230mm $^{1}/_{16}$
印张　21 $^{3}/_{4}$
字数　528 千字
版次　2024 年 4 月第 1 版
印次　2024 年 4 月第 1 次印刷
印刷　北京京华铭诚工贸有限公司
经销　全国各地新华书店
书号　ISBN 978-7-5214-4521-3
定价　96.00 元

获取新书信息、投稿、
为图书纠错，请扫码
联系我们。

编 委 会

主　编　徐丽婷　张　琰

副主编　袁海玲　李　坤

编　者（以姓氏笔画为序）

王　芳　王　皎　王立珍　王亚萍　王亚琦

王丽萍　史金平　白　娟　李　宁　李　坤

李　峰　李　薇　肖　汉　张　琰　武　琼

赵晓佳　侯　潇　洪术霞　袁海玲　徐　敏

徐　锦　徐丽婷　唐亚娟　梁治刚　程　欢

路小寒

前　言

随着我国医疗改革的不断推进，非公医疗机构作为医疗服务体系的重要补充力量，在弥补医疗卫生资源不足，满足大众多层次、多样化健康需求方面发挥着越来越重要的作用。

与此同时，新时期医药环境大背景下，非公医疗机构药学学科的发展也面临新的机遇和挑战。积极创新非公立医疗机构药学服务及药品管理模式，对提高非公医疗机构药物治疗学水平、保障医疗质量具有重要意义。

作为一家集医疗、科研、教学、健康管理、康复保健为一体的综合性民营医院，西安国际医学中心医院药学部将"科学化、规范化、专业化"设为各项工作管理的目标，在积极的探索与实践过程中，不断对岗位职责、操作规程、质控标准和管理制度进行完善，逐步形成了特色化的管理体系，最终撰写完成这本《非公医疗机构药学体系构建与制度汇编》。

本书依据《中华人民共和国药品管理法》《医疗机构药事管理规定》等国家法律法规以及上级卫生行政部门有关规定，充分结合非公医疗机构管理体系的特殊性编写而成。全书分为药学部体系构建与人员管理、药事管理核心制度、药品管理制度、药品保障供应与药库管理、药房管理与药品调剂、临床药学工作制度、静脉用药调配中心工作制度、药学部应急预案、药学部质控等九章，共包含115项制度，详细阐述了各岗位操作规程、人员岗位职责及管理制度，内容涉及药事管理与药物治疗学委员会章程、药品质量监督管理、合理用药管理、抗菌药物管理、特殊管理药品管理、药品不良反应与药害事件监测管理、临床药学、药品调剂、质量与安全控制、应急管理、科研教学等药学部工作全流程，旨在树立行业标杆，为兄弟单位提供借鉴与参考，从而持续促进我国非公医疗机构药学服务质量和管理水平。

由于时间仓促与经验有限，书中难免有疏漏之处，敬请广大读者与同行批评指正。

编　者

2023 年 11 月 24 日

目 录

第四章
药品保障供应与药库管理

第七章
静脉用药调配中心工作制度 ·············· 543

第一章

非公医疗机构药学部
体系构建与人员管理

非公医疗机构药学部组织架构及管理

一、目的

加强非公医疗机构药事管理和药学服务水平，建立健全非公医疗机构药事管理制度，促进临床合理用药，保障患者用药安全。

二、适用范围

1. 适用于非公医疗机构综合医院药学部的体系构建与管理。

2. 非公医疗机构综合医院药学部组织架构包括管理体系、部门设置与人员配备；管理内容涉及药学服务相关的全流程。

三、内容

（一）药学管理组织机构与职责

根据《医疗机构药事管理规定》《二、三级综合医院药学部门基本标准（试行）》等相关规定，非公医疗机构综合医院药学部在医疗机构院长领导下，建立健全药学服务管理体系，成立医院药事管理与药物治疗学委员会。医院药事管理与药物治疗学委员会的常设机构为药学部，承担医院药事管理与药物治疗学委员会的日常工作。药学部下设药品供应、药物制剂、处方审核、药品调剂、静脉用药调配、临床药学、药事管理、精准用药、药学科研、药学信息以及质控等二级部门。各部门职责如下。

1. 药事管理与药物治疗学委员会既是医院药事管理的监督权力机构，也是对医院药事各项重要问题做出决定的专业技术组织。药事管理与药物治疗学委员会贯彻执行医疗卫生及药事管理等有关法律、法规及规章，审核制定本医疗机构药事管理和药学服务工作规章制度，并监督实施。

2. 药品供应部门主要负责医疗机构中、西药品的采购供应工作，执行药事管理与药物治疗学委员会的决议，做好药品的储存、养护等管理工作。药品供应部门包括药品采购办公室及中心药库。

（1）药品采购办公室根据临床医疗需要，按照医院基本用药供应目录，负责制定本医疗机构药品采购计划，按时完成采购任务，保障临床用药需求。

（2）中心药库严格遵守《中华人民共和国药品管理法》《中华人民共和国药品管理法实施条例》《药品经营质量管理规范》等法律法规，负责药品的入库验收、储存、养护、出库发放等工作。

3. 药品调剂部门主要负责医疗机构门/急诊患者的处方调配及住院患者医嘱用药的摆发工作。药品调剂部门包括急诊药房、发热门诊药房、门诊中/西药房、中药煎药室、手术室药房及住院药房。

（1）急诊药房主要负责急诊患者的处方调配及发放等工作，确保急诊患者药物使用的安全、有效、合理。

（2）发热门诊药房主要负责发热门诊患者的处方调配及发放等工作，按照发热门诊管理要求，严格执行消毒隔离制度，做好个人防护及环境消毒管理工作，避免交叉感染，确保患者用药安全。

（3）门诊西药房主要负责门诊患者西药及中成药品的调配及发放等工作，调剂处方时必须做到"四查十对"。

（4）门诊中药房主要负责门诊患者中药饮片及中药配方颗粒的调配及发放等工作，调配完毕后，按照处方要求自查，确认无误后签字，由复核人员复核，复核率应当达到100%。

（5）中药煎药室主要负责门诊患者及住院患者中药饮片的煎煮服务，严格按照《医疗机构中药煎药室管理规范》及医疗机构中药煎药工作制度相关要求进行煎药服务，保证代煎药品质量，确保患者用药安全。

（6）手术室药房主要负责麻醉手术中心常用药品的调配、发放及储备管理，严格按照《中华人民共和国药品管理法》《麻醉药品和精神药品管理条例》《医疗机构麻醉药品、第一类精神药品管理规定》等相关法律法规要求，管理及使用药品，确保患者用药安全。

（7）住院药房主要负责住院患者用药及出院带药的调配工作，认真执行各项药政法规、操作规程及管理制度，准确、及时调配医嘱药品，避免调剂差错发生，保证患者用药安全。

4. 静脉用药调配中心承担静脉用药医嘱审核干预、加药混合调配以及参与静脉输液使用评估等，为临床提供优质可直接静脉输注的成品输液。

5. 临床药学参与临床药物治疗，开展药学查房，实施药学监护，提供用药信息与药学咨询服务；参加会诊、病例讨论和疑难、危重患者的医疗救治等工作。

6. 药事管理部门负责本医疗机构药事管理与药物治疗学委员会日常管理工作，开展药物临床应用管理工作，推进临床合理用药，保障医疗质量和医疗安全。

7. 药学质控部门组织并监督药学部严格按照《中华人民共和国药品管理法》《中华人民共和国药品管理法实施条例》及《处方管理办法》等法律、法规和行政规章制度的有关要求管理及使用药品；全面负责药学部质量与安全控制管理工作，制定控制管理目标和标准，定期对药学部各部门质控目标进行考核评价。

8.审方中心通过"智能审核＋药师复核"的智慧处方前置审核模式，负责全院门诊及住院患者所有用药的前置、实时审核工作，避免用药错误发生，保障患者用药更加安全、合理、经济。

9.精准用药通过基因检测、血药浓度监测和群体药物动力学等技术手段开展药学服务，参与临床用药方案的制定与调整，利用专业互补的优势，协助医师为患者选择最敏感药物、最佳剂量、最小不良反应和最合适的用药时间，有效规避不合理用药带来的风险，降低患者药物治疗费用，为患者提供高质量、全新的药学服务。

10.药学信息部门协助医院信息中心搭建、维护符合药学服务发展战略的信息管理平台，优化资源、提高工作效率，提高发药准确性，减少患者就诊时间，提高患者就医满意度，降低医患纠纷风险，为新时期医院药学服务拓宽发展空间，同时也为疫情下药学服务提供新的思路和手段。

11.药学科研部门结合临床和药物治疗开展临床药学和药学研究工作，利用科学研究方法来解决医疗机构药物治疗及药学发展面临的问题，提高药学部门整体业务水平，并推动药学服务工作全面发展。

（二）岗位设置及人员配备

1.药学部岗位设置和人员配备应科学合理，确保药师完成工作任务，保障药学专业技术发挥职能。

2.药学专业技术人员数量原则上不得少于医疗机构卫生专业技术人员总数的8%。对于设置静脉用药调配中心的药学部，应当根据实际工作需要另行增加药学专业技术人员数量。承担教学和科研任务的药学部，应当根据其任务和工作量适当增加药学专业技术人员数量。药学部的药品会计、运送药品的工勤人员，应当按照实际需要另行配备。

3. 药学人员应当具有药学专业毕业证书，且具有药学专业全日制本科毕业或高等医药院校临床药学专业全日制本科以上学历者，不低于药学专业技术人员的30%。

4. 药学部具有副高级以上药学专业技术职务任职资格者应当不低于药学专业技术人员的13%，教学医院应当不低于15%。

5. 药学部应当按照有关规定，培养、配备专科临床药师，并参加临床实践工作。

（三）主要工作制度

药学服务质量管理需要持续改进，推行标准化、制度化、专业化、科学化及信息化管理是药学部各项工作管理的目标。为了持续提高药学服务质量和管理水平，药学部应当建立健全药学服务质量管理体系，制定并不断完善管理制度、岗位职责和操作规程。依据《中华人民共和国药品管理法》《医疗机构药事管理规定》等国家法律法规以及上级卫生行政部门有关规定，结合本医疗机构实际工作情况，制定药事管理核心制度、药品管理相关制度、药品保障供应与药库管理相关制度、药房管理与药品调剂、临床药学工作制度、静脉用药调配中心管理制度、药学质量控制制度及各种应急管理制度。

四、参考文件

1.《卫生部关于印发二、三级综合医院药学部门基本标准（试行）的通知》（卫医政发〔2010〕99号）.

2.《医疗机构药事管理规定》（卫医政发〔2011〕11号）.

3.《关于印发加强医疗机构药事管理促进合理用药的意见的通知》（国卫医发〔2020〕2号）.

药学部服务计划

一、目的

明确非公医疗机构综合医院药学部服务项目与流程，做好药品质量管理，药品保障供应，药学专业技术服务和药事管理相关工作。

二、适用范围

适用于非公医疗机构综合医院药学部开展全流程药学服务工作的监督管理。

三、内容

（一）药学部服务范围

非公医疗机构综合医院药学部药学服务范围主要包括药品供应保障服务、药品调剂服务、静脉用药配置服务、精准用药服务、临床药学服务、药事管理与药物治疗管理服务等。具体如下。

1. 药品供应保障服务

（1）按照国家药事管理相关法律法规，做好药品采购、验收入库、储存、养护、出库、报损及效期管理等工作，有效控制药品质量，保障药品供应。

（2）建立健全药品质量管理体系，严格落实药品购进、验收、储存、养护、调配及使用等环节的质量监督管理。

（3）严格依据国家药品管理相关要求，做好普通药品以及麻醉药品、精神药品、医疗用毒性药品、贵重药品、高警示药品的管理。

2. 药品调剂服务

（1）按照《医疗机构处方审核规范》细则，采用审方软件和人工审核相结合的形式，对医师开具的处方/医嘱进行审查、核对工作。

（2）处方/医嘱核对无误后，严格按照国家法规及操作规程进行药品的调配、发放工作。

（3）做好用药交代及用药咨询工作。

（4）提供中药饮片煎药服务。

3. 静脉用药配置服务

（1）建立健全静脉用药调配中心操作规程，保障肠外营养液、危害药品集中调配供应，为临床提供直接静脉输注的成品输液。

（2）承担静脉输液的用药医嘱审核，做好静脉用药咨询工作。

（3）调研、评估临床静脉用药状况，收集临床有关成品输液质量反馈意见。

4. 精准用药服务

（1）开展治疗药物监测服务，分析、判断药物应用合理性和制定合理给药方案。

（2）开展药物基因组学检测服务，预测药物疗效以及毒副作用，为制定个体化药物治疗方案提供依据。

5. 临床药学服务

（1）参与临床药物治疗，进行个体化药物治疗方案的设计与实施，开展药学查房，实施药学监护，为患者提供药学专业技术服务。

（2）参加会诊、病例讨论和疑难、危重患者的医疗救治，对临床药物治疗提出意见或调整建议。

（3）结合药物基因组学检测和血药浓度监测等技术，为患者提供个性化精准用药方案。

（4）提供用药信息与药学咨询服务，承担医师、护士、患者提出的用药咨询，向公众宣传合理用药知识。

（5）开展药学门诊，为患者提供用药咨询、药物不良反应管理、慢病患者用药管理、特殊人群用药管理以及用药教育等专业化药学服务。

（6）做好药品不良反应监测与处置工作，反馈及通报药物安全信息。

6. 药事管理与药物治疗管理服务

（1）负责本医疗机构药事管理与药物治疗学委员会日常管理工作及会议组织安排。

（2）开展药物临床应用管理工作，推进临床合理用药，保障医疗质量和医疗安全。

（3）开展处方点评工作，对门诊处方、住院医嘱的药物使用进行检查分析，减少药物不合理应用。

（4）收集、整理、汇总、统计分析本医疗机构的药物临床使用情况，提出质量改进建议，并书面向药事管理与药物治疗学委员会汇报。

（5）汇总、分析本医疗机构药品不良反应，定期发布用药相关医疗损害事件预警信息，建立有针对性的预防措施，降低对患者的损害及对社会造成的不良影响。

（二）服务对象

医疗机构所有就诊患者以及各临床科室。

（三）服务时间

各医疗机构应根据本医疗机构情况制定具体的药学服务时间。

（四）科室人员配备

医院药事管理工作和药学部门设置以及人员配备符合《医疗机构药事管理规定》；根据中华医学会公布的临床药学科国家临床重点专科建设项目评分标准："药学副高以上学科骨干占药学专业技术人员 ≥ 13%，得 5 分；少 1 名扣 0.5 分"。综上，医疗机构应根据实际床位数和业务开展情况配置相应数量的药学专业技术人员。具体职称及基本技能如下。

1. 主任药师 药学本科及以上学历；具备应聘岗位相应的执业证书或专业技术资格；在三级甲等医院从事本专业工作 15 年以上。具有较高的学术水平，熟悉药学专业在国内外的现状和发展趋势，积极开展新业务、新技术，勇于创新，促进药学专业的发展。

2. 副主任药师 药学本科及以上学历；具备应聘岗位相应的执业证书或专业技术资格；在三级甲等医院从事本专业工作 10 年以上。熟悉药学专业在国内外的现状和发展趋势，积极开展新业务、新技术，勇于创新，促进药学专业的发展。

3. 临床药师 药学本科以上学历；具备应聘岗位相应的执业证书或专业技术资格；具有临床药师培训证书；在三级医院从事专业工作 5 年以上。掌握临床药学相关知识和学科理论知识，能够参与危重、疑难病例会诊和病例讨论，协助临床医生制订个体化给药方案；具有开展药学信息与咨询服务的能力，能够对患者进行用药教育，指导患者安全用药；积极为临床提供药学信息服务等工作。

4. 主管（中）药师　药学本科以上学历；具备应聘岗位相应的执业证书或专业技术资格；从事专业工作5年以上，能够指导药品调剂、审查处方等工作，解决药学部较复杂、疑难技术问题。

5.（中）药师　药学本科以上学历；具备应聘岗位相应的执业证书或专业技术资格；从事专业工作5年以上，能够独立完成药品调剂、审查处方等工作。

6.（中）药士　药学本科以上学历；具备应聘岗位相应的执业证书或专业技术资格。

7. 药工　大专及以上学历，二甲及以上医院从事药品搬运工作1年以上。

8. 主管护师　护理专业本科以上学历，三甲医院静脉用药调配中心工作10年以上经验，熟练掌握静脉药物的配置工作，并能指导下级护士工作。

9. 护师　护理专业本科以上学历，三甲医院静脉用药调配中心工作2年以上经验，熟练掌握静脉药物配置工作。

10. 护士　护理专业本科以上学历，熟练掌握静脉用药配置工作。

（五）交流与合作

1. 药学部内部交流　各部门高度协调，完成药学服务各项工作。

2. 药学部与医院其他部门之间的合作

（1）医教部　共同落实18项医疗核心制度。

（2）临床科室　共同做好药品管理与药物治疗。

（3）护理部　共同做好药品的管理与使用。

（4）信息科　药学服务相关信息系统的建立以及药学相关数据的统计。

（5）感控部　积极做好药品相关的感控工作。

（6）医保办　共同落实国家医保政策，确保医保用药的合理使用。

（7）医疗质量管理科　保证医疗机构药学质量监测指标的落实。

（8）人力资源部　提供药学专业技术人员人事相关资料。

四、参考文件

1.《中华人民共和国药品管理法》（2019 年修订）.

2.《医疗机构药事管理规定》（卫医政发〔2011〕11 号）.

药学部人员岗位职责

一、目的

明确各岗位人员的工作内容以及应当承担的责任范围，最大限度地实现劳动用工的科学配置，提高工作效率和工作质量。

二、适用范围

适用于非公医疗机构各岗位人员。

三、内容

（一）药学专业技术人员岗位职责

1. 主任（中）药师

（1）服从医院领导及药学部主任工作安排，认真执行工作指令。

（2）贯彻执行药事管理相关法律、法规及规章，严格执行医疗机构各项规章制度，认真履行工作职责。

（3）负责日常药学技术工作，参与制定药学部门相应的工作制度、操作规程和工作记录，并组织实施。

（4）参与本医疗机构药品处方集和基本用药供应目录的制定。

（5）起草、参与本医疗机构药物治疗相关临床诊疗指南和药物临床应用指导原则的制定与实施，监测、评估本医疗机构药物使用情况，提出干预和改进措施，指导临床合理用药。

（6）收集国内外药学技术信息，解决工作中的技术难题，总结技术经验，撰写技术报告。

（7）积极参加医院及科室组织的学术活动，介绍国内外有关药品合理使用与管理新动态。

（8）以现代药学学科技术发展中的新理论、新知识、新技术、新方法为主要内容，积极申报继续教育项目，进一步完善和拓展药学专业人员的知识结构，提升创新能力和综合素养。

（9）及时了解国内外本专业学术动态，充分运用国内外先进知识和技术指导下级药学人员的技术、业务工作。

（10）指导复杂、高难处方制剂的调剂、药检、药物信息咨询等工作。

（11）负责组织和申报各级科研课题，开展药学研究、新药临床研究、药物评价及药物经济学评价等药学相关科学研究，及时总结、撰写论文，并指导下级药学人员撰写论文和技术报告。

（12）参与药学部的质量管理和技术考核。

（13）指导药学人员的业务学习，承担医院药学教育、临床药师的带教和各级实习带教工作，推动临床药学的发展。

（14）服从医院调配，积极承担突发公共卫生事件的紧急医疗救援任务及社会公益活动。

2. 副主任（中）药师

（1）在药学部主任领导下，协助主任药师做好日常药学技术工作。

（2）接受主任药师的专业技术指导，并服从主任药师的专业技术决定。

（3）在没有主任药师的情况下，履行主任药师的职责。

（4）组织领导本科室的业务技术工作，参与复杂、高难处方制剂的调配或中药饮片加工工作，研究解决技术上的疑难问题。

（5）在部门技术负责人、技术或检验报告复核、研究课题负责人、不良反应监测管理等重要技术岗位承担具体技术工作。

（6）发现、报告、参与解决技术问题，总结技术经验，撰写技术报告或论文。

（7）督促检查本科室人员的业务学习，指导下级药学人员的技术、业务工作。

（8）组织相关岗位药师深入临床科室检查药品质量、使用及管理情况，发现问题及时处理。

（9）制定本科室药学人员及进修、实习人员的培训计划，以及本科室人员的技术考核内容。

（10）收集、整理、传播国内外最新的技术信息及药品信息，完成业务授课内容及继续教育规定学分。

（11）服从医院调配，积极承担突发公共卫生事件的紧急医疗救援任务及社会公益活动。

3. 主管（中）药师

（1）协助主任（副主任）药师完成日常药学工作，接受主任（副主任）药师的技术指导，服从主任（副主任）药师的技术决定。

（2）在主任（副主任）药师的指导下，履行主管（中）药师的岗位职责，并对下级药师进行技术及业务工作的指导。

（3）在处方审核、复核发药，以及复杂处方和制剂的调剂、复杂中药饮片的炮制、首次购入和质量可疑药品的验收、药师查房等重要岗位及工作中，承担具体的技术工作，严格执行技术操作规范，确保药品质量及配方质量，保障患者安全、合理、经济用药。

（4）定期检查临床科室药品使用及管理情况，发现问题及时处理；解答临床医生或护士提出的与药品相关问题，协助临床做好合理用药工作。

（5）负责并指导麻醉药品、精神药品、医疗用毒性药品、放射性药品、易制毒药品及高警示药品等的使用与管理工作，严格执行相关规定。

（6）根据药学部主任安排，参加和指导调剂、制剂、药品研究等工作，发现技术问题，总结技术经验，撰写技术报告及科研论文。

（7）参加本专业的业务学习，承担部分教学工作。负责进修、实习人员的带教工作。

（8）积极参加院内外学术活动，认真完成药学继续教育计划，按时完成所需学分。

（9）服从医院调配，积极承担突发公共卫生事件的紧急医疗救援任务及社会公益活动。

4.（中）药师

（1）服从药学部主任安排，在上级药师的指导下，从事具体技术工作，把好药品质量关，确保药学服务质量。

（2）协助上级药师工作，接受上级药师的技术指导，并服从上级药师的技术决定。

（3）严格按照技术操作规范进行药品调剂、核对处方或方剂、制备制剂、一般饮片炮制加工、药品验收、养护和发放、信息系统维护等工作。

（4）负责麻醉药品、精神药品、医疗用毒性药品、放射性药品、易制毒药品及高警示药品等的使用与管理工作，严格执行相关规定，做到账物相符。

（5）为患者或医护人员提供药品使用咨询服务。

（6）承担不良反应监测、上报工作。

（7）参加本专业的业务学习，认真完成药学继续教育计划，按时完成所需学分。

（8）积极参加各类学术活动，在上级药师带领下参与科研工作，学习撰写论文。

（9）协助下级药学技术人员做好日常工作，指导进修、实习人员的工作。

（10）服从医院调配，积极承担突发公共卫生事件的紧急医疗救援任务及社会公益活动。

5.（中）药士

（1）服从药学部主任安排，在上级药师的指导下，从事具体技术工作。

（2）严格按照技术操作规范进行处方调剂、制备制剂、一般饮片炮制加工、药品验收、养护和发放、清点、账务处理及信息处理等工作，严防差错事故发生。

（3）参加本专业的业务学习，认真完成药学继续教育计划，按时完成所需学分。

（4）协助同级药学技术人员做好日常工作，指导实习人员的工作。

（5）服从医院调配，积极承担突发公共卫生事件的紧急医疗救援任务及社会公益活动。

（二）药学部岗位职责

1.药学部主任（副主任）

（1）具有药学专业本科以上学历，副主任药师以上专业技术职务任职资格。

（2）在医院院长的领导下，负责药学部的医疗、教学、科研工作及人事分配、行政管理工作。

（3）完成医院各项常规工作任务、指令性任务以及院长临时安排的其他工作任务。

（4）制定药学部发展规划、工作目标、工作计划及质量与安全控制方案，并组织实施，定期或不定期检查、总结和汇报。

（5）制定符合专业要求、切实可行的标准操作规程，并确保药学技术人员能够熟练掌握，严防差错事故，一旦发生，及时正确处理。

（6）严格按照《中华人民共和国药品管理法》《医疗机构药事管理规定》等国家有关法律法规及行业技术规范，制定本医疗机构药事管理和药学工作规章制度，并监督实施；组织医务人员进行药事管理有关法律法规、规章制度的培训。

（7）定期组织召开药事管理与药物治疗学委员会会议，负责药事管理与药物治疗学委员会闭会期间的日常工作。

（8）掌握国内外学术动态，及时组织本部门人员学习，积极开展新技术、新业务，努力提高药学服务质量。

（9）定期深入临床科室了解药品使用情况及所用药品的有效性、安全性，开展药品不良反应监测和新药上市后的再评价工作。组织临床药师参与查房和危重症患者的抢救，配合临床做好药品供应与合理用药工作。

（10）根据药学部实际需要合理设置岗位，并组织制定和完善各类人员岗位职责，每年度组织员工考核，提出员工专业技术职务任职资格晋升、评优评先等奖惩的具体意见。

（11）负责药学部人才培养与梯队建设计划，组织制定人员培训和国内外学术交流计划，根据药学部的发展，有计划地培养和调整科室各类人员。

（12）负责药学部医德医风工作，注重精神文明和药师职业道德建设，加强廉洁自律教育；掌握药学部全体员工的思想动态、业务能力和工作表现。

（13）负责全院药品供应保障工作，并进行监督检查；领导科室人员完成制剂、调剂、配置、药学研究及药事管理等任务；组织开展以合理用药为核心的临床药学工作，积极开展合理用药宣传教育和药物利用评价研究工作，对不合理用药进行干预。

（14）负责组织药学部智能化设备及信息购进工作的论证和决策。

（15）负责处理或协调处理针对药学部及药学部员工的投诉，组织或协同处理药学部各类突发事件。

（16）负责落实消防、治安、保密、安全的有关规定。

（17）协调药学部与医院其他科室、行政机关的工作往来事项。

（18）副主任协助主任完成相关工作。

2. 药学部综合办公室秘书

（1）具有药学专业本科以上学历，药师以上专业技术职务任职资格。

（2）负责制定综合办公室职责范围内制度与流程，并定期完善。

（3）按照医院公文管理程序，认真转发医院及药学部的各项公示文稿，做好上级部门往来行文的呈批、催办等工作。

（4）负责药学部文档、人事档案等管理工作，做好文印、收发及保密工作。

（5）负责药学部员工培训、实习人员轮岗培训及考核等工作。

（6）负责各二级部门劳动纪律考勤工作。

（7）负责药学部办公、设备耗材请领工作。

（8）负责药学部公文拟稿和起草各类综合性文字材料。

（9）负责药学部人才需求计划的拟定、员工招聘及录用等工作。

（10）负责药学部绩效酬薪分配方案上报。

（11）负责药学部会务管理工作。

（12）按时完成药学部主任安排的其他工作。

3. 药学部消防员

（1）药学部各二级部门设置兼职消防员1名，负责本二级部门所有区域消防安全工作。

（2）认真学习有关消防知识，熟练掌握各种消防器材使用方法。

（3）对本二级部门所有人员进行消防知识宣传教育，提高全员消防意识。

（4）定期检查本二级部门所有区域消防器材及设备，确保消防器材及设备处于完好状态。

（5）定期组织本二级部门所有人员开展消防应急演练，增强全员防范意识。

4. 药库组长

（1）具有药学专业本科学历，主管药师以上专业技术职务任职资格。

（2）严格遵守《中华人民共和国药品管理法》《中华人民共和国药品管理法实施条例》《药品经营质量管理规范》等法律法规，在药学部主任领导下，负责药库的日常管理工作，及时做好上传下达工作。

（3）定期制定工作计划并组织实施，全面完成各项工作指标。

（4）负责药库全面质量管理，并按规定完成质量管理工作，严防差错事故发生。

（5）督促小组成员严格遵守药库各项管理制度和操作规程，保障药品质量。

（6）根据临床用药需求及各调剂部门提交的采购需求计划，制定科学、合理的药品采购计划；严格执行药品临时采购、新药审批后购入的相关规定。

（7）协助药学部主任分析临床用药情况，合理调整库存，优化药品结构。

（8）每月检查、督促各项工作的执行情况，做好药品质量问题的处理和近效期药品的退换等工作。

（9）负责监督药品账务管理工作及药品结算工作，每月按时向药学部主任上报各类相关报表。

（10）根据医院及科室的规章制度，负责做好考勤、值班及考核工作。

（11）负责药库工作人员的岗位培训，安排和指导进修、实习人员的业务实践。

（12）负责药库的各项安全保卫工作，检查落实情况。

（13）负责组织特殊及抢救用药的供应工作。

5. 药库采购人员

（1）具有药学专业本科学历，药师以上专业技术职务任职资格。

（2）在药学部主任和药库负责人的领导下，根据临床医疗需要，按照医院基本用药供应目录，负责制定本院药品采购计划，按时完成采购任务，保障临床用药需求。

（3）严格按照法律法规要求，认真做好首营企业资质、营销员合法资料及供货企业质量信誉审核工作，建立维护供应商档案。

（4）根据药品使用消耗规律，制定药品采购计划，经药学部主任及主管院领导审批后采购，确保药品供应，保持合理库存，提高药品周转率。

（5）患者因治疗特殊需要，使用本院基本用药供应目录以外药品，临床医师需按照药品临时采购流程填写药品临时采购申请表，经临床科主任签字并按照药品临时采购流程审批通过后，方可购进。特殊情况下，临床救治急需药品，应设法及时购进。

（6）购进新药，需临床科室根据实际工作需求提出申请，经各级审批后上报药事管理与药物治疗学委员会讨论批准后购进。

（7）采购药品应坚持主渠道采购，同种药品应优先采购国家基本药物目录内、医保目录内品规，对于临床常规使用且评价高的药品亦可优先采购。

（8）药品调拨按规定办理，自制制剂调拨按照药品监督管理机构规定办理。

（9）负责各调剂部门及库房破损、效期、价格等问题药品的处理及上报工作，同时做好退货药品、不合格药品的管理工作。

（10）对库存量大、滞销药品，要及时与相关部门协商调整，并逐级汇报。

（11）及时了解医保政策，做好药品结构调整工作，确保药品结构符合当地医保政策要求。

（12）经常与临床科室沟通，收集了解医院药品使用情况，及时掌握医药市场动态，发现药品紧缺问题及时向组长汇报。

（13）负责将发票及入库单报药品会计做账务验收；每月进行相关质量自查，向负责人上报相关数据。

（14）协助药库保管员做好药品入库、储存工作。

（15）完成药学部主任、药库负责人安排的其他临时性工作。

（16）药品采购工作中，严格遵守国家政策法规及院内有关采购药品的各项规章制度，不收回扣和索取各种好处。

6. 药库保管员

（1）具有药学专业本科学历，药师以上专业技术职务任职资格。

（2）在药学部主任和药库组长的领导下，负责药品的入库验收、储存、养护、出库发放工作。

（3）严格执行药品验收制度、药品储存养护制度、药品出库复核制度、药品效期管理制度及药品标识标签管理制度。

（4）入库验收如发现不合格药品，应严格按照不合格药品管理制度执行。

（5）负责破损、效期、价格等问题药品的接收、退药工作。

（6）负责药库效期药品及滞销药品的管理工作，每月进行相关质量自查。

（7）药品出库遵循先进先出、近效期药品先出原则。

（8）负责每月将出库单及出库汇总报药品会计做账务处理。

（9）负责每月清点库存药品，账物相符率应达到100%，出现账务不符时应及时查明原因，逐级汇报，审批处理后方可调整。

（10）完成药学部主任、药库组长安排的其他临时性工作。

7. 药库账务管理员

（1）具有药学专业本科学历，药师以上专业技术职务任职资格。

（2）在药学部主任及药库组长领导下，负责药品购进、消耗、库存的核算工作，每月汇总报表核对无误后上交财务部。

（3）严格执行物价政策，计价准确。

（4）接到药品调价通知后及时协助相关人员办理药品调价，并及时计算调价表和办理账务处理。

（5）工作严肃认真，及时准确处理各种数据，随时提供信息。

（6）参与药库及调剂部门盘点，办理药品盘盈盘亏报批手续和账务处理。

（7）根据药品供应最新动态，做好新增药品品种相关信息的维护工作。

8. 特殊管理药品管理员

（1）具有药学专业本科学历，药师以上专业技术职务任职资格。

（2）在药学部主任及部门组长的领导下，严格按照《中华人民共和国药品管理法》《麻醉药品和精神药品管理条例》等特殊药品管理的法律法规及科室的各项规章制度进行管理。

（3）协同药品采购人员做好采购计划，根据药品消耗情况制定合理申领计划。

（4）协同药品验收人员进行双人验收，若发现存在账务不符情况，应进行双人清点登记，报告负责人进行处理。

（5）定期清点药品，账物相符率应达到100%。

（6）负责本部门麻醉药品、精神药品等特殊管理药品的养护、效期管理工作。

（7）每月核查空安瓿及废贴回收情况，统计该类药品消耗情况。

（8）定期按规定要求销毁麻醉、第一类精神药品等特殊管理药品空安瓿和废贴，并认真填写《特殊管理药品空安瓿及废贴销毁登记表》。

（9）更换特殊管理药品管理人员应有详尽的交接记录。

9. 药库工勤人员

（1）具有初中以上学历。

（2）在药学部主任及药学人员指导下进行工作，负责药库药品的搬运及药库卫生清洁整理工作。

（3）严格执行医院各项规章制度和劳动纪律，工作严肃认真，保证运输安全。

（4）协助相关部门做好药品保障工作。

（5）妥善保管运输工具，定期进行维护保养，不得私自外借。

10. 调剂部门组长

（1）具有药学专业本科以上学历，主管药师/中药师以上专业技术职务任职资格。

（2）在药学部主任领导下，负责本部门业务管理及日常行政工作，全面完成本部门各项工作指标。

（3）协调本部门与药学部其他部门或临床各科室业务合作关系，及时为其他业务合作部门提供周到、细致的服务。

（4）严格落实各项药政法规和规章制度，督促本部门工作人员认真按照岗位职责及操作规程做好药品的申领、调剂、发放等工作，保障医疗安全。

（5）定期抽查本部门麻精药品、毒性药品、高警示药品及贵重药品等的使用及管理情况，发现问题及时处理，组织做好本部门药品盘点工作及各种数据的上报工作。

（6）负责临床科室储备药品的质量管理工作。

（7）合理控制本部门在库药品数量，在保障临床供应的前提下，尽量减少库存，加快周转，提高效率。

（8）协调和处理发生在本部门的患者投诉，高度重视患者权益保护工作，在职责范围内，解决医患纠纷。

（9）强化本部门工作人员服务意识，持续改进服务态度，不断提升药学服务质量。

（10）严格按照医院及药学部规章制度要求，负责本部门人员的考勤、排班及考核工作，每月在规定时间内向药学部综合办公室提交考勤表。

（11）定期组织本部门工作人员进行业务学习，提高业务水平；及时传达医院通知或规定等内容。

（12）定期组织本部门工作人员进行消防安全教育等内容的培训，督促安全工作落实，强化安全责任意识。

（13）加强本部门内公共设备及设施的管理，保障正常运行。

（14）拟定实习人员带教及授课计划，指导实习人员及医疗单位药学人员的进修学习。

（15）完成由医院、药学部领导安排的其他工作。

11. 二级库管理员岗位职责

（1）具有药学专业本科以上学历，药师及以上专业技术职务任职资格。

（2）在部门组长领导下，负责本部门二级库药品的管理。

（3）根据本部门内药品使用情况合理制定领药计划，保障临床需求，不得由于人为失误造成断药现象。

（4）严格按照相关制度规定，负责本部门内药品的验收、入库、保管、养护、账目管理等工作，做到账务相符、药品存储条件符合规定要求。

（5）遵循"先进先出""近效先用"和按批号发药使用原则，确保药品的合理存储及使用，不得发生人为失误所造成的药品过期失效及变质。

（6）药品存储按规定要求进行警示标识管理。

（7）发现药品暂缺，及时向其他调剂部门调拨，做好药品供应工作。

（8）及时登记上报近效期、滞销药品。

（9）协助部门组长完成其他工作。

12. 西药调剂人员配方岗位

（1）具有药学专业本科以上学历，药士以上专业技术职务任职资格。

（2）严格落实各项药政法规和规章制度，遵守本医疗机构劳动纪律。

（3）按照医疗机构服务时间，提前做好服务准备工作。严格落实医疗机构员工服务礼仪及规范要求，仪表端庄，佩戴工号牌；谈吐得当，稳重专业。

（4）严格按照调剂操作规范流程调配处方，严格执行"四查十对"；按照"先进先出""近效先用"的原则调剂药品；麻醉药品、精神药品、医疗用毒性药品等特殊管理药品的处方调配严格按照相关规定执行；分装拆零药品必须在分装袋上注明患者的身份识别信息以及药品的名称、规格、开启日期、失效日期等信息。

（5）调剂药品时如因缺药不能全部配发或发现处方有不妥之处，应与医师联系修改后再行调剂，调剂人员不得对医生处方做任何修改。

（6）调剂过程中如发生调剂差错，应主动登记，分析原因并改进，避免再次发生。

（7）负责分管范围内药架的整理、清洁、药品上架及药品质量的检查。

（8）完成药学部主任及部门组长安排的其他工作。

13. 西药调剂人员核发岗位

（1）具有药学专业本科以上学历，药师以上专业技术职务任职资格。

（2）严格落实各项药政法规和规章制度，遵守本医疗机构劳动纪律。

（3）按照医疗机构服务时间，提前做好服务准备工作。严格落实医疗机构员工服务礼仪及规范要求，仪表端庄，佩戴工号牌；谈吐适当，稳重专业。

（4）严格按照调剂操作规范流程接方、审方，核对药品无误后发药。近效期药品须向患者讲明效期，在药品有效期内不能用完的药品不得发放，严禁发出过期失效药品。

（5）耐心仔细解答患者提出的问题，指导患者按照要求保存药品，对患者进行用药教育和用药指导。

（6）麻醉药品、精神药品、医疗用毒性药品等特殊管理药品的处方发药严格按照相关规定执行。

（7）发药过程中如发生用药差错，应主动登记，分析原因并改进，避免再次发生。

（8）负责分管范围内药架的整理、清洁、药品上架及药品质量的检查。

（9）认真做好交接班工作，特殊管理药品交接班时要当面点清。

（10）带教实习人员或进修人员时耐心讲解、指导，如发生差错事故，均由带教老师负责。

（11）完成药学部主任及部门组长安排的其他工作。

14. 西药调剂室工勤人员

（1）具有初中以上学历。

（2）严格执行医院各项规章制度和劳动纪律，工作严肃认真。

（3）负责本部门的日常清洁工作，做好本部门药品调拨的保障工作。

（4）负责空纸盒、纸箱及垃圾的清理。

（5）协助药学人员做好药品拆箱上架工作。

（6）完成部门组长安排的其他工作。

15. 中草药配方岗位

（1）具有中药学专业本科以上学历，中药士以上专业技术职务任职资格。

（2）严格落实各项药政法规和规章制度，认真执行中药房工作制度。

（3）按照医疗机构服务时间，提前做好服务准备工作。严格落实医疗机构员工服务礼仪及规范要求，仪表端庄，佩戴工号牌；谈吐适当，稳重专业。

（4）调剂配方时应当细心谨慎，遵守调配技术常规和药学部所规定的操作规程，称量准确，不得估计取药。

（5）按处方要求对需另煎、包煎、先煎、后下等特殊药品单独等分包装。

（6）调剂台、储药器具等设备设施应当保持清洁完好，并按固定地点放置。用具使用后立即洗刷干净，放回原处。

（7）调剂过程中如发生调剂差错，应主动登记，分析原因并改进，避免再次发生。

（8）负责分管范围内中药饮片的装斗、整理、清洁及饮片质量的检查。

（9）完成药学部主任及部门组长安排的其他工作。

16. 中草药核发岗位

（1）具有中药学专业本科以上学历，中药师以上专业技术职务任职资格。

（2）严格落实各项药政法规和规章制度，遵守本医疗机构劳动纪律。

（3）按照医疗机构服务时间，提前做好服务准备工作。严格落实医疗机构员工服务礼仪及规范要求，仪表端庄，佩戴工号牌；谈吐适当，稳重专业。

（4）熟悉中草药配伍禁忌，牢记"十八反"与"十九畏"，严格按照调剂操作规范流程接方、审方，核对无误后发药，严禁发出过期失效药品。

（5）耐心仔细解答患者提出的问题，指导患者按照要求保存药品，详细交代饮片/颗粒用法，单包药在包装袋注明用法，确保药品质量和用药安全。

（6）麻醉药品、医疗用毒性药品等特殊管理药品的处方发药严格按照相关规定执行。

（7）发药过程中如发生用药差错，应主动登记，分析原因并改进，避免再次发生。

（8）负责分管范围内中药饮片的装斗、整理、清洁及饮片质量的检查。

（9）认真做好交接班工作，特殊管理药品交接班时要当面点清。

（10）带教实习人员或进修人员时耐心讲解、指导，如发生差错事故，均由带教老师负责。

（11）完成药学部主任及部门组长安排的其他工作。

17. 中药煎药员

（1）具有中药学专业大专学历，中药士以上专业技术职务任职资格。

（2）严格落实各项药政法规和规章制度，认真执行煎药室工作制度。

（3）按照医疗机构服务时间，提前做好服务准备工作。严格落实医疗机构员工服务礼仪及规范要求，仪表端庄，佩戴工号牌；谈吐适当，稳重专业。

（4）负责完成本医疗机构中药饮片代煎任务。

（5）严格按照《医院中药饮片管理规范》及相关法规、规程进行操作，保证煎制药品安全有效。

（6）掌握煎药机使用及保养方法，定期对设备、仪器进行保养，严格按照煎药机操作规程操作。

（7）了解特殊中药煎药方法（先煎、后下、包煎、另煎等），严格按照处方要求进行煎煮。

（8）坚守岗位，时刻观察煎药时间及温度，保证药液质量。

（9）认真按照煎药登记项目做好登记，做好处方核对、药品收发及操作程序登记。

（10）每日做好煎药室温湿度记录，按规定做好温湿度控制。

（11）操作完成后，按规定及时对设备、用具用品进行清洁、消毒等处理。每日工作结束后做好煎药室清洁工作，并按时开紫外灯消毒。

18. 中药调剂室工勤人员

（1）具有初中以上学历。

（2）严格执行医院各项规章制度和劳动纪律，工作严肃认真。

（3）负责中药调剂室的日常清洁工作及勤杂工作。

（4）定期做好药柜、格斗、药盘等设备的清理工作。

（5）负责中药库、中药调剂室药品搬运工作。

（6）完成部门组长安排的其他工作。

19. 病区药房单剂量摆药岗位

（1）具有药学专业本科以上学历，药士及以上专业技术职务任职资格。

（2）严格落实各项药政法规和规章制度，遵守本医疗机构劳动纪律。

（3）按照医疗机构服务时间，提前做好服务准备工作。严格落实医疗机构员工服务礼仪及规范要求。

（4）负责各病区长期口服医嘱、临时口服医嘱单剂量摆药工作。

（5）熟练掌握单剂量摆药机操作流程，严格按照单剂量摆药机操作规范进行单剂量摆药。

（6）核对电脑摆药单无误后进行摆药，如发现药品与剂量不符时，及时与临床科室医生联系，确认后再摆药。

（7）严格按照"先进先出""近效先用"的原则调剂药品；

麻醉药品、精神药品、医疗用毒性药品等特殊管理药品按规定做好日销统计，做到账务相符。

（8）调剂过程中如发生调剂差错，应主动登记，分析原因并改进，避免再次发生。

（9）定期检查片剂的药品质量，及时处理近效期药品及滞销药品。

（10）负责分管范围内药架的整理、清洁、药品上架及药品质量的检查。

（11）完成药学部主任及部门组长安排的其他工作。

20. 病区药房针剂发药岗位

（1）具有药学专业本科以上学历，药师及以上专业技术职务任职资格。

（2）严格落实各项药政法规和规章制度，遵守本医疗机构劳动纪律。

（3）按照医疗机构服务时间，提前做好服务准备工作。严格落实医疗机构员工服务礼仪及规范要求。

（4）负责各病区长期针剂医嘱、临时针剂医嘱配发工作。

（5）熟练掌握单剂量摆药机操作流程，严格按照单剂量摆药机操作规范进行单剂量摆药。

（6）核对电脑摆药单无误后进行摆药，如发现药品与剂量不符时，及时与临床科室医生联系，确认后再摆药。

（7）严格按照"先进先出""近效先用"的原则调剂药品；麻醉药品、精神药品、医疗用毒性药品等特殊管理药品按规定做好日销统计，做到账务相符。

（8）调剂过程中如发生调剂差错，应主动登记，分析原因并改进，避免再次发生。

（9）定期检查针剂药品质量，及时处理近效期药品及滞销药品。

（10）负责分管范围内药架的整理、清洁、药品上架及药品质量的检查。

（11）完成药学部主任及部门组长安排的其他工作。

21. 静脉用药调配中心组长

（1）具有药学专业本科以上学历，主管药师及以上专业技术职务任职资格。

（2）在药学部主任领导下，负责静脉用药调配中心的业务和行政管理工作，传达、贯彻执行医院及药学部主任布置的各项工作。

（3）根据本静脉用药调配中心的工作任务、要求和特点，进行科学分工，合理安排好药师、护士及工勤人员的日常工作，督促工作人员严格执行各项规章制度和操作规程。

（4）及时协调静脉用药调配中心和各临床科室之间的工作关系，有特殊情况及时向药学部主任汇报。

（5）加强药品管理，定期检查特殊管理药品、贵重物品及其他药品的使用、管理情况，发现问题及时处理。

（6）监督和检查药师的药品准备、审方、核对、排药、调配及包装运送等工作，如有问题及时指正或解决。

（7）加强自查，规范及完备各项工作，检查静脉用药调配过程的环节质量，严禁静脉用药调配差错的发生。一旦有差错事故，做出相应处理，并加以分析总结，提出有效防范措施。

（8）协调好静脉用药调配中心人员的工作关系。

（9）定期考核静脉用药调配中心工作人员的工作质量，组织讨论工作中出现的问题，便于及时解决和杜绝。

（10）定期组织静脉用药调配中心人员业务学习，包括无菌技术和操作技能、药品理化性质、配伍禁忌等相关知识，提高静脉用药调配中心人员业务能力及操作水平。

（11）制定技术人员、进修人员、实习人员培训计划和要求，不断提高技术人员思想素质和业务素质。

22. 静脉用药调配中心护士长

（1）具有护理专业本科以上学历，主管护师及以上专业技术职务任职资格。

（2）负责静脉用药调配中心护理人员的工作安排及管理，协调好护理人员与药师的工作关系。

（3）做好静脉用药调配中心与各临床科室的协调工作，发现问题及时解决。

（4）负责监督成品输液调配过程中的各个环节，对输液的配制质量严格把关。

（5）督促加药混合调配人员严格遵守无菌操作技术及规范进行操作，负责考核加药混合调配人员工作质量。

（6）协助药师对成品输液的核对、排药、包装质量进行检查。

（7）负责静脉用药调配中心的医院感染管理工作，定期检查静脉用药调配中心工作环境、卫生处理等情况，定期安排洁净区相关检查，必须符合相应净化级别要求。

（8）负责检查一次性物品的领用、分发、消毒、处理情况。

（9）负责检查和督促各类物品、器材、设备的保养、维修，确保静脉用药调配中心工作的正常进行。

（10）组织护理人员的培训和业务学习，包括无菌技术和操作技能，不断提高技术操作水平。

（11）认真做好下级护理人员、进修人员的带教工作。

23. 静脉用药调配中心审方药师

（1）具有药学专业本科以上学历，药师及以上专业技术职务任职资格，具有3年及以上门急诊或病区处方调剂工作经验，接受过处方审核相关岗位的专业知识培训并考核合格。

（2）掌握审方调配工作全流程，严格按照《中华人民共和国药品管理法》《医疗机构处方审核规范》有关规定执行。

（3）评估静脉输液给药方法的必要性与合理性；遵循药品临床应用指导原则、临床诊疗指南和药品说明书等，对静脉用药医嘱的适宜性进行审核，特别是抗肿瘤药物静脉输液中拓展性临床使用的必要性与适宜性；审核静脉用药医嘱的合理性、相容性和稳定性；溶媒的选择与基础输液用量的适宜性。凡有不合理医嘱，应及时与医师沟通，提出调整建议并做相应记录。对于用药错误或不能保证成品输液质量的用药医嘱，药师有权拒绝调配，并做好记录。

（4）确认输液用药配伍合理后，及时接收医嘱，根据批次规则，对每位患者按用药时间顺序，进行归类排序（定批次），打印汇总单与标签，电子输液标签备份保存1年备查。

（5）根据病区退药信息，核对药品数量、批号、有效期等信息后进行退药。

（6）接听电话，处理病区常规反馈问题，并做好相应的记录。

（7）协助部门组长，做好和其他调剂部门间的药品调拨等工作。

（8）及时在静脉用药调配中心系统中维护审方规则、药品特殊标识等信息；信息系统出现故障时及时联系医院信息中心，尽快排除网络故障。

（9）负责深入临床了解药物应用情况，做好临床药物咨询工作，宣传合理用药知识，对药物临床应用提出意见或建议，并做好记录。

（10）定期与审方中心审方药师沟通，反馈、沟通静脉用药调配中心不合理医嘱相关信息。

（11）定期整理分析不合理医嘱，组织本中心所有人员对不合理医嘱进行学习。

24. 静脉用药调配中心摆药人员（自动化设备）

（1）具有药学专业本科以上学历，药士及以上专业技术职务任职资格。

（2）根据静脉用药汇总单依次准备药品，按"先进先用""近期先用"的原则摆发药品。

（3）将审方药师已经审核过的医嘱按调配次序进行分类，对同一调配次序的处方按加药类别进行分类。摆药前应当仔细阅读、核查输液标签是否准确、完整，如有错误或不全，应当告知审方药师校对纠正。

（4）根据瓶贴标签信息正确摆放药品，应核查药品名称、规格、剂量等是否与标签内容一致，同时应检查药品质量，包括包装有无破损及是否在药品有效期内等。

（5）制定拆药计划，及时补充药品，为摆药做好准备工作。

25. 静脉用药调配中心贴签人员（贴签机）

（1）具有药学/护理专业本科以上学历，药士/护士及以上专业技术职务任职资格。

（2）两人配合进行贴签、分筐工作，贴签时应注意核查基础输液名称、规格、剂量等是否与标签内容一致，同时应检查药品质量，包括包装有无破损及是否在药品有效期内等。

（3）贴签人员应正确的将输液标签平整粘贴在相应的基础输液上，应注意标签不得覆盖基础输液药品名称、规格、批号和有效期等信息，以便核对。

（4）分筐时按照该组输液中的主药品种将加入相同主药的基础输液放在同一筐中，以便下一步核对。

（5）负责贴签工作区域的卫生清洁及物品整理。

26.静脉用药调配中心核对人员

（1）具有药学专业本科以上学历，药师及以上专业技术职务任职资格。

（2）按照输液标签或汇总单逐项核对，保证药品和输液标签或汇总单一致。核对时应注意核查药品名称、规格、剂量等是否与标签内容一致，同时应检查药品质量，包括包装有无破损及是否在药品有效期内等。

（3）需皮试的抗菌药物保证同一输液袋中所加药品为同一批号。如发现不合理用药，与审方药师沟通。

（4）将排好并核对过的药品按品规、批次分别放置在对应颜色筐子，需冷藏的药品放置冷藏柜保存，第二天加药前传入相应调配间。

（5）摆好的药品应当擦拭清洁后，方可传入洁净室。

（6）每日完成摆药后，应当及时对摆药准备区短缺的药品进行补充。补充的药品应当在指定的区域拆除外包装，同时需要检查药品的有效期、生产批号等，如有尘埃，需擦拭清洁后方可上架。补充药品按照"先进先用""近期先用"原则上架。

27.静脉用药调配中心加药混合调配人员

（1）具有药学/护理专业本科以上学历，药士/护士及以上专业技术职务任职资格。

（2）具备严格的无菌操作观念，严格遵守《静脉用药集中调配技术操作规范》相关制度，规范操作，杜绝错误发生。

（3）提前上岗，做好无菌操作的各项准备工作；严格按照更衣操作规程，进入洁净区操作间。

（4）严格按照配置操作程序和要求进行配置，没有医生处方不得擅自配置药物。

（5）在操作过程中严禁随意离开，确保配置工作的连续性及调配质量，不得采用交叉调配流程；成品输液中所用药物如果不是整瓶/支用量，则实际所用剂量必须在输液标签上明显标识，以便校对；若有两种以上药物需要加入同一基础输液时，应当严格按照药品说明书要求和药品性质顺序加入。

（6）调配过程中成品输液出现异常或对药品配伍、操作程序有疑问时应当停止调配，及时与审方药师沟通，查明原因；发生调配错误时应当及时纠正，重新调配并记录。

（7）加药混合调配人员应当在配置完毕后的成品输液标签上签字或盖章，核对无误后及时传出。

（8）加药混合调配人员严格按照危害药品调配操作规程进行调配，做好职业防护；调配过程中产生的医疗垃圾由医疗机构按规定统一处理；危害药品溢出处理按照相关规定执行。

（9）随时保持调配间、工作台的清洁、整齐。每天、每周按照规定对调配间内进行相应的清场、清洁及消毒，并做好记录。

28. 静脉用药调配中心辅配人员

（1）具有药学专业本科以上学历，药士及以上专业技术职务任职资格。

（2）具备严格的无菌操作观念，严格遵守《静脉用药集中调配技术操作规范》相关制度，规范操作，杜绝错误发生。

（3）提前上岗，做好无菌操作的各项准备工作；严格按照更衣操作规程，进入洁净区操作间。

（4）负责配置前摆药、配置中监督、配置后复核，保证成品输液配置质量与效率。

（5）摆药前应当根据输液标签核对药品名称、规格、数量、有效期等的准确性和药品完好性，准确无误后，进入加药混合调配操作程序。

（6）配置中监督加药混合人员是否遵守无菌操作规范及查对制度，配置药品的名称、剂量、浓度是否正确。

（7）配置后仔细核对所加药品的名称、规格及空瓶和空安瓿数量是否与输液贴签相符，非整瓶/支药品是否有相应的标注。检查输液袋是否有漏液，输液是否有沉淀、变色、异物等。

（8）核对无误后的成品输液及时传出调配间。

（9）随时保持调配间、工作台的清洁、整齐。每天、每周按照规定对调配间内进行相应的清场、清洁及消毒，并做好记录。

29. 静脉用药调配中心感染兼职监控护士

（1）具有护理专业本科以上学历，护士及以上专业技术职务任职资格。

（2）在护士长的领导及感控部指导下开展工作。

（3）督促本中心人员严格执行无菌技术操作规程，落实预防医院感染的各项规章制度，参与制定具有本中心特点的预防控制措施，并组织落实。

（4）配合护士长按要求完成各项医院感染监测及微生物学监测登记工作，并按时上报监测结果。

（5）发生医院感染暴发流行时，协助专职人员进行流行病学调查，落实控制措施并积极投入控制工作。

（6）负责对本中心人员、保洁员等进行有关消毒、灭菌等知识的培训工作。

（7）负责传达医疗废弃物管理有关制度、政策，并监督落实。

（8）负责保管本中心医院感染管理资料，按要求定时更新。

30. 静脉用药调配中心核对、包装人员

（1）具有药学专业本科以上学历，药师及以上专业技术职务任职资格。

（2）成品输液核对、包装人员按时到岗，成品输液核对前检查相关用物摆放是否合理。

（3）成品输液核对时注意非整支/瓶药物、特殊用量药物是否有加药混合调配人员的确认记号；检查成品输液颜色、密闭性、胶塞、沉淀等。

（4）成品输液复核完成、确认无误后，按病区打包、装箱、扎锁扣，交由一站式服务中心人员配送，并有相应的记录。

（5）严格按照约定时间外送成品输液。

（6）包装工作结束后对工作区域进行清场。

（7）负责病区返回打包箱的清洁、消毒工作。

31. 静脉用药调配中心工勤人员

（1）具有初中以上学历。

（2）负责将打包好的成品输液在指定时间内运送到各病区。

（3）负责本中心所用药筐清洗、非洁净区的清洁工作；积极做好本中心日常清洁卫生工作。

（4）协助完成调配间外药筐的搬运工作。

（5）在药师指导下，负责拆药品外包装、上药架工作。

（6）负责运输工具的清洁保养。

（7）在感染兼职监控护士指导下按要求负责医疗废弃物、垃圾的清理工作。

32. 药事管理岗位药师

（1）具有药学专业本科以上学历，主管药师及以上专业技术职务任职资格。

（2）协助药学部主任完成《药事管理与药物治疗学委员会》闭会期间属于其权限范围内的药事管理工作，在此期间遇不能处理的事项，应及时向药学部主任请示并经其同意后执行。

（3）根据国家相关规定起草本医疗机构药事管理相关制度、规定等。

（4）协助收集药事管理与药物治疗学委员会会议议案，准备会议议题、资料盒文件等，会议期间做好会议记录、整理会议记录，并向全体委员通报。

（5）协助药学部主任督促完成本医疗机构药事管理相关规定及要求，负责落实药事管理与药物治疗学委员会的决议。

（6）协助处理本医疗机构各项药事管理相关工作。

33. 临床药学组长

（1）具有药学专业本科以上学历，主管药师及以上专业技术职务任职资格，经规范化培训获得临床药师资格证书。

（2）在药学部主任领导下，全面负责临床药学室行政管理和业务工作，认真贯彻执行医院及药学部的规章制度，完成本部门各项工作指标。

（3）制定临床药学发展规划、工作目标、方针及实施计划；积极开展临床药学服务工作，提高临床药学服务水平，促进临床合理用药。

（4）协调本部门与药学部其他部门或临床各科室业务合作关系，及时为其他业务合作部门提供周到、细致的服务。

（5）统筹安排临床药学室内部工作，实现临床药学工作全面的规范化及信息化。

（6）组织制定工作相关的制度及各项标准操作规程，并负责执行和监督。

（7）负责审查临床药学室内部成员的工作质量、进度及效率。对临床药学室普遍性问题负责归纳提案，提交药学部主任。

（8）制定学习、培训计划，并组织协调临床药学室内部各种培训工作。

（9）密切关注临床合理用药情况，持续提升临床合理用药水平。

34. 临床药师

（1）具有药学专业本科以上学历，药师及以上专业技术职务任职资格，经规范化培训获得临床药师资格证书。

（2）深入临床了解药物应用情况，参与临床药物治疗工作，审核用药医嘱或处方，与临床医师共同进行药物治疗方案设计、实施与监护。

（3）参与日常性医疗查房和会诊，参加危重症患者的救治和病案讨论，协助临床医师做好药物鉴别遴选工作。在用药实践中发现、解决、预防潜在的或实际存在的用药问题。对用药难度大的患者，应实施药学监护、查房和书写药历。

（4）根据临床药物治疗的需要，进行药物基因组学检测和治疗药物的血药浓度监测，并依据临床诊断和药动学、药效学的特点设计个体化给药方案。

（5）认真做好药品不良反应监测和数据上报工作。

（6）定期收集和评估临床医生、护士和患者对药学服务的质量评价、意见的反馈，并组织持续改进。

（7）掌握与临床用药有关的药物信息，为医务人员和患者提供及时、准确、完整的用药信息及咨询服务；开展合理用药培训与教育，宣传用药知识，指导患者安全用药。

（8）协助临床医师做好各类药物临床观察，特别是新药上市后的安全性和有效性监测，并进行相关资料的收集、整理、分析、评估和反馈工作。

（9）结合临床药物治疗实践，进行用药调查，开展合理用药、药物评价和药物利用的研究。

（10）承担临床药学专业教学、学生实习以及进修生相关教学任务，指导下级临床药师的业务技术工作。

35. 审方中心组长

（1）具有药学专业本科以上学历，主管药师及以上专业技术职务任职资格，具有3年及以上门急诊或病区处方调剂工作经验，接受过处方审核相关岗位的专业知识培训并考核合格。

（2）在药学部主任领导下，全面负责审方中心行政管理和业务工作，认真贯彻执行医院及药学部的规章制度，完成本部门各项工作指标。

（3）协调本部门与药学部其他部门或临床各科室业务合作关系，及时为其他业务合作部门提供周到、细致的服务。

（4）掌握审方调配工作全流程，严格按照《医疗机构处方审核规范》有关规定执行。

（5）协助药学部主任制定本医疗机构的处方审核规范与制度；建立并实施处方审核过程追溯机制、审核反馈机制及审核质量改进机制。

（6）建立处方审核质量监测指标体系，如处方审核率、处方干预率、处方合理率等，对处方审核的数量、质量、效率和效果等进行评价。

（7）通过相关信息系统辅助药师开展处方审核，确保所有处方审核通过后方可进入划价收费和调配环节，未经审核通过的处方不得收费和调配。

（8）定期对处方审核质量开展监测与评价，包括对信息系统审核的处方进行抽查，发现问题及时改进。

（9）负责审查审方中心内部成员的工作质量、进度及效率。

（10）制定学习、培训计划，定期组织审方药师进行相关法律、法规、政策、职业道德、药学基本理论、基本知识和基本技能等的培训和考核。

（11）定期整理分析不合理医嘱，组织本中心所有人员对不合理医嘱进行学习，确保审方标准的同质化。

（12）密切关注临床合理用药情况，宣传合理用药知识，持续提升临床合理用药水平。

36. 审方药师

（1）具有药学专业本科以上学历，药师及以上专业技术职务任职资格，具有3年及以上门急诊或病区处方调剂工作经验，接受过处方审核相关岗位的专业知识培训并考核合格。

（2）掌握审方工作流程，严格按照《医疗机构处方审核规范》有关规定执行。

（3）依据国家药品管理相关法律法规和规范性文件，临床诊疗规范、指南，临床路径，药品说明书，国家处方集等规范审核处方。

（4）应当对处方/医嘱各项内容进行逐一审核，认为存在用药不适宜时，应当及时与处方医师沟通，建议其修改或者重新开具处方/医嘱，并做相应记录；药师发现不合理用药，处方医师不同意修改时，药师应当作好记录并纳入处方点评；药师发现严重不合理用药或者用药错误时，应当拒绝调配，及时告知处方医师并记录，按照有关规定报告。

（5）定期整理分析不合理医嘱，组织本中心所有人员对不合理医嘱进行学习。

（6）负责深入临床了解药物应用情况，做好临床药物咨询工作，宣传合理用药知识，对药物临床应用提出意见或建议，并做好记录。

（7）及时在审方系统中维护审方规则，系统出现故障时及时联系医院信息中心，尽快排除网络故障。

（8）严格遵守医疗机构信息系统相关安全保密制度，防止药品、患者用药等信息泄露，做好相应的信息系统故障应急预案。

（9）负责处方审核的药师应当接受继续教育，不断更新、补充、拓展知识和能力，提高处方审核水平。

37. 质控药师

（1）具有药学专业本科以上学历，主管药师及以上专业技术职务任职资格。

（2）负责药学部药品质量管理和药学工作质量管理。

（3）督促药学部各二级部门贯彻执行院、科两级质量与安全管理规章制度。

（4）协助药学部主任制定药学部质量与安全控制指标和目标，建立质控管理检查制度，定期对药学部各部门质控目标进行考核评价。

（5）负责药学部质量与安全控制管理工作的检查、监督和指导工作，对违反质量与安全管理制度和操作规程的行为及时制止，提出整改或改进措施并监督执行。

（6）协助药学部主任开展药学部质量与安全管理年度评价、质量持续改进工作，负责质量管理体系评审记录的收集、整理、归档保存。

（7）参加质控小组会议，就检查中发现的问题和工作质量持续改进问题提出意见和建议。

（8）协助处理药学部各类差错事故，并按规定程序汇报。

（9）协助处理各类针对药学部及药学部员工的投诉，并按规定程序汇报。

（10）定期组织药学人员进行质量教育与培训。

38. 精准用药检测中心组长

（1）具有药学专业本科以上学历，副主任药师及以上专业技术职务任职资格。

（2）在药学部主任领导下，全面负责精准用药检测中心行政管理和业务工作，认真贯彻执行医院及药学部的规章制度，完成本部门各项工作指标。

（3）制定精准用药检测中心发展规划、工作目标、方针及实施计划；积极开展精准用药服务工作，协助医师为患者选择个体化用药方案，有效规避不合理用药带来的风险。

（4）协调本部门与药学部其他部门或临床各科室业务合作关系，及时为其他业务合作部门提供周到、细致的服务。

（5）组织制定精准用药检测中心工作相关的制度及各项标准操作规程，并负责执行和监督。

（6）负责审查精准用药检测中心内部成员的工作质量、进度及效率。

（7）制定学习、培训计划，并组织协调精准用药检测中心各种培训工作。

（8）密切关注临床合理用药情况，持续提升药学服务水平。

（9）积极申请相关的科研课题，并与临床各科室协作开展科研创新工作。

（10）积极参与精准用药检测相关工作。

39. 精准用药检测中心人员

（1）具有药学专业本科以上学历，药师及以上专业技术职务任职资格。

（2）熟练掌握与岗位工作有关的标准操作规程，能够独立进行检验和结果处理，分析和解决工作中的一般问题，有效保障所承担环节的工作质量。

（3）认真核对收取的样本信息，无误后终端确认并进行实验操作。

（4）实验操作人员应详细记录样本信息，准确及时上报检测结果，若有特殊情况延误者，须与临床医生沟通，待问题解决后及时补充上报，并详细记录。对检测结果中的异常值，应及时告知相应的临床医生，详细询问患者情况，协助临床医生给出相应的调整建议，并对异常值处理情况进行记录。

（5）实验前检查仪器运转情况及试剂使用情况；实验中严格按照仪器的标准化操作规程进行，不得擅自离开岗位，应随时解决实验中出现的问题，保证实验正常进行；实验后登记仪器使用记录。若发现实验室仪器设备等出现异常情况，须及时上报仪器负责人，并联系相关人员维修，以免延误实验。

（6）实验完成后，由双人核对检测结果的真实性和有效性，确认无误后方可上传报告，并通过检测中心人员审核后发布。

（7）检测中心人员有责任保存好所有实验数据和样本，若无药学部主任同意，不得擅自共享外传。

（8）应熟练掌握常规消毒原则和技术，掌握意外事件和生物安全事故的应急处置原则和上报程序。

（9）负责本检验中心仪器设备的管理工作，建立健全仪器设备的技术资料档案，做好仪器设备的维护、保养、送检、报修和一般修理工作，保证仪器设备处于良好的状态。

（10）负责本检测中心的药品、易耗品及材料的管理工作，按需定时上报采购计划，做好登记建账工作，保证账务相符，并每月盘点上报。

（11）负责本中心项目的培训、宣传推广。

（12）积极申请相关的科研课题，并与临床各科室协作开展科研创新工作。

40. 信息药师

（1）具有药学专业本科以上学历，药师及以上专业技术职务任职资格，经过专门训练，熟练掌握药学信息。

（2）遵守《信息安全管理制度》《网络安全法》以及医疗机构相关工作制度，保护患者隐私和医疗信息安全。

（3）在药学部主任领导下，管理药学部人员系统权限，保障信息安全。

（4）熟悉医疗机构药学业务流程和药学信息系统的运营、管理及维护。

（5）积极参与信息部门、非药学部门和系统供应单位的沟通协调工作。

（6）负责收集和反馈药学信息系统的运营状态、业务信息以及业务流程优化和需求。

（7）参与合理用药、临床决策支持和药库等系统知识库日常维护工作，同时承担智能设备的系统优化与维护。

（8）制定药学信息系统和智能设备的应急保障方案并定期组织演练。

（9）参与各类数据报表的采集和上报管理工作，如处方点评、合理用药、抗菌药物监测网等数据管理工作。

（10）开展医院药学数据质量评价工作，包括药学实验室数据和药历记录质量评价。

（11）审核和监督药学人员数据统计行为，保障数据合理、合法使用。

（12）承担药学部内部人员信息化技能和系统操作培训、考核和评价任务。

（13）参与药学信息系统或智能设备研发工作，具备相关知识产权成果。

41. 科研秘书

（1）具有药学专业硕士以上学历，主管药师及以上专业技术职务任职资格。

（2）熟悉国家、省、市科研方针政策及本医疗机构科研管理规章制度，按照医疗机构统一部署，协助药学部主任做好本部门的科研管理工作。

（3）在药学部主任指导下制定本部门科研规划和年度计划，并及时上报相关部门。

（4）积极准确传达医疗机构各项科研相关通知，负责科研文件的管理。

（5）负责药学部科研档案的建立和保管，及时完成科研情况的统计与汇总，负责上级主管部门要求的相关信息的上报。

（6）参加医疗机构相关科研管理会议、学术讲座等，负责本部门科研工作会议、学术讲座的组织和服务。

（7）认真做好药学部日常科研信息的整理和上报。

（8）完成领导交办的其他科研方面的工作，并积极协助其他部门开展科研工作。

四、参考文件

1.《医疗机构药事管理规定》（卫医政发〔2011〕11 号）.

2.《医疗机构处方审核规范》（国卫办医发〔2018〕14 号）.

3.《医院信息药师能力素质模型和岗位职责（试行）》（粤药会〔2018〕157 号）.

4. 徐建江. 新编医院药事管理制度［M］. 长春：吉林科学技术出版社，2019.

5.《静脉用药调配中心建设与管理指南（试行）》（国卫办医函〔2021〕598 号）.

6. 马雅斌，李语玲. 医院药事管理［M］. 上海：上海世界图书出版公司，2022.

药学部人员培训及考核制度

一、目的

通过培训与考核，客观评估非公医疗机构药学员工的专业技能、职业道德等综合素质，持续提升员工的工作能力，为员工录用、续聘、辞退、晋升、降职、调资、转岗、奖惩等提供依据，确保员工能够胜任岗位职责，保障药学服务工作的高质量高水平开展。

二、适用范围

适用于非公医疗机构药学部员工的培训与考核工作。

三、内容

药学部员工的培训与考核包括岗前培训考核和在职培训考核。

1. 岗前培训考核 岗前培训考核的主要对象是新员工，其目的是使新员工了解和掌握医疗机构的基本情况，对其进行职业道德、劳动纪律、基础专业技术理论和实际操作技术等方面的教育，并通过考核评估其是否具备胜任岗位职责的能力，可作为员工正式录用的标准之一。

2. 在职培训考核 在职培训主要针对已入职员工，其目的是使员工通过继续教育活动持续提高工作能力与技能，并通过考核评估其工作水平与质量，可作为员工续聘、辞退、晋升、降职、调资、转岗、奖惩等的重要依据。在职考核可分为日常考核与年度考核。

（一）岗前培训考核

1. 对象 药学部新员工。

2. 时间 培训工作在新员工试用期3个月内开展，并于3个月满前的1周内完成考核。

3. 管理

（1）医教部与药学部负责制定岗前培训的考核内容与培训讲师人选。其中院级部分由医院负责，科级部分由药学部负责。

（2）医疗机构培训中心及各医疗、医技科室需协助培训考核工作的顺利进行，包括提供场地、设备等。

（3）人力资源部与药学部分别负责院、科两级岗前考核工作的组织与实施，确定参加岗前培训考核的新员工名单与日程安排，提前准备好培训材料、场地、课件及考试题，做好员工考勤、协调、沟通、联络工作。

（4）人力资源部与药学部仔细统计岗前培训的出勤情况及考试合格率，并根据员工试用期内的整体表现对员工进行综合评估。对考试不合格的新员工，人力资源部或药学部应督促其根据培训资料进行学习，并给予其一次补考机会。考核不合格且培训过程中表现差的，医院可予以辞退。培训考核相关文件统一由人力资源部保存，培训考评结果作为正式聘用的依据之一。

4. 内容

（1）院级培训考核 医院概况、组织机构、伦理道德规范、员工行为准则、医院管理规章制度、人事制度、院内感控、传染病防治、心肺复苏（CPR）操作技能、医患沟通技巧、消防等安全培训、信息系统使用、医保知识等。

（2）科级培训考核 药学服务宗旨、药学部基本情况、药学部组织构架、部门制度与程序、岗位职责、安全知识、相关岗位专业知识及操作技能、职业安全与防护、质量考核等。

（二）在职培训考核

1. 对象 药学部在职员工。

2. 时间 在职培训时间可根据实际工作与岗位特点具体安排。在职考核通常分为日常考核与年度考核，日常考核时间由药学部自主安排，年度考核时间为本年度 12 月至次年 1 月。

3. 管理

（1）在职培训考核内容由医院和药学部共同制定。培训可以为理论授课、技能操作等多种形式，药学部可自主组织员工进行日常专业能力考核。年度考核由医院负责，药学部协助完成对员工的综合评估和年度考核工作。

（2）人力资源部、医疗机构培训中心需协助培训工作的顺利进行，包括民主测评、提供考核场地及设备等。

（3）年度考核原则为药学部科主任由医院进行考核，员工由药学部主任进行考核。

（4）工作超过半年的新员工，正常参加年度考核；工作未超过半年的新员工，年度考核只写评语，不评等次（不称职、基本称职、称职、优秀）。

（5）年度病、事假累计超过 2 个月的员工，本年度考核不得评为优秀；当年受行政处分的工作人员，参加年度考核，但不参加评优。

（6）个人对考核结果有异议可在十日内申请复核。

（7）年度考核工作结束后，部门将相关考核资料上交至人力资源部归入人事档案。

（8）考核结果可作为员工续聘、辞退、晋升、降职、调资、转岗、奖惩等的重要依据。对年度考核被确定为基本称职等次的工作人员，进行诫勉谈话，限期改进；对年度考核被确定为不称职等次的工作人员，应调整其工作岗位或降低职务层次直至离岗待聘，且一年内不得晋升职务；连续两年年度考核确定为不称职的，予以解聘。

4. 内容

（1）药学部主任考核内容 个人述职、民主评测、工作业绩及贡献、科研学术等。

（2）药学部员工考核内容 在岗期间表现，工作任务完成情况，课题、论文及表彰等。

四、参考文件

《医疗机构药事管理规定》（卫医政发〔2011〕11号）.

药学人员健康管理制度

一、目的

加强药学部人员健康管理，防止药品受到污染，保障药品安全。

二、适用范围

适用于药学部内部所有直接接触药品的人员管理。直接接触药品的人员包括：药库采购人员、药库保管员、调剂员、单剂量摆药人员、煎药员、静脉输液混合调配人员、制剂配制员、药品检验员、临床试验员等。

三、内容

（一）基本要求

1. 新员工必须进行全面的身体检查，身体检查合格的药学人员方可录用。

2. 根据《中华人民共和国药品管理法》及其实施条例、《医疗机构药事管理规定》等相关要求，直接接触药品的工作人员，应每年进行一次健康检查，体检不合格者必须调离原工作岗位。

3. 发现患有精神病、传染病或隐性传染病、皮肤病、体表外伤及其他可能污染药品或导致工作差错的疾病的人员，不得从事直接接触药品内包装的工作。

（二）体检管理

1. 严格按照规定的体检项目进行检查，不得漏检。体检项目包括肝功能全项检查、传染病五项、胸部透视检查、皮肤病检查、眼科视力检查等。

2. 因患病调离岗位的人员，经复查合格，凭医生签字的体检报告，方可复岗。

3. 从事药品验收、养护、饮片调剂、药品检验、制剂的人员应无色盲或其他辨色力障碍。

4. 从事静脉用药调配工作的人员应进行PPD结核菌实验及过敏原筛查（青霉素与头孢类抗生素）。

5. 接触有害气体、试剂的人员应进行职业防护，并根据相关要求进行体检。

6. 实习、进修人员及其他临时从事直接接触药品工作的人员也应严格执行本制度。

（三）体检程序

1. 面试通过后的新员工体检由人力资源部负责组织，体检结果合格后录用。

2. 药学人员每年常规体检由医疗机构体检中心确定时间，集中体检，不得有漏检行为或找人替检行为，一经发现严肃处理。

3. 体检中心出具体检结果，由药学部建立员工《个人健康档案》。

（四）体检结果异常处理程序

1. 常规体检结果异常者，立即停止工作，调离原工作岗位，转换至其他不直接接触药品的岗位或由医疗机构人力资源部另行安排，待身体恢复健康并经体检合格后，方可恢复原岗位工作。

2. 有传染病发生的岗位，凡与之有关的可能感染的员工均应体检，体检结果正常者继续原岗位工作，体检结果异常者，立即停止工作，调离原工作岗位，待身体恢复健康并经体检合格后，方可恢复原岗位工作。

3. 对传染病患者所在岗位环境、设备、设施、用具等立即采取有效的消毒措施，防止传染病蔓延。

（五）健康档案管理

药学部办公室负责组织人员进行健康检查，并建立药学人员健康档案，健康档案及相关资料保存3年。员工健康档案包括以下内容。

1. 每位药师的健康状况和历次健康体检的原始材料。

2. 患有传染病药师康复后，医疗机构出具的体检证明。

3. 患有传染病的药师离岗去向原始资料。

四、参考文件

1.《医疗机构药事管理规定》（卫医政发〔2011〕11号）.

2.《中华人民共和国药品管理法》（2019年修订）.

药学部人员岗位轮换管理制度

一、目的

实现药学部员工岗位轮换工作的科学管理，保障工作的有序及连贯。

二、适用范围

适用于药学部各岗位人员。

三、内容

（一）岗位轮转

1. 药学部新入职员工由科务会讨论决定轮转的时间与岗位。

2. 药学部主任可以根据工作需要、员工身体状况等，安排各部门组长之间的轮换。

3. 重点风险岗位，根据医院具体情况安排定期轮岗，一般至少每三年轮换一次。

4. 员工接到岗位调整通知后，无特殊情况必须服从科室轮转安排，积极处理岗位交接班工作。

5. 轮转人员到岗后应进行岗位培训，并享受新岗位的绩效待遇。

（二）岗位交班

1. 交班者整理需要交接的工作内容与设备，如有物品设备损坏，需要登记损坏原因及状况。

2.详细交代工作完成状况、设备和仪器运转情况、药品及药架情况、系统使用方法等，并将遗留问题向接班者交代清楚，做好登记。

3.交班者应在规定时间内完成交接，经科室负责人检查交接情况后，办理门禁权限及系统权限。

（三）岗位接班

1.接班者按照交接内容，查阅相关资料记录，掌握信息系统使用方法，检查药品、设备、仪器、办公用具等，发现问题及时提出，如无法解决做好记录，避免后续发生推诿责任不清。

2.接班者完成接班后，开通必要的门禁权限及系统权限。

3.接班者完成交接后由部门负责人布置安排各项工作内容。

（四）交接班注意事项

1.对重要仪器设备、登记记录、电脑资料要逐一交接清楚。

2.对药品相关情况应仔细核对，避免出现错漏。

3.交接过程中，应重点关注设备仪器完好、环境卫生清洁、账务相符、记录准确，办公用具齐全。未解决的问题应做好记录并及时处理。

4.麻醉、精神、易制毒等特殊管理药品工作交接时必须当面清点账目、处方、逐日登记表、空安瓿废贴及销毁登记本等相关资料，并及时更改密码和权限。

药学部科研管理工作制度

一、目的

加强非公医疗机构药学部科研管理和学科建设，提升药学科研创新能力和药学服务水平，保障医院药学持续发展。

二、适用范围

适用于非公医疗机构药学部科研管理工作。

三、内容

（一）组织机构

药学部根据工作实际情况成立科研部门，科研工作的人员应具有药学专业硕士及以上学历，药师及以上专业技术职务任职资格。同时满足以下条件。

1. 具备严谨的科学作风和良好的职业道德、热爱医院药学工作，具备完成所承担的研究工作需要的知识结构、工作经验和业务能力。

2. 具有较为广博的专业知识，且在医院药学领域具有较深的造诣，善于发现问题和提出问题。

（二）科研项目确定原则

1. 确保选题以需要性、可行性、合理性、创新性、科学性、效益性为原则。

2. 以医院药学工作中亟待解决的问题为重点，开展以患者

59

为中心的，具有相对明确的、稳定的药学专业领域和技术服务领域项目，以医院药学应用技术研究为主。

3. 申报科研项目，必须认真做好查新工作，充分了解与项目有关的国内外发展动态、研究水平以及医疗机构所在地的相关政策。

4. 课题方案设计应科学、严密，方法步骤要明确，进度要具体，经费预算应合理。

5. 科研项目以中、短期见效项目为宜，时间一般不超过3年。

（三）人员管理

1. 鼓励有科研能力的药师积极开展药学科研工作。

2. 熟悉国家相关法规、政策的基本内容，遵守本医疗机构劳动纪律，严格执行药学部管理规定。

3. 遵守健康预防规定，定期体检，患有影响研究结果可靠性疾患人员，不得参加研究工作。

4. 根据工作岗位的需要着装，确保供试品、对照品及实验系统不受污染。

5. 熟练掌握并严格执行与所承担工作有关的标准操作规程，认真完成所承担的各项研究任务和工作任务，爱护仪器设备和公共设施。

6. 科研经费遵循专项管理、专款专用原则，只能用于科研项目的实验、调查、分析以及专项设备购置。

7. 坚持严谨、求真、务实的态度从事药学科学工作，不弄虚作假。对有以下违规行为的人员，视情节轻重给予警告、降级、按照造成损失金额罚款等处罚：

（1）伪造申报资料、原始资料，抄袭他人资料或其他弄虚作假行为；

（2）使用或提供虚假样品、对照品或标准品；

（3）实验采用的处方和生产工艺与申报资料不符；

（4）在实验过程中，因实验方案设计不合理而未严格履行审批手续，或未严格遵守实验操作规程等主观因素而导致实验失败造成损失浪费的；

（5）其他违反研究和申报相关法规的行为。

8.积极申报或参加国家及省部委的重大和重点科研项目，积极向国内外药学相关学科的重要学术刊物投稿，发表高质量学术研究论文。

9.积极参加学术会议及药学部组织的学术活动，每年必须在药学部作一次研究进展或学科前沿的学术报告。

10.发表论文及相应成果的署名第一完成单位应为本医疗机构药学部。

11.需要外投的学术论文应由科主任或部门负责人对外投稿件进行真实性及科学性审核确认。

（四）科研成果考核管理

1.具有博士学位、专职从事药学科研工作的专业技术人员，每年应以第一作者或通讯作者发表至少1篇影响因子＞3分的SCI论文，并奖励相应金额，否则处罚相应金额；新入职的博士第一年为缓冲期，1年后每年度参加考核。

2.具有研究生学历、专职从事药学科研工作的专业技术人员，每年应以第一作者或通讯作者发表至少1篇中文核心期刊文章，并奖励相应金额，否则处罚相应金额；具有研究生学历、非专职从事药学科研工作的专业技术人员，每2年应以第一作者或通讯作者发表至少1篇中文核心期刊文章，并奖励相应金额，否则处罚相应金额；新入职的研究生第一年为缓冲期，1年后每年度参加考核。

3. 对于非研究生学历的主任药师，专职从事药学科研工作的，每年应以第一作者或通讯作者发表至少 1 篇 SCI 论文，并奖励相应金额，否则处罚相应金额；非专职从事药学科研工作的，每 2 年应以第一作者或通讯作者发表至少 1 篇中文核心期刊文章，并奖励相应金额，否则处罚相应金额。

4. 对于非研究生学历的副主任药师，专职从事药学科研工作的，每年应以第一作者或通讯作者发表至少 1 篇中文核心期刊文章，并奖励相应金额，否则处罚相应金额；非专职从事药学科研工作的，每 2 年应以第一作者或通讯作者发表至少 1 篇中文核心期刊文章，并奖励相应金额，否则处罚相应金额。新晋升的副主任药师第一年为缓冲期，1 年后每年度参加考核。

5. 论文发表署名第一完成单位为本医疗机构药学部的，按照发表论文期刊级别不同，对第一作者或通讯作者进行奖励。

6. 申报市厅级、省部级或国家级科研项目获得批准立项的，按照项目级别对负责人进行奖励。

7. 以第一完成人获得省级、厅级科技进步奖的，按照级别给予相应的奖励。

8. 以本医疗机构药学部主编、副主编名义出版药学专业学术性著作、药学专业教材、译著或药学科普图书的，对主编、副主编给予奖励。

9. 在工作中发明专利的，按照级别不同对于专利发明第一人进行奖励。

10. 对于参加国际学术会议或国内学术会议投稿获奖、被制作壁报展览或被会议邀请正式发言者，凭相关证明材料给予奖励。

11. 获批我院新技术、新业务的，根据新技术及新业务开展情况给予一定的奖励。

药学部会议制度

一、目的

规范药学部会议流程，保证各项工作安排的传达与落实。

二、适用范围

适用于各种会议的组织与召开。

三、内容

（一）药事管理与药物治疗学委员会各工作组会

1. 参会人员　药事管理与药物治疗学委员会成员及其下设各工作组成员。

2. 会议内容

（1）药事管理与药物治疗学委员会相关工作。

（2）药品质量监督管理。

（3）药品不良反应/事件报告监测管理。

（4）合理用药管理。

（5）抗菌药物科学化管理。

（6）处方医嘱点评。

（7）特殊管理药品（麻醉、精神、毒性、放射性等）管理。

（8）药事突发事件应急预案。

（9）抗肿瘤药物管理。

（10）短缺药品管理。

3. 会议要求 药学部定期组织召开药事会以及下设的各管理小组会议，具体按照各工作组的工作制度执行；参会人员应及时签到并留存会议资料。

（二）院周会

1. 参会人员 现场会由药学部主任代表药学部参加，药学部各部门负责人线上参会。如有特殊情况无法参加，应指派人员替代参加。

2. 会议内容

（1）医院的大项工作部署。

（2）工作总结与经验分享。

（3）重大人事任免决定。

（4）各机关部门的工作汇报。

（5）近期医院运行的重点注意事项。

（6）近期重要会议的安排情况。

（7）其他需要全院医疗人员知晓的内容。

3. 会议要求 实名签到，如实记录会议内容并留存资料；会议结束后及时、准确传达会议精神，确保人人知晓。

（三）科务会

1. 参会人员 药学部主任、各部门负责人及相关人员等。

2. 会议内容

（1）安排、部署、总结药学部各项工作。

（2）讨论研究药学部科室建设、科室管理、学科发展、工作规划等重大事项。

（3）处理、解决工作中的重大问题，协调各部门之间的工作。

（4）讨论研究药学部相关的工作制度和重大事件的处置，

包括业务、人事、奖惩、绩效分配等问题。

3. 会议要求　一般情况下由药学部主任主持会议，参会人员实名签到，如实记录会议内容，并留存会议资料。

（四）部门会议

1. 参会人员　各部门除值班人员外，当日在岗的本部门人员均应按时参会。

2. 会议内容　传达院周会及科务会具体内容，落实安排各项工作的执行细节。

3. 会议要求　应在院周会或科务会结束后的 1~2 天内召开，参会人员应及时签到，留存会议资料，并向不在岗人员转达会议内容。

医疗机构药学信息管理制度

一、目的

加强非公医疗机构药学信息化管理水平，提高药学服务质量与效率，保障药学信息安全。

二、适用范围

适用于非公医疗机构药学信息管理。

三、内容

（一）药学信息系统架构

1. HIS 系统

（1）供应链字典模块　包括药品字典维护、仓库物品维护、生产厂家维护等菜单，主要用于医院药品的基础信息维护。

（2）药品采购模块　包括采购计划、采购入库、采购查询等菜单，主要用于药品采购各个环节的信息流通。

（3）库存管理模块　包括药品调拨、出库入库、库存查询、药品流水等菜单，用于各药品库之间的调拨及库存管理等。

（4）门诊发药模块　包括门诊处方签到、门诊发药、门诊退药、门诊处方查询等菜单，主要用于门诊药房的处方签到及发药。

（5）住院发药模块　包括住院医嘱发药、住院处方发药、住院医嘱退药、科室领药发放等菜单，用于住院药房根据医嘱及处方向临床科室发药。

（6）统计报表模块 可以在此模块中根据自己已经被授权的 HIS 报表来查询相应的数据。

（7）药学监护模块 可以根据患者 ID 号查询患者病历、选择相应的患者来填写药学监护计划、健康宣教、会诊意见等，用于辅助临床药师参与对患者的用药指导。

（8）合理用药监管模块 针对特殊使用级抗菌药物以及限制使用级抗肿瘤药物进行合理用药监管，可以填写会诊意见、审批用药申请等。

2. PIVAS 系统

（1）医嘱审核模块 对开立到静脉用药调配中心的医嘱进行合理性审核，通过调用合理用药系统的审核数据，显示给审方药师，由药师进行二次审核，如不合理可进行医嘱打回。

（2）批次管理模块 根据医嘱执行时间、用药频次及各科室各批次液体用量要求、各批次送药时间间隔等进行综合分析，智能批次划分。

（3）医嘱合理性点评模块 可以对医嘱进行回顾性的点评分析，通过分析结果完善医嘱审核等规则，提高患者用药安全合理性。

3. 合理用药系统

（1）知识建设模块 包括数据比对、规则管理、字典管理等菜单，对医院数据集成平台传入合理用药系统的数据进行比对匹配，进一步制定药品干预规则。

（2）处方干预模块 包括用药警示管理、门诊患者查看、住院患者查看、干预效果分析等菜单，对门诊、住院患者的用药情况经过合理用药规则过滤后不合理的进行干预，并可进行信息查看及分类统计。

（3）处方点评模块　包括数据上报、处方分析、抽样点评等菜单，根据系统规则进行机器用药点评，并可进行门诊处方及住院医嘱人工抽样点评。

（4）统计报表模块　可查看系统提供的各类数据报表。

（5）审方模块　包括审方任务、审核结果查看、审方方案设置、审方工作分析等菜单，审方药师设置审方规则后可在此界面进行人工审方，对于系统拦截下来的处方进行二次审核。

4. OA办公系统

（1）流程模块　可以创建如请休假、外出学习、资金报销等各种审批流程，并提交给相应的部门进行审批。

（2）审批模块　可以对提交给自己的流程申请进行审批。

（3）知识模块　可以编辑本部门的相关文件通知及专业知识上传于系统中供目标群体查阅。

（4）信息发布门户模块　可以查看全院发布的相关通知文件及专业知识。

（二）系统权限管理

1. 中心药库

（1）OA办公系统权限　全员拥有流程、知识、信息发布门户模块权限，其中药品采购员拥有审核权限（药品采购相关的审批）。

（2）HIS系统权限　全员拥有供应链字典、库存管理、统计报表模块权限，药品采购员拥有药品采购模块权限。

2. 门急诊药房

（1）OA办公系统权限　全员拥有流程、知识、信息发布门户模块权限。

（2）HIS系统权限　全员拥有门诊发药、统计报表模块权限，其中药房负责人及库管拥有库存管理权限。

（3）合理用药系统权限 门诊审方药师拥有知识建设、处方干预、处方点评及审方模块权限。

3. 住院药房

（1）OA办公系统权限 全员拥有流程、知识、信息发布门户模块权限。

（2）HIS系统权限 全员拥有住院发药、统计报表模块权限，其中药房负责人及库管拥有库存管理权限。

4. 静脉用药调配中心

（1）OA办公系统权限 全员拥有流程、知识、信息发布门户模块权限。

（2）HIS系统权限 全员拥有住院发药、统计报表模块权限，其中药房负责人及库管拥有库存管理权限。

（3）PIVAS系统 静脉用药调配中心审方药师拥有PIVAS系统全部权限。

（4）合理用药系统权限 静脉用药调配中心审方药师拥有知识建设、处方干预模块权限。

5. 临床药学室

（1）OA办公系统权限 全员拥有流程、知识、信息发布门户、审批模块权限（药品采购相关流程审批）。

（2）HIS系统权限 临床药师拥有药学监护、特殊使用级抗菌药物审批、限制使用级抗肿瘤药物审批、统计报表权限。

（3）合理用药系统权限 临床药师拥有处方点评模块权限。

6. 药事管理

（1）OA办公系统权限 全员拥有流程、知识、信息发布门户模块权限。

（2）HIS系统权限 全员拥有统计报表权限。

（3）合理用药系统权限 拥有知识建设、处方干预、处方点评、统计报表、审方模块权限。

7. 信息药师

（1）OA 办公系统权限　拥有流程、知识、信息发布门户模块权限。

（2）HIS 系统权限　拥有全部药学系统权限。

（3）合理用药系统权限　拥有知识建设、处方干预、处方点评、统计报表、审方模块权限以及用户管理权限。

（4）其他权限　应具有药学人员权限管理的权限及各种系统的测试权限。

（三）信息系统管理维护

1. 各种信息系统出现故障时应及时联系信息科或软件厂家工程师排除故障，如短时间内无法排除，影响正常工作时应启用信息系统故障应急预案。

2. 药学工作人员在取得相应资格证书并由医教部完成授权后，方可申请相应的信息系统权限，填写系统权限申请单交药学部主任审批后由信息科执行。

3. 各部门人员如有岗位调换时，应填写系统权限变更申请并提交给信息药师，由信息药师上报药学部主任审核后提交给信息科变更权限。

4. 药学部工作人员需要严格实行系统账号管理，定期修改密码，长时间离开电脑需要退出自己的系统账号，离开电脑时应将屏幕锁屏，避免他人使用自己的系统账号。

5. 各部门应注意加强系统权限管理，定期进行信息安全教育，避免医疗信息外泄。

6. 各药房的工作电脑如无特殊情况禁止接入外网、禁止接入移动存储设备，如有必要应从办公自动化系统提交使用申请，经药学部主任及信息管理部门同意后开通相应权限。

7.对于重要的数据应进行备份，并定期对备份数据进行检查，确保备份数据正常。

8.所有终端电脑应安装病毒防护软件，对于任何外来的计算机及存储设备接入之前应进行病毒检查。

9.由信息中心定期举办网络安全培训班及信息系统操作培训、考核，对于考核不合格的人员需要再次培训及补考，直至合格方可上岗。

10.禁止私自拆卸更改电脑设备硬件，如造成计算机损坏及系统安全问题，视情节严重按照院内规定进行处罚。

药学部智慧化药学服务管理制度

一、目的

提升非公医疗机构智慧化药学服务水平，规范智慧化药学信息系统及智能设备的使用，提高药师工作效率及准确度，节约人力成本。

二、适用范围

适用于药学部所有部门。

三、内容

（一）定义

智慧化药学服务是将药学服务与信息技术、智能化设备相结合，实现全流程体系智慧化、自动化的新型药学服务模式。具体方案如下。

1. 药品供应链及物流链

（1）药品自动化验收入库系统　包含药品条形码验收、供应商线上采购、HIS 信息自动录入等功能，可完成药品采购验收入库信息的一键导入，避免重复录入及差错。

（2）药品智能化仓储系统　包含自动化盘点、货位提示、温湿度监控、冷藏等功能，其中货位提示功能可有效降低差错率，提升取药效率。

（3）药品配送机器人系统　包含自动避障、身份识别、自动乘梯、多机调度、实时监控、精准定位等功能，通过智能系统操控机器人前往不同区域完成不同的配送任务，并保证安全性及准确性。

2. 门急诊药房

（1）药品智能化仓储系统　包含自动化盘点、货位提示、温湿度监控、冷藏等功能。

（2）高速自动发药机　包含快速分拣、自动上药、温湿度监控、库存监控等功能，实现自动上药可免去药师大量的体力劳动。

（3）智能自助发药柜　包含患者身份识别、读取处方自动发药、用药指导单自动打印等功能，可用于发热门诊等药品种类少且无冷藏药品的部门，节省人力成本，实现取药的无人化、自助化。

（4）麻精药品智能管理机　包含多方位视频监控、多层密钥保护、库存监控等功能，确保麻精药品的账务相符及保管安全性。

3. 住院药房

（1）药品智能化仓储系统　包含自动化盘点、货位提示、温湿度监控、冷藏等功能。

（2）全自动药品分包机　包含自动分装、标签打印等功能，需要重点关注机器的分包速度及准确性，实现住院患者单剂量包药。

（3）智能单剂量口服药核对机　包含药品视觉自动识别、声光提醒、记录留存等功能，可实现药品精准溯源，避免因包药机故障引起的用药安全问题，降低差错率。

4. 静脉用药调配中心

（1）静脉用药合理性审方软件系统　能够对静脉用药医嘱进行合理性审核，如有不合理的医嘱可进行及时干预，保障患者用药安全。

（2）药品智能化仓储系统　包含自动化盘点、货位提示、温湿度监控、冷藏等功能。

（3）自动批次决策软件系统　能够对患者多组液体进行批次智能排序。

（4）智能人员排班软件系统　静配人员工作班次情况复杂，可用软件系统进行辅助排班。

（5）智能排药机　包含医嘱汇总、标签分类打印、自动出药排药、库存监控等功能。

（6）自动化贴签机　能够对溶媒进行自动化贴签。

（7）设备与环境监控管理系统　对洁净度，温湿度，舱内压差等进行实时监控报警。

（8）成品智能分拣系统　可将出舱核对后的输液成品自动分拣至相应病区的药箱。

5. 麻醉手术室药房

（1）麻醉药品信息管理平台　实现麻醉药品的使用记录信息化。

（2）麻精药品智能管理柜　包括多重权限识别方式、实时影像记录存档、药品单支发放等功能。

（3）药品智能复核平台　包括空安瓿回收、视频监控、自动关联麻醉师与手术、自动核对记账等功能。

6. 临床药学与药事管理

（1）临床药师工作站　包括会诊应答、病历调取、患者教育、诊疗计划、药物重整、用药监护等模块。

（2）合理用药系统　包括处方前置干预、人工审方、合理用药相关数据分析、处方点评等模块。

（二）维护与管理

1. 智能化设备的安装应由医工科、信息科、设备厂家工程师等相关专业人员完成，并负责培训指导药房工作人员如何进行保养、使用。

2. 维修保养工作必须注意"预防为主"和"维护与计划检修相结合"的原则，做到正确使用，精心维护，使设备处于良好状态，保证设施设备的长期、安全、稳定运转，以满足各项工作的需求。

3. 当天使用设备的工作人员负责该设备当日的保养工作，设备操作人员要以严肃的态度和科学的方法，正确使用和维护好设施设备，必须严格执行设施设备使用、管理、维护和各种设备操作规程。

4. 设备操作人员需要不断学习智能化设备的使用说明，做到能进行一些常见的故障排除，做到能够及时发现缺陷和隐患。

5. 各药学部门需要设置专人进行设备的定期检查、维修，对在用、备用、封存和闲置的设备，都要定期进行除尘、防潮、防腐蚀等维护保养工作，并做好清洁、润滑和紧固工作。

6. 发现设备运行异常且无法排除故障，须及时向部门负责人报告，并联系相关专业人员维修。

7. 设备使用完毕一段时间不用时，应按照规定关闭电源、开关等。

第二章

药事管理核心制度

药事管理与药物治疗学委员会工作制度

一、目的

规范非公医疗机构药事管理与药物治疗学委员会（以下简称药事委员会）各项工作流程，加强医院药事管理。

二、适用范围

1. 适用于非公医疗机构药事管理工作。

2. 医疗机构药事管理是指以患者为中心，以临床药学为基础，对临床用药全过程进行有效的组织实施与管理，促进临床科学、合理用药的药学技术服务和相关的药品管理工作。

三、内容

（一）组织机构

药事委员会在主任委员领导下，既是医院药事管理的监督管理机构，也是对医院药事管理各类重要事项做出决定的专业技术组织，负责组织实施医院的药事与药物治疗管理工作。药事委员会下设办公室，原则上设在药学部，负责药事会的日常工作。

1. 药事委员会由具有高级技术职务任职资格的药学、医学、护理和医院感染管理、医疗行政管理等人员组成。药事委员会委员实行兼职聘任制。一般聘用期为三年。

2. 委员会主任委员由医院院长兼任，副主任委员由主管院长、医教部和药学部负责人兼任，委员由医学、药学、护理、医院感染管理、医疗行政管理人员等组成。委员会设秘书2名，其中药学秘书1名，由药师承担；行政秘书1名，由医教部主管药事管理工作负责人兼任。

3. 药事委员会可下设药品质量监督管理工作组、药品不良反应/事件报告监测管理工作组、合理用药管理工作组、抗菌药物科学化管理工作组、处方医嘱点评管理工作组、特殊管理药品（麻醉、精神、毒性、放射性、高警示药品）管理工作组、药事突发事件应急工作组、抗肿瘤药物管理工作组和短缺药品管理工作组9个工作组。各工作组设组长1名，副组长1到2名，组员若干名。

（二）职责

1. 药事委员会职责

（1）贯彻执行医疗卫生及药事管理等有关法律、法规、规章，审核制定本医疗机构药事管理和药学工作规章制度，并监督实施。

（2）制定本医疗机构药品处方集和基本用药供应目录。

（3）推动药物治疗相关临床诊疗指南和药物临床应用指导原则的制定与实施，监测、评估本机构药物使用情况，提出干预和改进措施，指导临床合理用药。

（4）分析、评估用药风险和药品不良反应、药品损害事件，并提供咨询与指导。

（5）建立药品遴选制度，审核本机构临床科室申请的新购入药品、调整药品品种或者供应企业和申报医院制剂等事宜。

（6）监督、指导麻醉药品、精神药品、医疗用毒性药品及放射性药品的临床使用与规范化管理。

（7）对医务人员进行有关药事管理法律法规、规章制度和合理用药知识教育培训；向公众宣传安全用药知识。

2. 药事委员会办公室职责

办公室主任由药学部负责人担任，办公室秘书由药事委员会药学秘书或药事管理负责人担任。

（1）在药事委员会领导下负责药事会的日常工作。

（2）起草、修订《药事管理与药物治疗学委员会章程》，并上报药事会审核决议。

（3）承办院内新药申请和淘汰的审批等具体药事管理业务事项。

（4）根据医院药事管理工作制定会议议题、议程，向各药事委员会委员征求药事管理需投票表决的事项，报医院主任委员审定，后拟制会议通知并准备会议材料。

（5）协调会议保障，负责记录药事会议内容，参与表决计票，应当根据会议记录整理形成会议纪要，并发布给各药事委员会委员审定，无异议后方可存入档案。

（6）建立包括各种原始记录、凭证在内的药事管理委员会会议档案，如药事委员会的会议通知、会议议程、会议签到、会议纪要、会议记录、表决计票记录等相关文件，妥善保管药事委员会的各项文件，整理成册。

（7）应及时根据医院人员变动更新药事委员会下设各小组人员，并上报药事委员会审议。

3. 工作组职责

药事委员会下设 9 个药事管理工作组，各小组相关议题议项必要时需呈报药事委员会。

（1）**药品质量监督管理工作组**　药品质量监督管理工作组严格贯彻执行国家有关药品质量管理的法律、法规和政策；负责对本医疗机构使用的药品进行质量监督、检查及分析总结；处理涉及药品质量严重事件；落实各项药品质量管理规章制度的执行情况，确保药品质量安全。

（2）药品不良反应/事件报告监测管理工作组 药品不良反应/事件报告监测管理工作组负责制定本医疗机构药品不良反应/事件报告和监测工作管理办法并监督实施；督查病历中药品不良反应报告的原始记录，溯源报告的真实性，指导药品不良反应/事件和药害事件报告的收集、整理、上报；负责组织药品不良反应/事件监测的宣传、培训、学术活动及科研工作；组织对群体药品不良反应/事件展开调查和研究；密切关注药品不良反应和安全性的相关信息，制定预防和控制药品不良反应/事件的相关措施。

（3）合理用药管理工作组 合理用药管理工作组负责贯彻执行合理用药相关法律法规，制定本医疗机构合理用药工作制度，督查合理用药工作制度的落实；制定合理用药相关指标并分析评价，提出合理用药目标和要求并组织实施；收集整理本医疗机构的药物临床使用情况并对其进行动态监测，提出质量改进意见，持续管理，促进临床药物的合理使用；指导开展合理用药临床应用评价及管理。

（4）抗菌药物科学化管理工作组 抗菌药物科学化管理工作组负责本医疗机构抗菌药物目录的审核及抗菌药物分级管理制度的制定；督导医师抗菌药物处方权限和药师抗菌药物调剂资格制度的落实；督查抗菌药物不合理使用情况；分析、评估、上报抗菌药物监测数据，细菌耐药监测预警并发布相关信息，提出干预和改进措施；组织合理使用抗菌药物知识培训工作。

（5）处方、医嘱点评管理工作组 处方、医嘱点评管理工作组负责制定处方点评规则，组织相关专业技术人员对门诊处方和住院医嘱进行点评，特别是抗菌药物、中药注射剂、激素类药物、生物制品、抗肿瘤药物使用、国家重点监控品种药物及医保用药等应进行专项管理，负责对处方点评结果进行审核，并上报医教部，制定并实施干预和改进措施，查找存在问题，全院公示点评结果，提出改进措施，促进临床合理用药，保证患者用药安全。

（6）特殊管理药品管理工作组　特殊管理药品管理工作组负责制定并落实本医疗机构毒性药品、麻醉药品、精神药品、放射性药品及高警示药品管理制度；规范特殊管理药品的标识标签管理，对特殊管理药品的管理和使用进行监督、检查，并对检查中发现的问题和隐患及时提出整改措施和解决方法，规范我院特殊管理药品的管理。

（7）药事突发事件应急管理工作组　药事突发事件应急工作组负责应对药事突发事件，制定药事突发事件应急预案，包括制定相应的突发应急事件用药目录；成立突发事件应急专业职能组，包含人力资源组、保障供应组、临床药学组、药品质量控制组以保证药品的供应和质量安全，保障药事突发事件的妥善处理。

（8）抗肿瘤药物管理工作组　抗肿瘤药物管理工作组基于医院信息化手段和技术，为医院抗肿瘤药物管理提供信息支持；负责制定并实施本医疗机构抗肿瘤药物管理制度等相关文件及抗肿瘤药物分级管理目录；落实医疗机构抗肿瘤药物临床应用相关指标的监测评价及监控管理；依据相关诊治指南、专家共识，为临床科室抗肿瘤药物临床应用管理提供专业技术支持，指导临床合理用药；对患者合理使用抗肿瘤药物进行宣传教育。

（9）短缺药品管理工作组　短缺药品管理工作组负责建立本医疗机构短缺药品预警，合理设置临床必需急（抢）救药品库存警戒线，原则上库存不少于 3 个月的用量，及时保证采购，保障临床供应；指导本医疗机构对发生或预计可能发生短缺的药品开展分类分级评估、替代药品遴选，并规范替代药品使用。

（三）工作内容

1. 药事委员会工作会议至少每半年召开一次，遇特殊情况可由 3 名以上委员提议，主任委员同意后召开临时会议。

2. 药事委员会各工作组至少每半年召开一次工作会议，并将会议形成的决议向药事委员会报告，也可根据实际情况，与药事委员会一并进行会议。

3. 药事委员会每年至少一次对药品的管理与使用进行回顾分析。

4. 药事委员会会议应在有三分之二以上委员出席的情况下方可召开。会议决议一般采用投票方式表决，决议应经参加会议的五分之四以上有投票权的委员的同意方可通过。

5. 药事委员会需投票表决的，要提前将议题内容提交各委员审阅，会前充分征求各委员意见，科学制定表决票，确保表决顺利、高效。

6. 药事委员会有责任向医院报告工作情况。

7. 当国家相关的药政法律、法规、条例变化时，由药学部负责起草修改草案和修改说明，并报请医院药事委员会审核批准。

（四）药事委员会委员的权利和义务

1. 药事委员会委员的权利

（1）按国家法规和相关政策，独立履行职责并对药事委员会负责，不受任何部门和个人的干涉。

（2）参加药事委员会会议，发表意见，参与讨论和表决。因故不能参加会议的，可采取书面形式发表意见，参加表决。

（3）对医院药事管理问题进行评议，提出意见和建议。

（4）对医院各科室用药进行监督、检查。

（5）提出或联署会议议案。

（6）监督药学部的药事管理工作。

2. 药事委员会委员的义务

（1）按时参加会议，本着认真负责和科学公正的态度参与议题的讨论和决议的表决。主任委员不能履行其职责时，可由副主任委员临时主持委员会的工作。

（2）做好药事委员会的有关议题和决议的保密工作，特别是新药申购计划的讨论情况、审评意见及其他有关情况。

（3）若委员与药事委员会讨论的议题有直接利害关系，该委员应主动向主任委员申明在评议表决时回避。

（4）委员不得接受与新药申请有关的单位和个人的馈赠，不得私下与药品生产及销售的单位或人员进行可能影响到公务的接触。

（5）委员有义务向药事委员会举报任何单位和个人的不公正、不廉洁行为。

（6）委员应积极宣传并带头落实委员会的各项决议。

（7）收集药事管理信息，征集有关意见和建议，整理后提交委员会参考。

（8）学习相关法规和知识，参加有关培训，不断提高药事管理水平和能力。

（五）药事委员会日常工作制度

1. 贯彻落实国家和本省市有关医疗卫生和药事管理等法律法规，结合本医疗机构药事管理规定，及时制定、审核和修订本医疗机构药事管理和药物治疗相关规章制度，监督实施。

2. 对医院的药品采购和使用进行全面的组织指导，根据《国家基本用药目录》《处方管理办法》《中国国家处方集》等，结合本医疗机构特点，制定可满足临床需要的《药品处方集》

和《基本用药供应目录》，并动态调整和修订。

3. 建立本医疗机构供应保障制度，药品遴选制度，临时采购等制度，及时审核药品引进调出，充分发挥在药品遴选、制剂中的辅助决策作用。

4. 建立本医疗机构药品临床应用综合评价管理制度，为我院药物目录遴选提供参考，促进临床科学、合理、安全、经济用药。

5. 指导和推动本医疗机构合理用药工作，开展相关临床诊疗指南、临床应用指导原则、临床路径的制定与实施，定期评估其药物使用情况，如对临床合理用药的相关指标进行日常监测，用药情况进行预警分析，对医师处方、用药医嘱的适宜性进行专项点评，及时通报反馈，发现问题及时沟通、干预解决。

6. 加强药品的质量监督管理，保障药品的安全合理使用。

7. 加强对麻醉药品、精神药品、医疗用毒性药品、放射性药品以及高危药品等特殊管理药品的检查与督导，按照有关法律法规的相关要求进行管理和监督使用，定期进行培训和检查，发现问题及时纠正处理。

8. 建立药品不良反应、用药错误和药害事件监测报告制度，发现药品不良反应、用药错误和药品损害事件后，应当积极救治患者，并按照规定向有关部门报告。

9. 加强本院医务人员药事管理的法规教育与培训，不断提高医院安全、合理用药水平。

处方管理制度

一、目的

加强医疗机构处方开具、调剂、使用、保存等环节的规范化管理，提高处方质量，促进合理用药，保障医疗安全。

二、适用范围

1. 适用于医疗机构参与处方开具、调剂、保管等各环节。

2. 处方是指由注册的执业医师和执业助理医师（以下简称医师）在诊疗活动中为患者开具的、由取得药学专业技术职务任职资格的药学专业技术人员（以下简称药师）审核、调配、核对，并作为患者用药凭证的医疗文书。处方包括医疗机构病区用药医嘱单。

三、内容

（一）处方标准

1. 处方格式

（1）处方由前记、正文、后记三部分组成。

（2）处方前记　包括医疗机构名称、处方编号、费别、患者姓名、ID 号、性别、出生年月日、门诊或住院病历号，科别或病区和床位号、临床诊断、开具日期（医嘱单，特别是急诊和住院患者的医嘱单，应精确到分钟）、联系电话等。儿童、化疗药物、抗菌药物、TPN 处方必须写明体重。

（3）处方正文　以 Rp 或 R（拉丁文 Recipe 的缩写）标示，

分列药品名称、剂型、规格、数量、用法用量。

（4）处方后记　医师签名或者加盖专用签章，药品金额及审核、调配，核对、发药药师签名或者加盖专用签章。

2. 处方颜色

（1）普通处方用纸为白色。急诊处方用纸为淡黄色，右上角标注"急"。儿科处方用纸为淡绿色，右上角标注"儿"。

（2）麻醉药品和第一类精神药品处方用纸为淡红色，右上角标注"麻、精一"。

（3）易制毒类化学品如麻黄碱、麦角新碱按照一类精神药品管理，处方用纸为淡红色，右上角标注"麻、精一"。

（4）第二类精神药品处方用纸为白色，右上角标注"精二"。毒性药品处方用纸为白色，右上角标注"毒"。

3. 书写规则

（1）患者一般情况、临床诊断填写清晰、完整，并与病历记载相一致。

（2）每张处方限于一名患者的用药。

（3）字迹清楚，不得涂改；如需修改，应当在修改处签名并注明修改日期。电子处方经处方医生签名后有效。

（4）处方必须使用通用名，不得书写化学分子式及商品名；药品名称应当使用规范的中文名称书写，没有中文名称的可以使用规范的英文名称书写；医疗机构或者医师、药师不得自行编制药品缩写名称或者使用代号；书写药品名称、剂量、规格、用法、用量要准确规范，药品用法可用规范的中文、英文或者拉丁文书写，但不得使用"遵医嘱""自用"等含糊不清字句。

（5）患者年龄应当填写实足年龄，新生儿、婴幼儿写日、月龄，应注明体重。

（6）西药和中成药可以分别开具处方，也可以开具一张处方，中药饮片应当单独开具处方。

（7）开具西药、中成药处方，每一种药品应当另起一行，每张处方不得超过 5 种药品。

（8）中药饮片处方的书写，一般应当按照"君、臣、佐、使"的顺序排列；调剂、煎煮的特殊要求注明在药品右上方，并加括号，如布包、先煎、后下等；对饮片的产地、炮制有特殊要求的，应当在药品名称之前写明。

（9）药品用法用量应当按照药品说明书规定的常规用法用量使用，必须注明单位。特殊情况需要超剂量使用时，应当依据《超说明书用药管理规定》执行，医生应注明原因并再次签名。

（10）除特殊情况外，应当注明临床诊断。

（11）开具处方后的空白处划一斜线以示处方完毕。

（12）处方医师的签名式样和专用签章应当与医疗机构医教部及药学部留样备查的式样相一致，不得任意改动，否则应当重新登记留样备案。

（二）处方权与调剂权的获得

1. 医师处方权的获得

（1）医疗机构注册的执业医师需经医教部组织的规范化培训（包括：处方管理办法培训、抗菌药物合理使用规范化培训、麻醉精神药品使用规范化培训、抗肿瘤药物应用规范化培训、中药临床使用规范化培训）并考核合格后方可取得相应的处方权。经医教部和药学部签名留样及专用签章备案后方可开具处方。

（2）具有高级专业技术职务任职资格的医师，可授予特殊使用级抗菌药物处方权；具有中级以上专业技术职务任职资格的医师，可授予限制使用级抗菌药物处方权；具有初级专业技术职务任职资格的医师，可授予非限制使用级抗菌药物处方权。

（3）具有高级以上专业技术职务任职资格的医师，可授予限制使用级抗肿瘤药物处方权；具有初级和中级专业技术职务任职资格的医师，可授予普通使用级抗肿瘤药物处方权。

（4）医师经医教部培训并考核合格后可授予麻醉精神药品处方权，但不得为自己开具麻醉药品和第一类精神药品处方。

2. 药师调剂权的获得

（1）医疗机构应对具有药学专业任职资格的人员进行药学专业知识规范化岗前培训及考核，考核合格后方可上岗。

（2）具有药士专业技术任职资格的人员授予处方调配资格，具有药师及以上专业技术任职资格的人员授予处方调剂资格。

（3）药学部将通过培训考核取得处方调剂、调配资格的人员名单呈报医教部备案，并将药师签名及专用签章式样在药学部和医教部留样备查。信息部根据药学部提供的人员名单在HIS 系统中开通药品调剂资格账号权限。

3. 培训　医疗机构医师、药师须每年接受医教部组织的处方管理相关内容培训（内容包括：处方管理办法培训、抗菌药物合理使用规范化培训、麻醉精神药品使用规范化培训、抗肿瘤药物应用规范化培训、中药临床使用规范化培训等），并考核通过。初次考核不合格者应进行补考，两次考核均不合格者暂停其处方权或调剂权，重新接受相关培训直至考核通过。

（三）处方开具

医师开具处方应当使用本机构药品供应目录中的药品通用名称，遵守《处方管理办法》，并根据患者病情需要，按照诊疗规范、药品适应证、药理作用、用法用量、配伍禁忌、不良反应和注意事项等开具处方。

1.处方开具当日有效。特殊情况需延长的，由开具处方的医师注明有效期限，有效期最长不得超过3天。

2.每张处方不得超过5种药品，处方一般不得超过7日用量；急诊处方一般不得超过3日用量。某些老年病、慢性病或者特殊情况下，处方用量可适当延长至1个月，但医生须注明理由。

3.麻醉药品和精神药品的开具要求如表2-1所示。

表2-1　麻精药品的开具要求

药品类别	患者类别		注射剂型	其他剂型	控缓释剂型
麻醉药品和第一类精神药品	门急诊	普通患者	一次常用量	三日常用量	七日常用量
		癌痛患者	三日常用量	七日常用量	十五日常用量
		中重度慢性疼痛			
	住院患者		一日常用量	一日常用量	一日常用量
第二类精神药品	门诊患者		七日常用量	七日常用量	七日常用量

（四）处方的审核

1.审核人员资质　审方药师需具备药师及以上药学专业技术职务任职资格，且具有3年及以上门急诊或病区处方调剂工作经验，接受过处方审核相应岗位的专业知识培训并考核合格。

2.处方审核流程　所有处方均应当经审核通过后方可进入调配环节，未经审核通过的处方不得调配。医疗机构应采取信息系统初审、药师复审的模式开展处方审核。

3. 审核处方

（1）药师接收待审核处方后应对处方进行合法性、规范性、适宜性审核。

（2）经审核判定为合理处方，药师在纸质处方上手写签名（或加盖专用印章）、在电子处方上进行电子签名，处方经药师签名后进入调配环节。

（3）经审核判定为不合理处方，由药师负责联系处方医师，建议其修改或重新开具处方，修改后的处方再次进入审核流程。药师发现不合理用药，处方医师不同意修改时，药师应当作好记录并纳入处方点评。药师发现严重不合理用药或者用药错误时，应审核并拦截，及时告知处方医师及上级药师，并做好记录。

4. 处方审核的质量管理

（1）充分利用机构信息化体系，保证处方审核的全过程可追溯，特别是针对处方的审核记录、干预记录、处方的拒绝调配记录等应当保存。

（2）每月对各临床科室处方审核结果进行分析汇总，并向临床反馈。

（3）每月对审方药师的审核结果进行评价，并形成报告。评价内容包括审核处方数量、处方干预率、干预合理率、临床接受度、处方漏审率等。

（五）处方调剂与保存

1. 调剂药师严格按照"四查十对"审核并调剂处方。查处方，对科别、姓名、年龄；查药品，对药名、剂型、规格、数量；查配伍禁忌，对药品性状、用法用量；查用药合理性，对临床诊断。

2.药师在向患者发放药品时，应充分告知药品的用法用量、注意事项、储藏条件，做好用药教育。

3.药师在完成处方调剂后，应当在处方上签名或者加盖专用签章。

4.处方保管　处方应由调剂处方部门妥善保存。普通处方、急诊处方、儿科处方保存期限为1年，医疗用毒性药品、第二类精神药品处方保存期限为2年，麻醉药品和第一类精神药品处方保存期限为3年。处方保存期满后，经医疗机构主管院长批准、登记备案，方可销毁。

四、流程

处方前置审核流程见附件一。

五、参考文件

1.《处方管理办法》(中华人民共和国卫生部令第53号).

2.《麻醉药品和精神药品管理条例》(2016年修订).

3.《医疗机构处方审核规范》(国卫办医发〔2018〕14号).

4.《医院处方点评管理规范（试行）》(卫医管发〔2010〕28号).

六、附件

附件一：处方前置审核流程

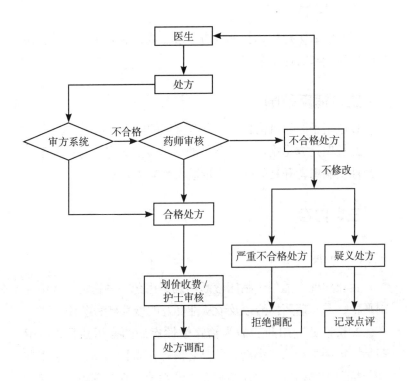

长期处方管理制度

一、目的

规范非公医疗机构长期处方管理，满足患者用药需求，保障医疗质量和医疗安全。

二、适用范围

1. 适用于医疗机构长期处方全流程的监督管理工作。

2. 长期处方是指由具备条件的医师按照规定，对符合条件的慢性疾病患者开具的处方用量适当增加的处方。

三、内容

（一）使用原则

1. 长期处方适用于临床诊断明确、用药方案稳定、病情控制平稳、需长期药物治疗及依从性良好的慢性疾病患者。

2. 长期处方用药一般为治疗慢性疾病的常用药品，麻醉药品、第一类和第二类精神药品、医疗用毒性药品、易制毒药品、抗微生物药物（治疗结核等慢性细菌、真菌感染性疾病的药物除外），以及对储存条件有特殊要求的药品不得用于长期处方。

3. 长期处方的处方量一般在 4 周以内，对于病情稳定的患者可以适当延长处方量，但最长不超过 12 周。

4. 长期处方的处方量超过 4 周时，医师应当严格评估患者病情，强化患者教育，并在病历中记录，必要时请患者签字确认。

（二）组织管理

1. 医疗机构应当配备具有评估患者病情能力的医师开具长期处方；配备能够审核、调剂长期处方的药师审核、调剂长期处方，同时还应配备相应的设备设施。

2. 医疗机构应当按照本地卫生健康行政部门制定的长期处方适用疾病病种以及长期处方用药范围，为符合条件的慢性疾病患者提供长期处方服务。

3. 为解决患有多种慢性疾病的老年患者多科室就医取药问题，医疗机构可以在全科医学、老年医学、普通内科等科室为患者提供长期处方服务。

4. 医疗机构应当加强长期处方用药保障供应工作，确保慢性疾病患者长期用药的可及性、稳定性。

5. 临床医生应当严格按照《处方管理办法》要求开具长期处方。

6. 临床医生开具长期处方，应优先选择国家基本药物、国家组织集中采购中选药品以及国家医保目录中的药品。

（三）处方开具

1. 临床医师在诊疗活动中评估患者符合长期处方条件时，应当主动提出长期处方建议；对于提出长期处方申请的患者，必须亲自诊查并对其是否符合长期处方条件作出评估判断。

2. 对于符合长期处方条件的患者，临床医师应当向患者说明使用长期处方的注意事项，并由患者自愿选择是否使用长期处方。

3. 临床医生首次开具长期处方时，应当对患者的既往史、现病史、用药方案、病情控制情况及用药依从性等进行全面评估，在确定患者目前用药方案安全、有效、稳定的情况下，可以为患者开具长期处方，并且在患者病历中详细记录。

4. 对于再次开具长期处方的患者，临床医生应当根据患者病历信息中的长期处方信息及患者健康档案，对患者进行评估，经评估患者达到长期用药管理目标且病情稳定，方可再次开具长期处方，并在患者病历中记录。

5. 终止长期处方情况

（1）患者病情不稳定，长期用药管理没有达预期目标。

（2）患者罹患其他疾病，需要同时使用其他药物治疗。

（3）患者因病情需要住院治疗。

（4）其他需要终止长期处方的情况。

6. 对于终止使用长期处方的患者，再次使用长期处方时，应当按照首次开具长期处方要求进行管理。

（四）处方调剂

1. 临床医生开具长期处方后，药师对长期处方进行审核，如发现患者存在用药安全隐患或药物治疗相关问题，需要进行长期处方药物调整或干预时，应当立即与医师沟通。

2. 药师调剂长期处方发药时，应对患者提供药物咨询服务，指导患者按照要求保存药品，确保药品质量；对患者进行用药教育和用药指导，提高患者用药依从性及自我用药管理能力。

3. 长期处方药品原则上由患者本人领取。但在特殊情况下，如因患者行动不便等原因，可由熟悉患者基本情况的人员，持本人及患者有效身份证件代为领取。有条件的医疗机构可以通过物流配送等方式，为患者提供药品。

（五）用药管理

1. 药学部应当加强对长期处方的审核、点评工作，定期开展长期处方用药合理性评价，持续提高长期处方合理用药水平，确保患者用药安全、有效。

2. 医疗机构应当将本机构开具的长期处方信息纳入患者健康档案管理。有条件的情况下应对患者进行定期随访管理，评估患者用药依从性、病情变化和药物不良反应等，并有相应的记录。

3. 长期处方患者在用药过程中如发生药物不良反应或药品不良事件，应当积极救治，并按照规定上报药品不良反应或药品不良事件信息。

四、参考文件

《长期处方管理规范（试行）》（国卫办医发〔2021〕17号）.

中药处方管理制度

一、目的

规范中药处方管理，提高中药处方质量。

二、适用范围

1. 适用于医疗机构中药处方全流程的监督管理。

2. 本制度所述中药处方，指中药饮片处方与中药配方颗粒处方，不包括中成药处方。

三、内容

（一）中药处方书写

1. 中药饮片或中药配方颗粒应当与西药、中成药处方分开，单独开具处方。

2. 处方字迹清楚，不得涂改；如需修改，应当在修改处签名并注明修改日期。

3. 每张处方限于一名患者的用药。

4. 患者一般情况、临床诊断填写清晰、完整，临床诊断应当包括病名与证型，病名尚不明确的可不写病名，并与病历记载相一致。

5. 患者年龄应当填写实足年龄，新生儿、婴幼儿写明日、月龄，必要时需注明体重。

6. 中药处方一般应当按照"君、臣、佐、使"的顺序排列；调剂、煎煮的特殊要求注明在药品名称右上方，并加括号，如先煎、后下、包煎等；对饮片的产地、炮制有特殊要求的，应当在药品名称之前写明，如怀山药、杭白菊、酒大黄等。

7. 根据整张处方中药味多少选择每行排列的药味数，原则上要求横排及上下排列整齐。

8. 中药饮片名称应当按《中华人民共和国药典》规定准确使用，《中华人民共和国药典》未规定的，应当按照本省（区、市）或本单位中药饮片处方用名与调剂给付的规定书写。

9. 中药饮片用法用量应当符合《中华人民共和国药典》规定，无配伍禁忌，有配伍禁忌或超剂量使用时，应当在药品名称上方再次签名。

10. 药品剂量与数量用阿拉伯数字书写。剂量应当使用法定计量单位，原则上以克（g）为单位，单位名称紧随数字后；饮片剂数应当使用"剂"为单位。

11. 处方用法用量紧随剂数之后，包括每日剂量、采用剂型（水煎煮、打粉、装胶囊等）、每剂分几次服用、用药方法（内服、外用等）、服用要求（温服、顿服、饭前服、空腹服等）等内容，如"每日 1 剂，水煎 400ml，分早晚两次空腹温服"。

12. 按照毒、麻药品管理的中药饮片的使用应当严格遵守有关法律、法规和规章的规定。

13. 开具处方后的空白处画一斜线以示处方完毕。

14. 处方医师的签名式样与专用签章应当与院内药学部门留样备查的式样相一致，不得随意改动，否则应当重新登记留样备案。

（二）医师中药处方权与药师中药调剂权的获得

1. 医师中药处方权的获得

（1）本院注册的执业中医师经医教部组织的《处方管理办法》及中药临床使用规范化培训考核合格后可获得中药处方权。

（2）本院注册的其他类别医师，参加省级中医药主管部门认可的 2 年以上西医学习中医培训班（总学时数不少于 850 学时）并取得相应证书的，或者按照《传统医学师承和确有专长人员医师资格考核考试办法》有关规定跟师学习中医满 3 年并取得《传统医学师承出师证书》的，经医教部组织的《处方管理办法》及中药临床使用规范化培训考核合格后也可获得中药处方权。

（3）获得中药处方权的医生，由医院统一刻制专用签章。

（4）医生本人需到医教部、药学部进行签名留样及专用签章备案。

（5）中药毒性药品及麻醉药品处方权限，需进行毒性药品及麻醉精神药品使用规范化培训，并经考核合格后方可获得。处方医师不得为自己开具中药毒性药品及麻醉药品。

（6）信息部根据备案名单在 HIS 系统中开通对应医生的处方权限账号后，医生方可开具处方。

2. 药师中药调剂权的获得

（1）具有中药学专业任职资格的人员进行中药学专业知识规范化岗前培训并进行考核，考核合格后方可上岗。

（2）对具有中药师及以上专业技术任职资格的人员授予中药处方调剂资格。具有中药士专业技术任职资格的人员授予处方调配资格。

（3）获得中药处方调剂、调配权的药师，由医院统一刻制专用签章。

（4）药学部将通过培训考核取得中药处方调剂、调配资格的药师名单呈报医教部备案；中药师签名与专用签章式样应当在医教部、药学部留样备查。

（5）药师的中药毒性药品及麻醉精神药品处方调剂权限，需在进行毒性药品及麻醉精神药品使用规范化培训，并经考核合格后方可获得。

（6）信息部根据备案名单在 HIS 系统中开通对应药师的处方调剂、调配资格权限账号后，药师方可调剂、调配处方。

（三）中药处方开具

1. 中药处方的开具应当遵循中医临床基本辨证施治原则。

2. 中药处方开具当日有效。特殊情况需延长的，由开具处方医师注明有效期限，有效期限最长不得超过 3 天。

3. 中药处方一般不得超过 7 日用量，急诊处方不得超过 3 日用量。对于某些慢性病、老年病或其他特殊情况，处方用量可适当延长，处方医师应当注明原因。

4. 罂粟壳不得单方开具。每张处方不得超过 3 日用量，连续使用不得超过 7 天，成人常用量为每日 3~6g。

5. 毒性中药品种每次处方剂量不得超过 2 日极量。

（四）中药处方审核

1. 审方药师应当具备的资质

（1）取得中药师及以上专业技术职务任职资格。

（2）具有 3 年及以上中药处方调剂工作经验。

（3）接受过中药处方审核相应岗位的专业知识培训并考核合格。

2. 所有中药处方均应当经审核通过后方可进入调配环节，

未经审核通过的处方不得调配。

3.审方药师接收待审核中药处方后应对处方进行合法性、规范性、适宜性审核。

（1）合法性审核　审核处方医师是否具有中药处方权，如开具中药毒性药品或中药麻醉药品，是否具有相应处方权。

（2）规范性审核　审核处方书写是否符合规定的标准与格式，处方医师签名或加盖的专用签章有无备案，电子处方是否有处方医师的电子签名；处方前记、正文和后记是否符合《处方管理办法》《中药处方格式及书写规范》等有关规定，文字是否正确、清晰、完整；条目是否规范。

（3）适宜性审核　①用药剂量是否适宜，尤其是贵重药与有毒药的剂量。②毒、麻药应用是否适宜。③是否存在配伍禁忌。④委托加工丸、散、膏滋等剂型的处方，审查方中所用药物性质（如矿石类、纤维性、脂肪油类）及药物总量是否可以配置。

4.经审核判定为合格处方，审方药师在纸质处方上手写签名（或加盖专用签章），在电子处方上进行电子签名，处方经药师签名后进入调配环节。

5.经审核判定为不合格处方，审方药师负责联系处方医师，请其确认或重新开具处方，并再次进入处方审核流程。

（五）处方的调剂

1.中药饮片调剂

（1）中药饮片调剂前，应先进行洁净工具，如药盘、天平、戥子等。

（2）中药饮片调剂时要注意称量准确，不可眼估手抓。

（3）急诊处方随到随配，婴幼儿及高龄老人给予提前照顾，其余处方按接方先后顺序调配。

（4）根据处方药品的不同体积和重量选用相应衡器。所用衡器要随时检查，并经计量部门定期校验。

（5）调配人员对所调配的饮片质量负有监督责任，所调配的饮片应当洁净、无杂质、符合当地的炮制规范。

（6）注意遵从当地不同炮制品种的处方应付药味，开药应分别称取。

（7）为便于复核，应按处方药味顺序调配，间隔摆放，不可混成一堆。

（8）一方多剂时，按照等量递减，逐剂复戥的原则分剂量，每一剂的重量误差应控制在 ±5% 以内。

（9）需先煎、后下、包煎等特殊处理的饮片，无论处方是否有脚注，均应分剂单包，注明用法后与其他药一并装袋。有鲜药时应分剂另包。对质地坚硬的药物，必须放于铜冲筒内捣碎，并在使用冲筒前后，清洁冲筒内外，使之不留残渣。如有特殊气味或毒性，必须洗涤，以免串味串性。

（10）一张处方不宜两人共同调配，以免重配或漏配。

（11）罂粟壳不得单方发药，必须凭有麻醉药品处方权的执业医师签名的淡红色处方方可调配。

（12）调配含有毒性中药饮片的处方，对处方未注明"生用"的，应当给付炮制品。

2. 中药配方颗粒调剂

（1）核对处方总剂数，摆盘。

（2）按处方药味顺序依次调配，按顺序间隔摆放。

（3）对非整包用量的药品应单独包装并写清楚用量。

3. 调配完毕后，按照处方要求自查，确认无误后签字，由复核人员复核，复核率应当达到 100%。

4. 调配人员原则上不能再行复核，应有上一级技术人员进行复核。复核时应对药味、数量、质量、用法、配伍、代煎药等逐项复核，发现错味、漏味、重味、重量有误、需特殊处理的饮片未特殊处理等应及时纠正。

5. 复核后，复核人员签名，将药物装袋或包扎。

6. 发药人员应对装好的药剂再次核对后发给患者。发药时需坚持核对取药凭证、对姓名、对剂数；检查好药品包装是否符合规范。发药时应对患者做好用药交代，说明用法用量、煎服方法，中药饮片需特殊处理的、配方颗粒非整包用量的均需对患者做好说明工作。

（六）处方的保管

1. 处方应有调剂部门妥善保管。普通处方、急诊处方、儿科处方保存1年，含毒性中药品种的处方保存2年，罂粟壳处方应当保存3年。

2. 处方保存期满后，经主管院长批准，登记备案后方可销毁。

（七）中药处方点评

1. 组织管理

（1）中药处方点评工作在医院药事管理与药物治疗学委员会下设的处方医嘱点评工作组领导下进行。

（2）由药学部及中医科负责处方点评的具体工作。

2. 处方点评的实施

（1）每月至少开展1次中药饮片及中药配方颗粒的处方点评。

（2）门急诊中药饮片及中药配方颗粒处方的抽查率应不少于中药饮片及中药配方颗粒总处方量的0.5%，每月点评处方绝对数不少于100张，不足100张的全部点评；病房/区中药饮片及中药配方颗粒处方抽查率（按出院病历数计）不少于

5%，且每月点评出院病历绝对数应不少于 30 份，不足 30 份的全部点评。

（3）处方点评工作应当有完整、准确的书面记录。

3. 处方点评结果

（1）处方点评结果分为合理处方和不合理处方。不合理处方包括不规范处方、用药不适宜处方及超常处方。

（2）判定为超常处方的情形有：①无适应证用药；②无正当理由开具高价药的；③无正当理由超说明书用药的；④无正当理由为同一患者同时开具 2 种以上药理作用相同药物的。

4. 处方点评结果的应用与持续改进

（1）坚持科学、公正、务实的原则进行处方点评，处方点评结果应通报至对应临床科室及当事人。

（2）每月将中药处方点评结果提交医教部，医教部公布处方点评结果，通报不合理中药处方。

（3）医院医疗质量管理部门将处方点评结果纳入科室及员工绩效考核和年度考核指标。

（4）药学部根据处方点评结果，对临床用药方面存在的问题，进行汇总和综合分析评价，提出质量改进建议，并向医院药事管理与药物治疗学委员会及质量改进与患者安全管理委员会报告。

（5）医院药事管理与药物治疗学委员会及质量改进与患者安全管理委员会应当根据药学部提出的质量改进建议，制定相应的改进措施，并督促落实，不断提升合理用药水平，保障患者用药安全。

（6）药学部对不合理使用情况严重的中药实行控量、限制使用和停止使用等方法进行合理管控。

（7）药学部针对不合理处方问题，联合医教部组织临床医生开展合理用药相关内容培训。

（8）对无正当理由出现 3 次以上超常处方的医生提出警告，限制其处方权；限制处方权后，无正当理由仍出现超常处方 2 次以上的医生，取消其处方权。

四、参考文件

1.《处方管理办法》（中华人民共和国卫生部令第 53 号）.

2.《医疗用毒性药品管理办法》（中华人民共和国国务院令第 23 号）.

3.《医院中药饮片管理规范》（国中医药发〔2007〕11号）.

4.《中药处方格式及书写规范》（国中医药医政发〔2010〕57 号）.

5.《医院处方点评管理规范（试行）》（卫医管发〔2010〕28 号）.

6.《麻醉药品和精神药品管理条例》（2016 年修订）.

7.《医疗机构处方审核规范》（国卫办医发〔2018〕14号）.

8.《国家中医药管理局关于进一步加强中药饮片处方质量管理强化合理使用的通知》（国中医药医政发〔2015〕29号）.

9.《关于印发第一批国家重点监控合理用药药品目录（化药及生物制品）的通知》（国卫办医函〔2019〕558 号）.

处方审核工作制度

一、目的

规范非公医疗机构的处方审核工作和审方药师管理。

二、适用范围

1.适用于医疗机构的处方审核工作。

2.处方审核是指药学专业技术人员运用专业知识与实践技能，根据相关法律法规、规章制度与技术规范等，对医师在诊疗活动中为患者开具的处方，进行合法性、规范性和适宜性审核，并作出是否同意调配发药决定的药学技术服务。

三、内容

（一）基本要求

1.审方中心应有固定的场地，需配备有相应数量的网线网口、电源插口和一定数量的电脑设备。

2.医院需购买相应的审方软件，审方软件具有与本院处方（含医嘱）系统、检验系统、影像系统等较好的兼容性，以备审方药师审核处方时能掌握完整的审方要素。

3.审方药师为取得临床药师培训资格证书或具有3年及以上处方调剂工作经验的药师及以上药学专业技术职务任职资格，并取得过省级以上协会举办的审方药师培训，并获得相应证书。

（二）工作内容

1. 处方审核应采用软件初审和人工复审、审方药师与调剂药师相结合的模式，做到"两审两拦截"。

2. 持续加强审方软件及合理用药系统的信息化建设工作。

3. 所有处方均应当经审核通过后方可进入调配环节，未经审核通过的处方不得调配。

4. 审方药师应严格遵循处方管理制度审核处方，常用的临床用药依据包含国家药品管理相关法律法规和规范性文件，临床诊疗规范、指南，临床路径，药品说明书，国家处方集，操作规范等。

5. 审方药师依据临床用药证据，对药品适应证、用法用量、给药途径、配伍禁忌、肝肾功能、孕产等方面进行处方的逐条审核，若经审核判断为不合理处方，由药师负责联系处方医师，请其确认或重新开具处方，并再次进入处方审核流程。

6. 保证处方审核的全过程可追溯，保存处方的干预记录、审核记录及拒绝调配记录等。

7. 每月对处方审核结果进行分析，形成临床用药质量改进和反馈报告，同时完成对药师审方效率及审方质量的分析报告。

8. 依据合理用药询证证据，持续修订、完善审方规则。

9. 审方药师应持续提升审方能力，规范医生的处方行为。

（三）审方中心绩效考核

1. 严格按照本中心要求工作时间（见药学部服务计划）进行考勤绩效。

2. 严格处方审核质量及效率并进行绩效考核。

3. 每月对审核的不合理处方进行汇总分析，对于临床不合理用药占比排名较高的科室每季度通过药学简讯的形式公示，必要时上报医教部考核。

四、流程

见处方管理制度。

五、参考文件

1.《处方管理办法》（中华人民共和国卫生部令第 53 号）.

2.《医疗机构药事管理规定》（卫医政发〔2011〕11 号）.

3.《医疗机构处方审核规范》（国卫办医发〔2018〕14 号）.

处方点评制度

一、目的

规范非公医疗机构处方点评工作，提高处方质量。

二、适用范围

1. 适用于非公医疗机构处方点评。

2. 处方点评是根据相关法律、法规、规范要求，对处方书写的规范性及药物临床使用的适宜性（用药适应证、药物选择、给药途径、用法用量、药物相互作用、配伍禁忌等）进行评价，对发现存在或潜在的问题，制定并实施干预和改进措施，促进临床药物合理应用。

三、内容

（一）机构与职责

1. 医疗机构的处方点评工作应在医院药事管理与药物治疗学委员会下设处方点评管理小组领导下开展，具体职责参照医院药事管理与药物治疗学委员会工作制度章节。

2. 药学部成立处方点评小组，负责处方点评的日常工作，并向医教部或医院处方点评管理小组提交处方点评报告。处方点评小组成员应具有中级以上药学专业技术职务任职资格，有较丰富的临床用药经验和合理用药知识，有获得新药和临床用药新知识的能力，熟悉相关的药事法律法规。

（二）评价标准及原则

1. 各项处方点评的评价标准参考《处方管理办法》、药品说明书、《医院处方点评管理规范（试行）》《抗菌药物临床应用指导原则》、各专科临床指南或诊疗规范等循证证据。

2. 处方点评工作应坚持科学、公正、务实的原则，有完整、准确的书面记录。

（三）处方点评内容

1. 处方常规点评 应每月开展一次，包含门急诊处方点评和病房（区）用药医嘱点评。

（1）门急诊处方点评 按照《医院处方点评管理规范（试行）》的要求，对抽查处方的合法性、规范性、适宜性进行评价。

（2）病房（区）用药医嘱点评 对住院患者的药物治疗方案进行合理性评价。

2. 专项处方点评 应根据医院药事管理和药物临床应用管理的现状和存在的问题，有针对性地对特定药物或特定疾病的药物（如国家基本药物、抗菌药物、重点监控药物、糖皮质激素、中药饮片、超说明书用药、抗肿瘤药、生物制剂、静脉输液药物合理性点评、医保用药点评等）使用合理性进行专项点评。

3. 使用量异常药品专项点评/大处方 依据每月医疗机构药品使用监测数据，对使用量异常增长的药品开展专项点评。

（四）抽样方法

1. 每月开展门急诊处方和病房（区）医嘱点评工作，抽样率符合国家药事管理标准。抽样方法一般采用系统随机抽样或全样本抽样，也可按照点评需求按病区、按医生、按药物等类型抽样。

2. 定期专项点评（抗肿瘤药物至少每半年点评一次），抽样率（按出院病历数计）不少于1%，且专项点评病例绝对数不少于30份。

（五）点评结果及持续改进

1. 处方点评结果分为合理处方和不合理处方，不合理处方包括：不规范处方、用药不适宜处方及超常处方。对具体不合理原因进行详细说明。

2. 药学部每月对点评结果进行汇总分析，将用药不合理情况向临床科室反馈，临床科室提出异议的，可组织处方点评管理小组成员进行评议。点评结果提交医教部，由医教部对全院公示并进行相应绩效考核。

3. 药学部针对处方点评结果中的不合理用药问题，开展专题培训，促进临床合理用药。

4. 药学部每季度向医院药事管理与药物治疗学委员会提交本季度处方点评报告，医院药事管理与药物治疗学委员会研究制定有针对性的临床用药质量管理和药事管理改进措施，提高合理用药水平，保证患者用药安全。

（六）监督及管理

1. 将处方点评结果作为医师定期考核、临床医务人员绩效考核的重要依据。医教部定期对临床不合理用药情况予以通报、公示并纳入医师绩效考核。

2. 医疗机构应当对出现超常处方3次以上且无正当理由的医师提出警告，限制其处方权；限制处方权后，仍连续2次以上出现超常处方且无正当理由的，取消其处方权。

3.医师处方权资格取消后，六个月内不得恢复。

四、参考文件

1.《处方管理办法》（中华人民共和国卫生部令第 53 号）.

2.《医院处方点评管理规范（试行）》（卫医管发〔2010〕28 号）.

临床合理用药管理制度

一、目的

加强非公医疗机构药品临床合理使用，提高医疗质量，确保患者用药安全、有效、经济。

二、适用范围

适用于非公医疗机构临床合理用药的监督管理。

三、内容

（一）机构与职责

由医教部、临床科室专家、药学部、护理部、信息中心共同组成本医疗机构临床合理用药管理工作小组，对临床所有药品的使用情况进行定期检查指导。

1. 医教部　明确临床合理用药管理工作小组职责；对医师、药师与护理人员开展合理用药培训与教育；严格医师处方权限管理；加强临床合理用药相关指标监督管理；督查药品临床使用不合理情况；建立药品临床使用不合理情况通报和奖惩制度。

2. 药学部

（1）负责药品的遴选、采购、储存、调剂、管理等；严格落实处方/医嘱点评制度，对临床使用药品进行处方/医嘱前置审核，对临床药品使用情况进行点评，并对不合理用药情况进行干预；建立药品临床应用预警机制。

（2）坚持以服务患者为中心，以临床药学为基础，对临床用药全过程进行有效的组织实施与管理，促进临床科学、合理用药。

（3）建立本医疗机构抗菌药物、质子泵抑制剂、糖皮质激素、抗肿瘤、重点监控等药品使用管理制度，临床使用及处方/医嘱审核过程中严格执行。

（4）药学部对门诊/住院的处方/医嘱进行审核；定期开展处方/医嘱点评，对不合理用药情况进行干预。

（5）调剂人员应严格按照《处方管理办法》的要求，对处方进行调剂和保存；开展药品质量监测，分析、评估用药风险和药品不良反应等，并提供咨询与指导。

（6）监督、指导麻醉药品、精神药品、医疗用毒性药品及放射性药品的临床使用与规范化管理。

（7）对医务人员进行有关药事管理法律法规、规章制度和合理用药知识教育培训；向公众提供合理用药知识及解答用药相关问题，指导患者正确使用药品。

3. 临床科室专家 协助制定、组织及实施本医疗机构药品临床应用相关技术性文件。

4. 护理部 护理人员严格按操作规范执行医嘱，并加强护理安全教育，使患者得到及时安全的药物治疗。

5. 信息中心 利用信息化手段和技术，为本医疗机构所有药品的管理提供信息技术支持。

（二）临床合理用药基本原则

1.临床医师开具处方或医嘱过程中应当遵循安全、有效、经济的原则。

2.医师应当根据医疗、预防、保健需要，严格按照诊疗规范，充分考虑药品的有效性、安全性、经济性和可获得性；优先选择国家基本药物、国家组织集中采购中选药品以及国家医保目录药品；开具麻精药品、医疗用毒性药品等处方应当严格遵循有关法律、法规和规章的规定。

3. 医师不得随意扩大药品适应证，如需超说明书使用，必须提供有效的循证医学证据，并严格按照医疗机构超说明书用药管理流程合理使用。

4. 对治疗窗窄、毒性强、服药周期长、服药后个体差异大的药物，要严格掌握药物适应证、用法用量和疗程，避免滥用，有条件应进行血药浓度监测，实施个体化给药方案。

5. 对于特殊人群（如儿童、孕妇及哺乳期妇女和老年患者），应针对其病理及生理特点，选择合适的药物及剂型，保障用药安全。

6. 发生药品严重不良事件后，应当积极救治患者，立即向医教和药学部门报告，做好观察与记录，并按照有关规定向有关部门报告药品不良反应等信息。

7. 建立临床用药监测、评价和超常预警制度，对药物临床使用安全性、有效性和经济性进行监测、分析、评估，实施处方和用药医嘱点评与干预。

（三）临床合理用药监督管理

1. 临床合理用药管理工作小组需履行职责，督导本医疗机构临床合理用药工作，并将临床合理用药点评结果纳入医疗质量和综合目标管理考核体系。

2. 对临床用药进行动态监测及超常预警管理。将动态监测结果进行公示，并对相应的科室主任及医生进行诫勉谈话，提出限期整改意见，定期检查整改结果，对动态监测预警药品供应商予以警告。

3. 医疗机构加强临床合理用药的管理，对临床不合理用药情况进行持续质量改进，将检查督导结果作为科室和医务人员处方权授予及绩效考核的重要依据。

四、参考文件

1.《处方管理办法》(中华人民共和国卫生部令第 53 号).

2.《医院处方点评管理规范》(卫医管发〔2010〕28 号).

3.《医疗机构药事管理规定》(卫医政发〔2011〕11 号).

国家基本药物临床使用管理制度

一、目的

规范国家基本药物临床使用与管理，有效控制药品费用增长，减轻患者就医负担，保障患者基本用药。

二、适用范围

1. 适用于非公医疗机构国家基本药物临床应用的监督管理。

2. 国家基本药物是适应基本医疗卫生需求，剂型适宜，价格合理，能够保障供应，公众可公平获得的药品。

三、内容

（一）基本要求

1. 医疗机构药事管理与药物治疗学委员会在遴选本医疗机构《基本药物供应目录》时，应根据本医疗机构功能定位和诊疗范围，合理配备药物，优先考虑纳入《国家基本药物目录》中的品种。

2. 医疗机构应根据《国家基本药物目录》动态调整情况，结合本医疗机构临床应用实践，对本医疗机构《基本药物供应目录》进行定期评估、动态优化调整。

3. 药学部应确保国家基本药物及时、足量、保质供应，保障临床基本用药需求，定期公布国家基本药物的品种、价格；做好国家基本药物信息维护工作，在信息系统对国家基本药物进行标注，提示医疗机构优先采购、医生优先使用。

4. 医疗机构各临床科室应优先、合理使用国家基本药物。

（二）组织管理

1. 医疗机构药事管理与药物治疗学委员会明确责任目标，认真抓好落实，完善国家基本药物采购、配备、使用和管理制度。

2. 医教部负责对国家基本药物优先合理使用的监督管理；组织对医师、药师和管理人员进行国家基本药物相关知识培训。

3. 药学部负责国家基本药物的供应，确保患者基本用药的可及性、稳定性；每月对国家基本药物品规数及使用情况进行统计分析、反馈。

4. 各临床科室以《国家基本药物临床应用指南》及《国家基本药物处方集》为用药依据，坚持国家基本药物主导地位，优先、合理使用国家基本药物。

（三）优先合理使用措施

1. 医疗机构《基本药物供应目录》中基本药物品种数与《国家基本药物目录》品种数比例应符合相关要求。

2. 药学部在编制药品采购计划和预算时应当优先纳入本医疗机构《基本药物供应目录》中的国家基本药物；临床科室申请新药时属于国家基本药物的优先纳入本医疗机构《基本药物供应目录》，并优先采购。

3. 药学部应对本医疗机构短缺药品信息进行确认、分析评估，落实短缺药品监测应对要求，及时报送短缺药品信息。

4. 各临床科室在临床药物治疗过程中，使用同类药品时，在保证药效前提下应当优先选用国家基本药物；国家基本药物使用金额占比应符合相关要求，并逐年提高。

5. 药学部应强化药师在处方审核调剂管理中的作用，加强对老年、慢性病和多种疾病联合用药患者的用药指导。

6. 药学部应将基本药物使用情况作为处方点评的重点内容，对无正当理由不首选基本药物的予以通报，并进行有效干预。

7. 药学部应开展以基本药物为重点的药品临床综合评价，重点对基本药物临床使用的安全性、有效性、经济性等开展综合评价，并将评价结果应用于药品采购目录制定、药品临床合理使用、提供药学服务、控制不合理药品费用支出等方面，指导临床安全合理用药。

8. 医教部需建立优先使用激励机制，科学设置临床科室基本药物使用指标，并纳入绩效考核。

9. 医教部需加强国家基本药物制度和国家基本药物临床应用指南、处方集的培训，实现医师、药师培训全覆盖，提高国家基本药物合理使用水平；加强行政管理人员基本药物相关政策培训，提高抓落实能力。

四、参考文件

1.《关于印发〈关于建立国家基本药物制度的实施意见〉的通知》（卫药政发〔2009〕78号）.

2.《关于印发国家基本药物目录管理办法的通知》（国卫药政发〔2015〕52号）.

3.《国务院办公厅关于完善国家基本药物制度的意见》（国办发〔2018〕88号）.

4.《国务院办公厅关于进一步做好短缺药品保供稳价工作的意见》（国办发〔2019〕47号）.

5.《关于进一步加强公立医疗机构基本药物配备使用管理的通知》（国卫药政发〔2019〕1号）.

药物临床综合评价管理制度

一、目的

以药品临床实际价值为导向，为非公医疗机构药学服务和安全合理用药的提升提供真实世界数据研究等科学依据。

二、适用范围

1.适用于某特定疾病用药、特定人群用药、新药、中成药、超说明书用药、重点监控品种用药和短缺药品等综合评价。

2.药品临床综合评价是依托文献调研、问卷调研及真实世界数据，采用德尔菲法、层次分析法及多准则决策分析法等评价方法和工具，开展药品安全性、有效期、经济性、创新性、适宜性、可及性等多维度多层次分析，运用科学规范的定性/定量数据方法对药品的临床价值进行综合评价，进而形成政策性建议，并将评价结果和建议转化应用于药品的合理使用中，促进药品回归临床价值。

三、内容

（一）机构与职责

医疗机构应在药事管理与药物治疗学委员会的领导下开展药品临床综合评价工作，药品临床综合评价的日常工作由药学部负责。

药学部成立药品临床综合评价小组，药学部负责人任评价小组组长，小组成员由临床药师以及信息药师组成，成员需具备较强的药物经济学、方法学、统计学等体系知识，具有较强的科研及文献检索能力，并熟悉药品临床综合评价相关知识，其工作职责如下。

1.探索搭建药品临床综合评价信息化数据平台，实现利用信息化手段，制定某特定疾病用药、特定人群用药、新药、超说明书用药、重点监控品种用药和短缺药品的综合评价标准规范、路径流程和工作机制。

2.依据国际国内经验总结，参照已公开发表的药品综合评价专家共识及遴选主题方法，制定适宜医疗机构的药品综合评价主题。

3.承接国家（区域）药物临床综合评价中心的评价任务，（参与）完成国家（区域）药品临床综合评价。

4.临床药师依据药品临床综合评价主题，参考国内外有益经验和成功实践，合理借鉴评价模式方法、技术流程和工具，融合多学科专业知识体系，设计研究方法，选定评价维度，开展药品临床综合评价工作。

5.信息药师推进数据信息平台建设，及时获取医疗数据，做好数据清洗和规整，以使研究成果科学、真实、不偏倚。

6.撰写药物临床应用综合评价报告，必要时提交给药事管理与药物治疗学委员会进行专家论证，如承接国家（区域）药物临床综合评价中心的评价任务，还应向评价中心递交评价结果。

7.将评价结果转化为医疗机构保障临床安全合理用药的重要参考依据。

（二）评价流程和评价方法

参照《药品临床综合评价管理指南（试行）》，药品临床综合评价的流程应包括主题遴选、评价实施和结果应用转化三个基本环节，其中评价实施包括项目委托、质量控制、结果递交及验收。药品临床综合评价分为完整临床综合评价和快速临床综合评价，使用文献综述法、真实世界研究、模型研究、专家访谈及问卷调研可进行完整研究，在研究时间紧迫，资源不足的情况下，通常采用快速临床综合评价。药品临床综合评价包含证据收集和综合分析决策两部分，证据收集可采用文献分析、问卷调研、真实世界数据分析等方法，综合分析决策可采用德尔菲法、层次分析法、多准则决策分析法等分析方法，每种方法各有利弊，每种维度适宜的评价方法也大有不同，医疗机构仍应根据不同的评估主体、评估目的、时间资源限制等，结合所选主体的特点进行流程和方法学设计。

（三）评价内容

药品临床综合评价主要聚焦药品临床使用实践中的重大技术问题和政策问题，围绕技术评价与政策评价两条主线，从安全性、有效性、经济性、创新性、适宜性、可及性 6 个维度开展科学规范的定性定量相结合的数据整合分析与综合研判，开展相关药品临床使用证据、药物政策信息收集和综合分析，组织实施技术评价、药物政策评估和撰写评价报告等。

（四）评价维度

1. 安全性评价

（1）考察待遴选药品在临床应用的安全属性，主要从药品的不良反应分级或不良事件通用术语标准 – 中文（CTCAE–V5.0）分级、特殊人群、药物相互作用和其他共 4 个方面进行考察。

（2）可利用医疗机构药物警戒系统和药品不良反应集中监

测管理构建药品不良反应风险信号应用模式，预测本院药品不良反应的发生。

（3）建立多学科诊疗团队，管理药品不良反应，开展药品安全性评价工作。

（4）运用数据挖掘开展药品安全性评价工作，引导安全合理用药。

2. 有效性评价

（1）通过定量分析，对拟评价药品及参比药品的临床效果进行人群测量，判断是否获得重要的健康收益，核心指标主要包括生存时长和生命质量两大类。

（2）生存时长相关指标包括生存率、疾病控制率以及其他能够反映疾病进展的可测量指标；生命质量相关指标包括健康相关生命质量和健康效用值，亦可进一步用质量调整生命年（QALY）进行评价。

（3）根据不同疾病或治疗领域可设定针对性的有效性评价核心指标。

（4）开展临床效果分析的数据来源应为当前可获得的质量最佳的相关研究证据和真实世界数据，同时重视参比药品的选择及效果比较分析。

（5）综合利用现有国家、区域或省级大型数据库等真实世界数据资源，规范开展基于真实世界数据研究的分析测量，为保证获得高质量的评价结果，应选择适宜的参比药品及评价指标，并从所有当前可获得的质量最佳的相关研究证据和真实世界数据中提取所需数据。

（6）制定规范严谨的有效性评价方法，在可接受的不确定性范围内实现临床实际用药有效性评价。

3. 经济性评价

（1）综合运用流行病与卫生统计学、决策学、经济学等多学科理论及方法，分析测算药品的成本、效果、效用和效益等。

（2）可选择的经济学评价方法有，最小成本分析（CMA）、成本－效益分析（CBA）、成本－效果分析（CEA）、成本－效用分析（CUA）等。

（3）充分利用基于二手证据的系统评价结果及真实世界中的治疗模式构建药物经济学分析模型。

4. 创新性评价　通过分析拟评价药品与参比药品对临床需求的满足程度，开展具有创新性的临床研究，以填补临床治疗空白，满足患者急需诊疗需求等创新价值判断。

5. 适宜性评价

（1）药物临床应用的适宜性评价包括药品使用适宜性与药品技术特点适宜性。

（2）药品使用适宜性评价主要从药物临床使用是否符合用药指南规范、用法用量及给药频次是否恰当、用药疗程是否合理等方面进行评价。

（3）药品技术特点适宜性评价应从药品标签标注、储存条件及药品说明书等方面进行。

6. 可及性评价　参考 WHO/HAI 药物可及性标准化方法，药品的可及性应从药品可获得性、价格水平及可负担性三个方面综合评价。其中可获得性由医疗机构药品配备使用情况或有无短缺情况等反映；药品价格水平可由国内药品采购价格与最近一年国际同类型药品价格比较获得，必要时应了解医保报销情况以判断患者实际支付水平；可负担性可由人均年用药治疗费用占城乡居民家庭年可支配收入比重（%）体现。

（五）评价结果

1. 评价结果的质量控制　医疗机构应从组织流程的合规

性、评价方法学的严谨性、数据的可靠性及综合评价报告质量等方面，对药物临床综合评价的全过程进行质量控制。

2. 评价结果的转化　医疗机构依照评价方案按流程对评价结果进行转化应用，主要应用于以下几个方面。

（1）为医疗机构提高药品供应能力，保障临床用药需求。

（2）提高药学服务，促进临床合理用药，控制不合理药品费用支出，减轻患者负担。

（3）培养医务人员科研意识，推动医疗科研创新，填补临床治疗空白。

3. 评价结果的优化完善　医疗机构应持续跟踪已完成评价药品的实际供应与应用情况，不断累积相关数据验证评价结果。长期用药持续跟踪时间通常不少于一年。

四、参考文件

1.《国家卫生健康委办公厅关于规范开展药品临床综合评价工作的通知》（国卫办药政发〔2021〕16号）.

2.《药品临床综合评价管理指南（试行）》.

药品动态监测和超常预警制度

一、目的

加强医疗机构药品临床应用动态监测，提高医疗质量，促进合理用药，确保患者用药安全、有效、经济。

二、适用范围

适用于医疗机构临床用药动态监测与管理。

三、内容

（一）工作原则

建立健全药品使用动态监测和超常预警制度，有计划、有重点、连续性的进行监测。掌握药品使用动态、分析药品使用合理性、查找用药中的异常现象，建立药品动态用量发布渠道和超常预警公示渠道，做好监测和超常预警公示纪录。

（二）监测方式

药学部指定专人负责药品使用动态监测分析：

1. 门诊或住院药品使用金额或使用量排名前十的药品；

2. 门诊或住院药品使用金额或使用量排名前十位中与上月相比同比或环比大于 30% 以上的药品；

3. 抗菌药物相关数据符合国家要求；

4. 处方/医嘱前置审核过程中频繁出现的超说明书使用品种；

5. 特殊药品（包括麻醉药品、精神药品、医疗用毒性药品、易制毒类化学品和放射性药品）、重点监控品种使用量异常增长或其他异常情况；

6. 不良反应频繁发生或发生严重不良反应的药品；

7. 投诉举报中涉及存在超常使用可能的药品。

（三）具体措施

1. 动态监测

（1）每月对药品使用金额及使用量进行排名。

（2）对比上月药品使用金额及使用量同比或环比超过30%。

（3）每月对抗菌药物使用情况进行动态监测。

（4）每月定期对各科室处方/医嘱进行抽点。

（5）针对抗菌药物、质子泵抑制剂、糖皮质激素、抗肿瘤、重点监控等药品实施专项点评。

（6）针对不良反应及其他超常情况进行动态监测。

2. 预警机制与整改措施

（1）警告　针对使用金额及使用量异常增长的情况，应分析药品使用情况，开展合理性评价，属于扩大使用或者滥用的给予警告处理并及时整改。

（2）对动态监测过程中异常增长及点评结果为不合理使用的药品，且临床必需使用，经药事管理与药物治疗学委员会讨论，报分管院领导批准，限制该品种的采购量。

（3）限量使用　对于药品使用金额及使用量同比或环比超过30%的科室，进行专项点评，分析其增长是否异常，如异常增长，将结果上报医教部，并给予临床限量使用。

（4）暂停使用　针对不良反应频繁发生或发生严重不良反应、违规使用（如无理由大处方、高价药、无适应证用药、经济利益挂钩处方等）的药品，进行停止采购及使用。

（5）建立合理用药监控和持续改进的循环工作模式，向相关科室及医师提供药物合理使用知识信息，指导临床合理用药。

四、参考文件

1.《处方管理办法》（中华人民共和国卫生部令第 53 号）.

2.《医院处方点评管理规范（试行）》（卫医管发〔2010〕28 号）.

3.《医疗机构药事管理规定》（卫医政发〔2011〕11 号）.

4.《抗菌药物临床应用指导原则》（国卫办医发〔2015〕43 号）.

超说明书用药管理制度

一、目的

规范非公医疗机构超说明书用药行为，降低医疗风险，保障患者用药安全。

二、适用范围

1. 适用于非公医疗机构超说明书用药全流程的监督管理，包括超说明书用药原则，超说明书用药目录的制定以及临床应用等。

2. 超说明书用药又称"药品说明书外用法""药品未注册用法"，是指药品使用的适应证、剂量、疗程、途径或人群等未在药品监督管理部门批准的药品说明书记载范围内的用法。

三、内容

（一）职责

1. 药学部负责收集、整理本医疗机构超说明书用药目录。

2. 药事管理与药物治疗学委员会及伦理委员会负责审核超说明书用药目录。

3. 药事管理与药物治疗学委员会负责监管超说明书用药的临床合理使用。

4. 临床医师按照医院超说明书用药规定合理开具处方/医嘱，告知患者并签署知情同意书。

5. 审方药师对超说明书用药处方严格审核。

6.医教部负责对超说明书用药的不合理使用情况进行公示，并纳入医疗质量考核。

（二）超说明书用药目录制定

1.制定原则 依据国家药品监督管理局批准的药品说明书内容，评价是否属于超说明书用药。目前药品超说明书用药的合理性尚无统一评价标准，依据以下循证证据制定。

（1）美国、欧洲、日本说明书收录。

（2）《中国药典临床用药须知》《临床诊疗指南》收录。

（3）国际主流指南或共识（如NCCN）收录。

（4）Micromedex® 有效性、推荐等级在Ⅱb级、证据等级B级或以上。

（5）四大医学期刊（NEJM、The Lancet、JAMA、The BMJ）或本专业SCI的Ⅰ区期刊发表的RCT研究或meta分析证明适用。

2.制定流程

（1）各临床科室需将符合循证证据支持超说明书用药的药品向药学部提交超说明书用药申请。

（2）药学部初步审核通过后，提交药事管理与药物治疗学委员会进行论证，伦理委员会进行审批，并形成医院超说明书用药目录。

（3）超说明书用药品种需在医教部及药学部备案留存。

（三）超说明书用药的原则

医师应当坚持安全有效、经济合理的用药原则，遵循药品临床应用指导原则、临床诊疗指南和药品说明书等合理用药。在尚无有效或者更好治疗手段等特殊情况下，医师取得患者明确知情同意后，可以采用药品说明书中未明确但具有循证医学证据的药品用法实施治疗，医疗机构原则上不允许超说明书用药，但在风险可控的情况下需要满足如下条件方可使用。

1. 在影响患者生活质量或危及生命的情况下无合理的可替代药品。

2. 用药目的不是试验研究。

3. 有合理的医学实践证据。

4. 经医院药事管理与药物治疗学委员会（或药事管理委员会）及伦理委员会批准。

5. 患者签署《超说明书用药知情同意书》。

（四）超说明书用药的使用

1. 医疗机构超说明书用药需经药事管理与药物治疗学委员会及伦理委员会批准，在医教部和药学部备案后方可在全院范围内应用。

2. 医师不得使用未经医院批准的超说明书用药。

3. 医院批准的超说明书用药，使用前医师须充分告知患者用药方案、治疗步骤、用药必要性、预后情况及可能出现的风险，患者签署知情同意书后方可使用。

4. 医师超说明书用药时必须有详细的病程记录。

5. 超说明书用药中出现的任何不良反应，应立即采取救治措施，并及时填写药品不良反应报告表，上报医院药品不良反应监测办公室，药品不良反应监测办公室应高度重视超说明书用药的不良反应，及时将信息反馈给药事管理与药物治疗学委员会。

（五）超说明书用药处方/医嘱的审核与调剂

1. 审方药师将医院备案的超说明书用药维护进处方前置审核系统规则中并对其进行审核。

2.调剂药师应对超说明书用药处方进行二次审核，在我院目录之外的超说明书用药，调剂药师应拒绝调配，调剂药师在调剂超说明书用药时，应做好用药指导工作。

3.如遇不合理的超说明书用药，药师应及时与处方医师联系，详细指明处方中存在的问题，请处方医师重新开具合理处方。

（六）超说明书用药的监督及持续改进

1.针对医疗机构的超说明书用药，药师应做好事前的处方审核、事中的调剂审核及事后的专项点评管理工作，对不合理的超说明书用药上报医教部进行绩效考核。

2.对未经备案许可擅自超说明书用药的医师，医教部应予以通报批评，并视情节轻重给予一定的绩效处罚，对擅自超说明书用药造成不良后果者，将由医师本人承担全部责任。

3.超说明书用药未履行知情告知义务、未签署知情同意书的、未在病历中记录的、发生不良反应未及时上报的，参照医院病案管理规定和员工管理规定给予相应处罚。

4.定期撰写超说明书用药分析报告，分析超说明书用药原因，针对不合理情况，制定质量持续改进意见，规范医疗机构超说明书用药行为。

四、流程

超说明书用药备案/使用流程（附件一）。

五、参考文件

1.《超说明书用药专家共识》（2015年）.

2.《超药品说明书用药中患者知情同意权的保护专家共识》（粤药会〔2019〕52号）.

3.《超药品说明书用药目录（2021年版）》（粤药会〔2021〕68号）.

4.《超说书用药循证评价规范》（粤药会〔2021〕59号）.

5.《中华人民共和国医师法》（2021年）.

六、附件

附件一：超说明书用药备案/使用流程

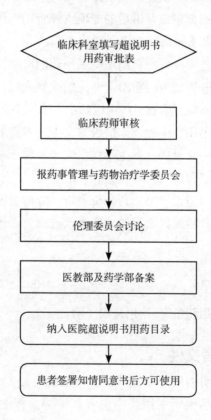

静脉输液安全管理制度

一、目的

规范非公医疗机构临床静脉输液管理，降低输液安全隐患，缓解群众就医负担，保障患者就医安全。

二、适用范围

适用于非公医疗机构静脉输液安全的全流程管理。

三、内容

（一）组织管理

医疗机构应在医院医疗质量与安全管理委员会下成立静脉输液安全管理工作小组，该小组成员包括医教部、药学部、临床治疗学专家组（由具有高级职称的医师及临床药师组成）、护理部、信息科，负责静脉输液安全的规范化管理和技术指导，开展全方位的静脉输液质量安全宣教和培训，按照相关制度和操作规范，定期督察、考核和评价静脉输液的安全性和合理性。各小组成员职责如下。

1. 医教部负责组织制定医院静脉输液操作规范、流程及相关应急预案；根据静脉输液监测数据，对临床静脉输液行为进行监督和管理；开展静脉输液安全培训，强化全员输液安全防范意识。

2. 临床治疗学专家组按照专科诊疗规范与相关液体治疗要求，建立健全静脉输液临床应用的技术性指导文件，明确静脉输液的临床指征和不必要使用输液的临床指征，帮助医师评估患者静脉输液治疗的适应证、输液安全风险，制定合理的输液治疗方案，包括静脉输液药品品种选择，适宜的剂量、给药方法及给药疗程等。

3. 药学部负责静脉输液处方/医嘱的审核与点评工作；正确的调剂、配置静脉输液药品；监测静脉输液不良事件/反应；统计、监测及分析临床静脉输液相关数据。

4. 护理部负责患者静脉输液信息核对、安全性评估、输液操作；正确选择输液部位和输液工具，准确执行医嘱，输液过程中定时巡视。

5. 信息科负责开展静脉输液信息化建设，协助各部门做好静脉输液的管理工作。

（二）静脉输液治疗方案的制定

1. 遵循世界卫生组织提倡的"能口服就不注射，能肌内注射的就不静脉注射"的用药原则，严格掌握静脉输液使用指征。

2. 依据患者病史、临床体征、辅助检查检验结果，如血气分析、血电解质、彩色多普勒超声检查等，明确水、电解质代谢失衡和酸碱失衡的诊断及补充液体需求，对患者是否需要静脉输液治疗进行评估。

3. 重点关注危重症、围手术期、脓毒症、化疗、妊娠及哺乳期妇女、老年、儿童患者等；根据患者性别、年龄、体重、疾病特点、全身状况和血循环容量状态等，采取个体化补液方案，开展目标导向液体治疗；选择合适的液体，包括晶体液和胶体液，关注液体的电解质、含糖量、渗透压和 pH 值等，选择适宜的输液途径、滴速与剂量，及时评价治疗效果，动态调整治疗方案。

4. 医师在制定高警示药品、危害药物、糖皮质激素等特殊药品及医保用药静脉输液医嘱前，应正确评估患者适应证，严格把握用法用量，必要时填写《用药知情同意书》。

5. 已备案的超说明书用药静脉输液前，应向患者或家属充分告知用药理由、治疗方案、预期效果以及潜在风险，履行知情同意。

（三）静脉输液的调剂与配置

1. 药学部负责调剂、核对及配置的专业技术人员资质应符合《医疗机构药事管理规定》《处方管理办法》和《静脉用药调配中心建设与管理指南》等相关规定要求；只有取得危害药物和特殊管理药品调剂资格的药师方可调剂危害药物和特殊管理药品。

2. 静脉输液处方/医嘱须经前置审方及人工审核确认无误后，方可调剂药品。如对处方内容有疑问，应及时与处方医师联系。调剂完成后，经核对药师核对无误，方可发药。

3. 由静脉用药调配中心调配的医嘱，按照本医疗机构《静脉用药调配中心全流程工作制度与操作规程》《静脉用药调配中心肠外营养液调配操作规程》和《静脉用药调配中心危害药品配置标准操作规程》执行。

4. 病区护理人员临时配制静脉输液时，按照规范操作流程应先按照医嘱单摆药，再次核对药品名称、规格、剂型、厂家、数量等，确认无误后选择合适的注射器，严格按照无菌操作技术要求配置并签名确认，配置后的药品尽量现用现配，如未及时使用，需按照说明书配置后的储存要求保存，并在规定时间内使用。

（四）静脉输液医嘱的执行

1. 给药前，护理人员需严格按照"三查八对"核对信息，包括患者床号、姓名、ID号、药品名称、用法用量、滴速及有效期等，然后全面评估患者的生理、心理及文化背景等，了解穿刺部位的皮肤血管情况，结合静脉药物治疗方案和药物特点选择合适的血管和静脉输液工具。需进行皮试的药品，应严格规范操作流程并注明皮肤过敏试验结果。

2. 给药时，根据医嘱将输液调整到合适滴速或泵速，并向患者详细交待注意事项，告知改变输液速度的潜在风险，重点强调不得自行调整滴速、拔针等。输液过程中应定时巡视，观察患者有无输液反应，穿刺部位有无红、肿、热、痛及渗出等表现，如出现任何不适，立即停止输液并立即通知医生处理，残余液及输液器保留备查，并在病历中做好记录。

3. 给药后，密切观察患者反应，如发生一般药品不良反应/事件，立即上报主管医生并救治患者，按照医院不良反应/事件上报流程及时上报；如发生严重不良反应/事件，应立即组织救治团队抢救并上报；如发生群体不良反应/事件后，立即上报静脉输液安全管理工作小组、当地药品不良反应监测中心和卫健委，并填写《药品群体不良反应/事件表》，对药品群体不良反应/事件进行分析和评价。

（五）静脉输液的处方审核与点评

1. 药师应依据本医疗机构药品目录，不断完善静脉输液处方前置审核规则，重点关注遴选药品、医保用药的适应证、用法用量、溶媒选择、药物浓度、给药途径、联合用药、重复给药、配伍禁忌、相互作用、输注时间、超说明书用药等。对用药不适宜处方，药师应告知处方医师确认并修改，对严重不合理用药或者用药错误的医嘱和处方，拒绝调配。

2. 定期开展静脉输液处方/医嘱点评。处方点评的形式可分为常规点评和专项点评，常规点评每月至少开展一次，对全院的门急诊、住院患者的输液处方/医嘱进行抽查点评；专项点评每季度一次，主要针对重点专科、重点人群和重点药品，如急诊科、重症医学科、儿科、麻醉科、肿瘤科、感染病科、危重症、围手术期、脓毒症、化疗、妊娠及哺乳期妇女、老年、儿童患者，高警示药品、医保用药、全静脉营养液、抗菌药物、危害药物、中药注射剂、重点监控药品等。

3. 静脉输液处方/医嘱点评内容包括分析评价输液处方/医嘱的合理性与安全性；评估患者是否需要输液治疗；评价输液药品选择、剂量、规格、给药间隔、给药途径、疗程、药物浓度、溶媒等合理性，静脉输液配伍禁忌，药物不良相互作用，输液量、输液疗程的适宜性；了解输液过程中是否发生不良反应/事件以及与药品本身、药品使用方法的相关性，评价不良反应/事件的处理和报告是否正确到位。

（六）静脉输液的管理

1. 监测指标

（1）包括但不限于门急诊（住院）静脉输液使用率、输液合理率、输液使用药品数量、输液费用、输液不良反应发生率；中药注射剂输液使用率、抗菌药物输液使用率、糖皮质激素药物输液使用率、质子泵抑制剂输液使用率等，以及重点专科、重点人群的输液监测指标，跟踪上述各指标的动态变化。

（2）护理重点监测指标包括但不限于：中心静脉导管相关血流感染例次数/同期患者中心静脉导管留置总日数 ×1000= 导管相关性血流感染发生率‰；药物外渗的数量/外周导管的总数量 ×100= 药物外渗发生率 %；静脉炎的发生数量/外周导

管的总数量 ×100= 外周静脉炎发生率 %。

2. 持续改进

（1）静脉输液安全管理工作小组应整合医院的医教部、药学部、护理部、信息科及临床科室，利用管理信息系统中的病历数据、检验检查数据、医嘱数据、审方数据、护理数据等全部临床诊疗数据进行合理安全输液的预警管控，构建针对输液合理性、安全性、不良反应的实时与事后监控、可持续性的监管方案，实现合理、安全输液的最终目标。

（2）建立静脉输液安全激励机制和处罚措施。对静脉输液管理存在纰漏及临床应用不合理的部门、个人进行通报、整改，纳入绩效考核。

（3）强化对医师、药师、护士等相关人员的培训，制定符合本医疗机构实际的输液安全培训考核内容和标准，有定期培训考核记录。面向广大公众，积极开展普及合理使用输液知识的宣传教育活动，纠正患者长期形成的过度依赖输液给药方式的误区。

四、参考文件

1.《安徽省卫生计生委办公室印发关于加强医疗机构静脉输液管理的通知》(卫医秘〔2014〕255 号).

2.《医疗机构药事管理规定》(卫医政发〔2011〕11 号).

抗菌药物临床应用管理制度

一、目的

加强医疗机构抗菌药物的科学化管理水平，指导临床基于指南、共识以及本区域药敏指导下的抗菌药物合理应用，控制细菌耐药，保障医疗质量和医疗安全。

二、适用范围

1. 适用于医疗机构抗菌药物临床应用的监督管理。

2. 根据《抗菌药物临床应用管理办法》（卫生部令第 84号），本制度抗菌药物是指治疗细菌、支原体、衣原体、立克次体、螺旋体、真菌等病原微生物所致感染性疾病的药物，不包括治疗结核病、寄生虫病和各种病毒所致感染性疾病的药物以及具有抗菌作用的中药制剂。

三、内容

（一）机构与职责

药事管理与药物治疗学委员会下设抗菌药物科学化管理（antimicrobial stewardship，AMS）工作组，以下简称 AMS 工作组。AMS 工作组成员由医务部、药学部、感染性疾病专家、临床药学专家、临床微生物学专家、医院感染控制科、医院信息科、护理部组成的工作组，AMS 工作组各成员职责如下。

1. 医务部

（1）明确抗菌药物临床应用管理责任；严格落实抗菌药物

分级管理制度；严格医师抗菌药物处方权限和药师抗菌药物调剂资格管理；加大抗菌药物临床应用相关指标控制力度；建立抗菌药物临床应用情况通报和诫勉谈话制度；完善抗菌药物管理奖惩制度，督查抗菌药物不合理使用情况；为 AMS 小组成员明确职责。

（2）建立科学化管理的方法。

（3）优化抗菌药物管理方案。

2. 药学部

（1）抗菌药物的采购、调剂活动。

（2）开展临床抗菌药物应用指标监测与评价。

（3）实施抗菌药物处方点评和医嘱审核。

（4）落实抗菌药物遴选和评估制度。

（5）建立抗菌药物临床应用预警机制。

3. 感染性疾病专业人员

（1）包括临床药师、呼吸科、ICU、血液科等感染相关临床专家，为细菌、真菌感染的多学科诊疗协作（MDT）模式提供技术支持，开展 MDT 小组工作。

（2）示范、引领、提升医疗机构临床医生对细菌、真菌感染的诊疗水平。

（3）建立抗细菌、真菌感染的诊疗团队。

（4）依据相关诊治指南、专家共识，结合全国和本区域病原流行病学和耐药监测数据指导临床合理用药。

4. 微生物学专业人员

（1）指导临床规范采集、送检微生物检验标本，提高标本合格率和送检率。

（2）严格按照相关技术规范和行业标准开展病原学检查，确保检验结果的准确性。

（3）密切与临床科室合作，及时正确报告、解读病原学检验结果，定期发布本机构病原菌分布和细菌耐药信息，推动基于药敏检测结果的临床诊疗决策。

（4）定期公布本医疗机构的耐药监测数据。

（5）开展细菌耐药机制的基础研究。

5. 医院感染控制科

（1）建立医院感染防控的标准化流程，并组织实施。

（2）定期向 AMS 工作组和临床科室通报管控数据。

（3）督导相关部门和科室落实院感防控措施，为有效降低抗菌药物使用率和使用量提供保障。

（4）定期分析本医疗机构感染患者的耐药监测数据。

6. 信息管理专业人员　利用信息化手段和技术，为抗菌药物信息化管理提供技术支持。

（二）抗菌药物管理工作内容与模式

1. 药学部对抗菌药物处方（医嘱）实施专项抽查点评，对点评中发现的问题进行跟踪管理和干预，实现持续改进，医教部将点评结果作为科室和医务人员处方权授予及绩效考核的重要依据。

2. 定期开展 AMS 工作组管理会，制定本机构抗菌药物科学化管理年度目标及院内感控重大问题管理；积极建立基于循证医学和本机构病原微生物学和耐药模式基础上的抗感染诊疗规范及路径，促进提高抗菌药物使用合理性；大力实施基于信息化的抗菌药物使用及细菌耐药监测，以及医院感染和药品不良反应监测及干预，进行抗菌药物用药回顾讨论，对 AMS 工作组各专业工作进行检查督导落实，进行阶段性总结、反馈，持续改进提高。

3. 每季度开展感染性疾病多学科协作诊疗（MDT），MDT小组由医教部牵头负责，对感染相关的病例进行分析讨论，提升感染性疾病诊疗水平。

4. 感染性疾病多学科协作诊疗（MDT）小组参与特殊级使用抗菌药物会诊，及时完成特殊级使用抗菌药物会诊审批工作。

5. 每季度开展 AMS 工作组深入临床督导工作，对存在的问题进行干预并跟踪管理，点评结果及改进情况可作为科室和医务人员处方权授予及绩效考核的重要依据。

6. 定期开展全院抗感染培训，加强抗菌药物合理使用水平。

（三）抗菌药物目录遴选与采购

1. 按照当地卫健委制定的抗菌药物分级管理目录，制定本院抗菌药物供应目录，并向核发《医疗机构执业许可证》的卫生行政部门备案。

2. 药事管理与药物治疗学委员会严格按照《抗菌药物临床应用管理评价指标及要求》控制本医疗机构的抗菌药物供应目录的品种数量，确保抗菌药物购用品种、品规结构合理。同一通用名称抗菌药物品种，注射剂型和口服剂型各不得超过 2 种，具有相似或者相同药理学特征的抗菌药物不得重复列入供应目录。如临床工作需要，抗菌药物品种和品规数量超过规定的，应当向当地卫健委详细说明原因和理由。

3. 药事管理与药物治疗学委员会每两年（最短不得少于一年）调整抗菌药物供应目录品种结构，并于每次调整后 15 个工作日内向当地卫生健康委员会备案。

4. 药事管理与药物治疗学委员会按照国家药品监督管理部门批准并公布的药品通用名称购进抗菌药物，优先选用《国家基本药物目录》《国家处方集》和《国家基本医疗保险、工伤保险和生育保险药品目录》收录的抗菌药物品种。基层医疗卫生机构只能选用基本药物（包括各省区市增补品种）中的抗菌药物品种。

5. 医疗机构抗菌药物由药学部统一采购供应，其他科室或者部门不得从事抗菌药物的采购、调剂活动。临床上不得使用非药学部采购供应的抗菌药物。

6. 因特殊治疗需要使用抗菌药物供应目录以外抗菌药物的，可以启动临时采购程序。临时采购应当由临床科室提出申请，说明申请购入抗菌药物名称、剂型、规格、数量、使用对象和使用理由，经本医疗机构 AMS 工作组专家审核同意后，由药学部门临时一次性购入使用。医疗机构应当严格控制临时采购抗菌药物品种和数量，同一通用名抗菌药物品种启动临时采购程序原则上每年不得超过 5 例次。如果超过 5 例次，应当讨论是否列入本机构抗菌药物供应目录。调整后的抗菌药物供应目录总品种数不得增加。医疗机构应当每半年将抗菌药物临时采购情况向核发其《医疗机构执业许可证》的卫生行政部门备案。

7. 新引进抗菌药物品种，由临床科室提交申请报告，经药学部提出意见后，由 AMS 工作组审议。抗菌药物管理工作组三分之二以上成员审议同意，并经药事管理与药物治疗学委员会三分之二以上委员审核同意后方可列入采购供应目录。

8. 抗菌药物品种或品规存在安全隐患、疗效不确定、耐药率高、性价比差或者违规使用等情况的，临床科室、药学部、AMS 工作组可以提出清退或者更换意见。清退意见经抗菌药物管理工作组二分之一以上成员同意后执行，并报药事管理与药物治疗学委员会备案。更换意见经药事管理与药物治疗学委员会讨论通过后执行。清退或者更换的抗菌药物品种或者品规原则上 12 个月内不得重新进入抗菌药物供应目录。

（四）抗菌药物的临床应用与管理

1. 抗菌药物临床应用分级管理　抗菌药物临床应用实行分级管理。根据安全性、疗效、细菌耐药性、价格等因素，将抗菌药物分为三级：非限制使用级、限制使用级与特殊使用级。各医疗机构可参考当地卫健委制定的抗菌药物分级管理目录，具体划分标准如下。

（1）非限制使用级抗菌药物是指经长期临床应用证明安全、有效，对细菌耐药性影响较小，价格相对较低的抗菌药物。

（2）限制使用级抗菌药物是指经长期临床应用证明安全、有效，对细菌耐药性影响较大，或者价格相对较高的抗菌药物。

（3）特殊使用级抗菌药物是指具有以下情形之一的抗菌药物：具有明显或者严重不良反应，不宜随意使用的抗菌药物；需要严格控制使用，避免细菌过快产生耐药的抗菌药物；疗效、安全性方面的临床资料较少的抗菌药物；价格昂贵的抗菌药物。

2. 抗菌药物处方权管理

（1）医疗机构应每年对医师和药师进行抗菌药物临床应用知识和规范化管理的培训，医师经培训并考核合格后，方可获得相应的处方权。药师经培训并考核合格后，方可获得抗菌药物调剂资格。获得处方权或调剂权的医师和药师，需要每年至少接受固定学时的培训。

（2）具有高级专业技术职务任职资格的医师，可授予特殊使用级抗菌药物处方权；具有中级以上专业技术职务任职资格的医师，可授予限制使用级抗菌药物处方权；具有初级专业技术职务任职资格的医师，可授予非限制使用级抗菌药物处方权。

3. 特殊使用级抗菌药物管理

（1）特殊使用级抗菌药物不得在门诊使用。接受特殊使用级抗菌药物治疗的住院患者抗菌药物使用前微生物送检率不低于80%。

（2）临床应用特殊使用级抗菌药物应当严格掌握用药指征，经 AMS 工作组指定的专家会诊同意后，由具有相应处方权医师开具处方。具体流程为：医师在 HIS 系统提交《特殊使用级抗菌药物用药申请》→专家会诊→药学部核实剂量、频次审批同意后，由副主任医师及以上医师开具处方或医嘱使用（附件一），同时要在病程记录中分析用药原因。特殊使用级抗菌药物会诊人员由具有抗感染临床经验的感染或相关专业专家担任。

（3）因抢救生命垂危的患者等紧急情况，医师可以越级使用抗菌药物。越级使用抗菌药物应详细记录用药指征，并于24小时内补填《特殊使用级抗菌药物用药申请》。

（4）对碳青霉烯类抗菌药物及替加环素等特殊使用级抗菌药物先行实施专档管理。各临床科室使用碳青霉烯类抗菌药物及替加环素时，要按照要求及时填报有关信息。医疗机构要指定专人定期收集、汇总本医疗单位碳青霉烯类抗菌药物及替加环素使用情况信息表，并进行分析，采取针对性措施，有效控制碳青霉烯类抗菌药物和替加环素耐药。

4. 围手术期预防性使用抗菌药物管理
围手术期预防性使用抗菌药物应严格遵循《抗菌药物临床应用指导原则》（国卫办医发〔2015〕43号）相关要求。加强 I 类和 II 类切口围手术期预防使用抗菌药物的管理，避免过度依赖抗菌药物预防手术感染的状况。监测 I 类切口手术抗菌药物预防使用率和品种选择，给药时机和使用疗程合理率，I 类切口手术预防用抗菌药物比例应 ≤ 30%。应根据手术切口类别、手术创伤程度、可能的污染细菌种类、手术持续时间、感染发生机会和后果严重程度、抗菌药物预防效果的循证医学证据、对细菌耐药性的影响和经济学评估等因素，综合考虑决定是否预防用抗菌药物。常见围手术期和特殊诊疗操作预防用抗菌药物的品种选择应详细参考《抗菌药物临床应用指导原则》（国卫办医发〔2015〕43 号）。

（1）抗菌药物品种的选择应根据手术切口类别、可能的污染菌种类及其对抗菌药物敏感性、药物能否在手术部位达到有效浓度等综合考虑；选用对可能的污染菌针对性强、有充分的预防有效的循证医学证据、安全、使用方便及价格适当的品种；应尽量选择单一抗菌药物预防用药，避免不必要的联合使用；预防用药应针对手术路径中可能存在的污染菌。如心血管、头颈、胸腹壁、四肢软组织手术和骨科手术等经皮肤的手术，通常选择针对金黄色葡萄球菌的抗菌药物。结肠、直肠和盆腔手术，应选用针对肠道革兰阴性菌和脆弱拟杆菌等厌氧菌的抗菌药物。

（2）头孢菌素过敏者，针对革兰阳性菌可用万古霉素、去甲万古霉素、克林霉素；针对革兰阴性杆菌可用氨曲南、磷霉素或氨基糖苷类。

（3）对某些手术部位感染会引起严重后果者，如心脏人工瓣膜置换术、人工关节置换术等，若术前发现有耐甲氧西林金黄色葡萄球菌（MRSA）定植的可能或者该机构 MRSA 发生率高，可选用万古霉素、去甲万古霉素预防感染，但应严格控制用药持续时间。

（4）不应随意选用广谱抗菌药物作为围手术期预防用药。鉴于国内大肠埃希菌对氟喹诺酮类药物耐药率高，应严格控制氟喹诺酮类药物作为外科围手术期预防用药。

（5）给药途径大部分为静脉输注，仅有少数为口服给药。

静脉输注应在皮肤、黏膜切开前 0.5~1 小时内或麻醉开始时给药，在输注完毕后开始手术，保证手术部位暴露时局部组织中抗菌药物已达到足以杀灭手术过程中沾染细菌的药物浓度。万古霉素或氟喹诺酮类等由于需输注较长时间，应在手术前 1~2 小时开始给药。

（6）预防用药维持时间 抗菌药物的有效覆盖时间应包括整个手术过程。手术时间较短（＜2 小时）的清洁手术术前给药一次即可。如手术时间超过 3 小时或超过所用药物半衰期的 2 倍以上，或成人出血量超过 1500ml，术中应追加一次。清洁手术的预防用药时间不超过 24 小时，心脏手术可视情况延长至 48 小时。清洁 - 污染手术和污染手术的预防用药时间亦为 24 小时，污染手术必要时延长至 48 小时。过度延长用药时间并不能进一步提高预防效果，且预防用药时间超过 48 小时，耐药菌感染机会增加。

5.门诊和急诊静脉输注抗菌药物管理 重点关注门、急诊静脉输注抗菌药物的情况，强调"能口服不肌注，能肌注不输液"的原则，并根据抗菌药物使用监测结果，采取针对性措施，减少静脉输注抗菌药物。

（五）抗菌药物的监督管理

1.抗菌药物处方点评与临床应用管理评价指标 药学部每月组织人员对抗菌药物处方、医嘱实施点评对抗菌药物处方（医嘱）实施专项抽查点评。重点点评感染性疾病科、外科、呼吸科、重症医学科等临床科室以及Ⅰ类切口手术和介入诊疗病例（具体临床应用管理评价指标与要求依据见附件二）。

2.抗菌药物动态监测及超常预警管理

（1）药学部应开展抗菌药物临床应用监测工作，分析临床各专业科室抗菌药物使用情况，包括对抗菌药物使用量、使用率和使用强度等情况进行排名。对下列情况进行分析及处理：使用量异常增长的抗菌药物；半年内使用量始终居于前列的抗菌药物；经常超适应证、超剂量使用的抗菌药物；频繁发生严重不良事件的抗菌药物。

（2）建立细菌耐药预警机制　主要目标细菌耐药率超过30%的抗菌药物，及时将预警信息通报本机构医务人员；主要目标细菌耐药率超过40%的抗菌药物，慎重经验用药；主要目标细菌耐药率超过50%的抗菌药物，参照药敏试验结果选用；主要目标细菌耐药率超过75%的抗菌药物，暂停针对此目标细菌的临床应用，根据追踪细菌耐药监测结果，再决定是否恢复临床应用。

（3）将抗菌药物处方点评结果作为医师定期考核、临床科室和医务人员绩效考核依据。医教部对临床不合理使用抗菌药物的情况，定期对临床不合理使用抗菌药物的情况予以通报、公示、处罚。对出现抗菌药物超常处方3次以上且无正当理由的医师提出警告，限制其特殊使用级和限制使用级抗菌药物处方权。医师出现下列情形之一的，取消其处方权：①抗菌药物考核不合格；②限制处方权后，仍出现超常处方且无正当理由；③未按照规定开具抗菌药物处方，造成严重后果；④未按照规定使用抗菌药物，造成严重后果；⑤开具抗菌药物处方牟取不正当利益。

（4）药师未按照规定审核抗菌药物处方与用药医嘱，造成严重后果的，或者发现处方不适宜、超常处方等情况未进行干预且无正当理由的，应当取消其药物调剂资格。医师处方权和药师药物调剂资格取消后，六个月内不得恢复其处方权和药物调剂资格。

四、流程

特殊使用级抗菌药物会诊流程（附件一）。

五、表单

抗菌药物临床应用管理评价指标及要求（附件二）。

六、参考文件

1.《处方管理办法》（中华人民共和国卫生部令第 53 号）.

2.《抗菌药物临床应用管理办法》（卫生部令第 84 号）.

3.《关于进一步加强抗菌药物临床应用管理遏制细菌耐药的通知》（国卫办医发〔2017〕10 号）.

4.《医疗机构药事管理规定》（卫医政发〔2011〕11 号）.

5.《抗菌药物临床应用指导原则》（国卫办医发〔2015〕43 号）.

七、附件

附件一：特殊使用级抗菌药物会诊流程

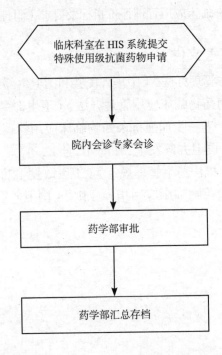

临床科室在 HIS 系统提交
特殊使用级抗菌药物申请

↓

院内会诊专家会诊

↓

药学部审批

↓

药学部汇总存档

附件二：抗菌药物临床应用管理评价指标及要求

序号	指标	公式（或释义）		三级综合医院要求
1	抗菌药物品种、品规数量要求	抗菌药物品种数＝本医疗机构药品采购目录中抗菌药物品种数，复方磺胺甲噁唑（磺胺甲噁唑与甲氧苄啶，SMZ/TMP）、呋喃妥因、青霉素 G、苄星青霉素、5-氟胞嘧啶可不计在品种数内		≤ 50
		同一通用名称抗菌药物	注射剂型	≤ 2 种
			口服剂型	≤ 2 种
		头霉素类抗菌药物品规		≤ 2 个
		三代及四代头孢菌素（含复方制剂）类抗菌药物品规	口服剂型	≤ 5 个
			注射剂型	≤ 8 个
		碳青霉烯类抗菌药物注射剂型品规		≤ 3 个
		氟喹诺酮类抗菌药物口服剂型品规		≤ 4 个
		氟喹诺酮类抗菌药物注射剂型品规		≤ 4 个
		深部抗真菌类药物品种		≤ 5 个

续表

序号	指标	公式（或释义）	三级综合医院要求
2	特殊使用级抗菌药物使用量占比	特殊使用级抗菌药物使用量占抗菌药物使用量百分率 = $\dfrac{\text{特殊使用级抗菌药物使用量（累计 DDD 数）}}{\text{同期抗菌药物使用量（累计 DDD 数）}} \times 100\%$	
3	门诊患者抗菌药物使用率	门诊患者使用抗菌药物的百分率 = $\dfrac{\text{门诊患者使用抗菌药物人次}}{\text{同期门诊药物总人次}} \times 100\%$	≤ 20%
	急诊患者抗菌药物使用率	急诊患者使用抗菌药物的百分率 = $\dfrac{\text{急诊患者使用抗菌药物人次}}{\text{同期急诊总人次}} \times 100\%$	≤ 40%
	住院患者抗菌药物使用率	住院患者使用抗菌药物的百分率 = $\dfrac{\text{出院患者使用抗菌药物总例数}}{\text{同期出院总例数}} \times 100\%$	≤ 60%
4	住院患者抗菌药物使用强度	抗菌药物使用强度 = $\dfrac{\text{住院患者抗菌药物消耗量（累计 DDD 数）}}{\text{同期收治患者人天数}} \times 100\%$	≤40DDDs

注：同期收治患者人天数=同期出院患者人数×同期出院患者平均住院天数

续表

序号	指标	公式（或释义）	三级综合医院要求
5	I类切口手术预防用抗菌药物比例	$I类切口手术预防用抗菌药物百分率 = \dfrac{I类切口手术预防用药例数}{同期I类切口手术总例数} \times 100\%$	≤30%
6	I类切口手术预防使用抗菌药物合理情况	I类切口手术预防用抗菌药物疗程≤24小时的百分率：$I类切口手术预防用药疗程≤24小时百分率 = \dfrac{I类切口手术预防用药≤24小时的例数}{同期I类切口手术预防用药总例数} \times 100\%$ I类切口手术预防用抗菌药物时机合理率：$I类切口手术预防用药时机合理率 = \dfrac{I类切口手术前0.5\sim1.0小时内给药例数}{同期I类切口手术预防用药总例数} \times 100\%$	100%

155

续表

序号	指标		公式（或释义）	三级综合医院要求
6	Ⅰ类切口手术预防使用抗菌药物合理药物品种选择合理率	Ⅰ类切口手术预防用抗菌药物品种选择合理率	Ⅰ类切口手术预防用药品种选择适宜的百分率 = $\dfrac{\text{Ⅰ类切口手术预防用药品种选择符合指南的例数}}{\text{同期Ⅰ类切口手术预防用药总例数}} \times 100\%$	
7	住院患者抗菌药物静脉输液占比	住院患者抗菌药物静脉输液率	住院患者抗菌药物静脉输液占静脉输液百分率 = $\dfrac{\text{住院患者抗菌药物静脉输液例数}}{\text{同期住院患者静脉输液总例数}} \times 100\%$	
8	静脉输液使用率	门诊患者静脉输液使用率	门诊患者静脉输液使用率 = $\dfrac{\text{门诊患者静脉输液使用人次}}{\text{同期门诊患者总人次}} \times 100\%$	
		急诊患者静脉输液使用率	急诊患者静脉输液使用率 = $\dfrac{\text{急诊患者静脉输液使用人次}}{\text{同期急诊患者总人次}} \times 100\%$	

续表

序号	指标	公式（或释义）	三级综合医院要求
8	静脉输液使用率	住院患者静脉输液使用率 = $\dfrac{住院患者静脉输液使用例数}{同期住院患者总例数}$ × 100%	
9	住院患者静脉输液平均每床日使用袋（瓶）数	住院患者静脉输液平均每床日使用袋（瓶）数 = $\dfrac{住院患者静脉输液总袋（瓶）数}{同期住院患者实际开放总床日数}$	
10	接受抗菌药物治疗的住院患者抗菌药物使用前微生物（合格标本）送检率	接受抗菌药物治疗的住院患者微生物送检率 = $\dfrac{使用抗菌药物治疗的住院患者微生物标本送检例数}{同期使用抗菌药物治疗的住院患者总例数}$ × 100%	≥ 30%

续表

序号	指标	公式（或释义）	三级综合医院要求
	接受抗菌药物治疗的住院患者抗菌药物使用前微生物（合格标本）送检率	接受限制使用级抗菌药物治疗的住院患者微生物（合格标本）送检率 = $\dfrac{\text{使用限制使用级抗菌药物治疗的住院患者微生物标本送检例数}}{\text{同期使用限制使用级抗菌药物治疗的住院患者总例数}} \times 100\%$	$\geqslant 50\%$
10	住院使用特殊使用级抗菌药物患者病原学（合格标本）检查百分率	接受特殊使用级抗菌药物治疗的住院患者微生物送检率 = $\dfrac{\text{使用特殊使用级抗菌药物治疗的住院患者微生物标本送检例数}}{\text{同期使用特殊使用级抗菌药物治疗的住院患者总例数}} \times 100\%$	$\geqslant 80\%$

续表

序号	指标	公式（或释义）	三级综合医院要求
11	处方点评	每月接受处方点评的医师比例	$$每月接受处方点评的医师比例 = \frac{每月接受处方点评的医师人次}{具有抗菌药物处方权的医师人次} \times 100\%$$	≥25%
		每位接受处方点评医师被点评处方（医嘱）数量		不少于50份处方/医嘱

说明：1. 医疗机构确因诊疗工作需要、采购的抗菌药物品种和品规数量超过上述规定的，按照《抗菌药物临床应用管理办法》办理。

2. 表格中的空白项，表明该指标未设定标准要求。医疗机构应当做好相关指标数据的统计、分析工作。

3. 表格中所称合格标本是指下呼吸道痰标本（上皮细胞＜10个/低倍视野、白细胞数＞25个/低倍视野）、肺泡灌洗液、清洁中段尿液、组织和血液、脑脊液等无菌体液标本。

4. 表格中第8项"静脉输液使用率"、第9项"住院患者静脉输液平均每床日使用袋（瓶）数"是指所有药物的静脉输液，不单指抗菌药物的静脉输液。

抗肿瘤药物临床应用管理制度

一、目的

加强医疗机构抗肿瘤药物的临床应用管理，提升医疗机构抗肿瘤药物的科学化管理水平，保障医疗质量和医疗安全。

二、适用范围

1. 适用于医疗机构抗肿瘤药物临床应用的监督管理。

2. 本制度抗肿瘤药物是指通过细胞杀伤、免疫调控、内分泌调节等途径，在细胞、分子水平进行作用，达到抑制肿瘤生长或消除肿瘤的药物，一般包括化学治疗药物、分子靶向治疗药物、免疫治疗药物、内分泌治疗药物等。

三、内容

（一）机构与职责

医疗机构主要负责人是本机构抗肿瘤药物临床应用管理的第一责任人。药事管理与药物治疗学委员会下设抗肿瘤药物管理工作组，抗肿瘤药物管理工作组成员由医教部、药学部、肿瘤疾病相关临床科室、临床药学专家、病理科、影像科、医院信息科、护理部等部门负责人或具有相关专业高级技术职务任职资格的人员组成。抗肿瘤药物管理工作组各成员职责如下。

1. 医教部

（1）为抗肿瘤药物管理工作小组成员明确职责。

（2）制定并优化医疗机构抗肿瘤药物管理制度等相关文

件，并组织实施。

（3）严格落实抗肿瘤药物分级管理制度。

（4）严格落实医师抗肿瘤药物处方权限、护士抗肿瘤药物配置资格及药师抗肿瘤药物调剂资格管理。

（5）加大抗肿瘤药物临床应用相关指标监控力度。

（6）建立抗肿瘤药物临床应用情况通报和诫勉谈话制度；完善抗肿瘤药物管理奖惩制度，督查抗肿瘤药物不合理使用情况。

2. 药学部

（1）落实抗肿瘤药物遴选和评估制度。

（2）抗肿瘤药物的采购、配置、调剂。

（3）实施抗肿瘤药物处方点评和医嘱审核。

（4）开展临床抗肿瘤药物应用指标监测与评价。

3. 相关临床科室专业技术人员

（1）包括临床药师、肿瘤医院、胸科医院、消化病医院、血液病医院、病理科、影像学及护理部等肿瘤相关临床专家，为肿瘤多学科诊疗协作（MDT）模式提供技术支持。

（2）制定医疗机构抗肿瘤药物分级管理目录。

（3）制定抗肿瘤药物临床应用相关技术性文件，并组织实施。

（4）依据相关诊治指南、专家共识，指导临床合理用药。

（5）为抗肿瘤药物临床应用管理提供专业技术支持。

（6）对临床科室抗肿瘤药物临床应用进行技术指导和咨询服务。

（7）对医务人员进行抗肿瘤药物管理相关法律、法规、规章制度和技术规范培训，对患者合理使用抗肿瘤药物进行宣传教育。

4. 信息科　利用信息化手段和技术，为抗肿瘤药物信息化管理提供技术支持。

（二）抗肿瘤药物管理工作内容与模式

1. 医疗机构严格执行《药品管理法》及其实施条例、《处方管理办法》《医疗机构药事管理规定》《医疗机构处方审核规范》等相关规定及技术规范，加强抗肿瘤药物的遴选、采购、储存、处方、调配、临床应用和药物评价的全过程管理。

2. 定期开展抗肿瘤药物管理工作组会议，制定本医疗机构抗肿瘤药物科学化管理年度目标；基于指南及循证医学证据，积极建立本医疗机构抗肿瘤诊疗规范及路径，提升抗肿瘤药物临床合理使用水平；实施基于信息化的抗肿瘤药物使用及抗肿瘤药物监测，以及抗肿瘤药品不良反应监测及干预，进行抗肿瘤药物用药回顾讨论，对抗肿瘤药物管理工作组各专业工作进行检查督导落实，进行阶段性总结、反馈，持续改进提高，医教部将检查督导结果作为科室和医务人员处方权授予及绩效考核的重要依据。

（三）抗肿瘤药物目录遴选与采购

1. 医疗机构建立抗肿瘤药物遴选和评估制度。

2. 抗肿瘤药物品种遴选原则　依据《抗肿瘤药物临床应用管理办法（试行）》（国卫医函〔2020〕487号），医疗机构抗肿瘤药物品种遴选以临床需求为目标，优先选用国家基本药物目录、国家基本医疗保险药品目录中收录、国家集中谈判或招标采购，以及国家卫生健康委公布的诊疗规范、临床诊疗指南、临床路径推荐的品种。

3. 药事管理与药物治疗学委员会严格按照《处方管理办法》控制本医疗机构的抗肿瘤药物供应目录的品种数量，确保抗肿瘤药物购用品种、品规结构合理。同一通用名称药品品种，注射剂型和口服剂型各不得超过2种，处方组成类同的复方制剂 1~2 种。因特殊诊疗需要使用其他剂型和剂量规格药品的情况除外。

4. 根据抗肿瘤品种遴选原则和品种品规要求，并结合本医疗机构肿瘤疾病诊疗需求，药事管理与药物治疗学委员会制定抗肿瘤药物供应目录，并根据临床诊疗需求定期调整。

5. 医疗机构抗肿瘤药物由药学部门统一采购供应，其他科室或部门不得从事抗肿瘤药物的采购、调剂。

6. 因特殊治疗需要使用本医疗机构抗肿瘤药物供应目录以外抗肿瘤药物的，可以启动临时采购程序。临时采购应当由临床科室提出申请，说明申请购入抗肿瘤药物名称、剂型、规格、数量、使用对象和使用理由，按照临采制度执行，由药学部门临时一次性购入使用。

7. 本医疗机构新引进的抗肿瘤药物品种，由临床科室提交新药申请报告，经药学部出具初步意见，由抗肿瘤药物管理工作组审议。抗肿瘤药物管理工作组三分之二以上成员审议同意，并经药事管理与药物治疗学委员会三分之二以上委员审核同意后方可列入采购供应目录。对于临床优势明显、安全性高或临床急需、无可替代的创新药物，在充分评估的基础上，简化引进流程，及时纳入抗肿瘤药物供应目录。

8. 抗肿瘤药物品种或品规存在重大安全隐患、疗效不确定、成本 – 效果比差或严重违规使用等情况的，临床科室、药学部、抗肿瘤药物管理工作组应当提出清退或者更换意见。

（四）药物的临床应用与管理

1. 抗肿瘤药物临床应用分级管理　根据安全性、可及性、经济性等因素，将抗肿瘤药物分为限制使用级和普通使用级。抗肿瘤药物分级具体划分标准如下。

（1）限制使用级抗肿瘤药物是指具有下列特点之一的抗肿

瘤药物：药物毒副作用大，纳入毒性药品管理，适应证严格，禁忌证多，须由具有丰富临床经验的医务人员使用，使用不当可能对人体造成严重损害的抗肿瘤药物；上市时间短、用药经验少的新型抗肿瘤药物；价格昂贵、经济负担沉重的抗肿瘤药物。

（2）普通使用级抗肿瘤药物是指除限制使用级抗肿瘤药物外的其他抗肿瘤药物。

医疗机构根据国家抗肿瘤药物分级具体划分标准，结合本医疗机构抗肿瘤药物临床使用情况，对本医疗机构抗肿瘤药物进行分级划分并分级管理，并定期对本医疗机构抗肿瘤药物分级管理目录进行动态调整。

2. 抗肿瘤药物处方权管理

（1）医疗机构应每年对医师和药师进行抗肿瘤药物临床应用知识和规范化管理的培训，医师经培训并考核合格后，方可获得相应的处方权，通过信息化纳入医院管理系统。药师经培训并考核合格后，方可获得抗肿瘤药物调剂资格。获得处方权或调剂权的医师和药师，需要每年至少接受固定学时的培训。

（2）具有高级以上专业技术职务任职资格的医师，可授予限制使用级抗肿瘤药物处方权；具有初级和中级专业技术职务任职资格的医师，可授予普通使用级抗肿瘤药物处方权。药师经培训并考核合格后，方可获得抗肿瘤药物调剂资格。

3. 抗肿瘤药物临床使用原则

（1）临床医师应根据组织或细胞学病理诊断结果，或特殊分子病理诊断结果，合理选用抗肿瘤药物。原则上，在病理确诊结果出具前，医师不得开具抗肿瘤药物进行治疗。

（2）国家卫生健康委发布的诊疗规范、临床诊疗指南、临床路径或药品说明书规定需进行基因靶点检测的靶向药物，使用前需进行靶点基因检测，确认患者适用后方可开具。

4. 特殊情况下的抗肿瘤药物使用管理

（1）在目前尚无更好治疗手段等特殊情况下，对药品说明书中未明确，但具有循证医学证据的药品用法进行严格管理。特殊情况下抗肿瘤药物使用采纳的循证医学证据，依次是其他国家或地区药品说明书中已注明的用法，国际权威学协会或组织发布的诊疗规范、临床诊疗指南，国家级学协会发布的经国家卫生健康委认可的诊疗规范、临床诊疗指南、临床路径等。

（2）特殊情况下的抗肿瘤药物使用应按照本医疗机构超说明书用药管理制度，由临床科室向药学部提交超说明书用药申请，药学部初步审核通过后，提交药事管理与药物治疗学委员会。有关专家对各临床科室超说明书用药申请的合理性进行论证，经药事管理与药物治疗学委员会和伦理委员会审批通过的超说明书用药品种，统一在医教部备案申请备案，经药事管理与药物治疗学委员会和伦理委员会审批通过的药品可按批准方案使用。医师不得使用未经医院批准的超说明书用药，如若强行超说明书用药，需承担全部责任。

（3）超说明书用药使用前医师须充分告知患者用药方案、治疗步骤、用药的必要性、预后情况及可能出现的风险，取得患者或家属（监护人）的知情同意，并签署知情同意书。

（4）医师超说明书用药时必须有详细的病程记录。

（5）超说明书用药中出现的任何不良反应，应立即采取救治措施，并及时填写上报药品不良反应报告表。药品不良反应监测办公室应高度重视超说明书用药的不良反应，及时将信息反馈给药事管理与药物治疗学委员会。

5. 抗肿瘤药物的调配

（1）应当设置专门区域，实行相对集中调配，并做好医务人员职业防护。设有静脉用药调配中心的医疗机构，应当按照《静脉用药集中调配质量管理规范》进行集中调配。

（2）静脉用药调配人员应当经过抗肿瘤药物培训并考核合格。

6. 做好药物相关性不良反应监测与处置 抗肿瘤药物的相关性毒副作用发生率较高，也容易产生罕见的毒副作用，临床医师应当充分认识并密切随访患者的用药相关毒副作用，施治前应有相应的救治预案，毒副作用一旦发生，应及时处理，并按照医疗机构药品不良反应报告制度及时上报不良反应。

（五）抗肿瘤药物的监督管理

1. 处方及医嘱审核 审方药师需对抗肿瘤药品的合理性、合法性、适宜性进行严格审核，如发现处方或用药医嘱不规范，应及时与医师有效沟通。

2. 抗肿瘤药物处方点评与临床应用管理评价指标 药学部每半年组织人员对抗肿瘤药物处方（医嘱）实施专项抽查点评。抗肿瘤药物临床合理应用管理指标依据《抗肿瘤药物临床合理应用管理指标》（国卫办医函〔2021〕336号）制定，六大指标具体见附件一。

3. 抗肿瘤药物动态监测及超常预警管理

（1）开展抗肿瘤药物临床应用监测工作，分析临床各专业科室抗肿瘤药物使用情况，对抗肿瘤药物使用量及使用率等情况进行排名。对下列情况进行分析及处理：使用量异常增长的抗肿瘤药物；半年内使用量始终居于前列的抗肿瘤药物；经常超适应证、超剂量使用的抗肿瘤药物；频繁发生严重不良事件的抗肿瘤药物。

（2）建立抗肿瘤药物预警机制 对于频繁发生严重不良事件的抗肿瘤药物应慎重给药，持续监测药品不良反应，必要时暂停该抗肿瘤药物临床应用。

4. 将抗肿瘤药物处方点评结果作为医师定期考核、临床科室和医务人员绩效考核依据。医教部对临床不合理使用抗肿瘤药物的情况，定期对临床不合理使用抗肿瘤药物的情况予以通报、公示、处罚。对出现抗肿瘤药物超常处方 3 次以上且无正当理由的医师提出警告，限制其抗肿瘤药物处方权。医师出现下列情形之一的，取消其处方权：①抗肿瘤药物考核不合格；②未按照规定开具抗肿瘤药物处方，造成严重后果的；③未按照规定使用抗肿瘤药物，造成严重后果的；④开具抗肿瘤药物处方牟取不正当利益的；⑤被责令暂停执业；⑥被注销、吊销执业证书。

5. 药师未按照规定审核抗肿瘤药物处方与用药医嘱，造成严重后果的，或者发现处方不适宜、超常处方等情况未进行干预且无正当理由的，应当取消其药物调剂资格。医师处方权和药师药物调剂资格取消后，六个月内不得恢复其处方权和药物调剂资格。

6. 医教部根据点评结果对不合理使用抗肿瘤药物的突出问题在院范围内进行通报，并将处方点评和医嘱审核结果作为医师定期考核、临床科室和医务人员绩效考核依据。

四、表单

抗肿瘤药物临床应用管理评价指标及要求（附件一）。

五、参考文件

1.《处方管理办法》（中华人民共和国卫生部令第 53 号）.

2.《医院处方点评管理规范（试行）》（卫医管发〔2010〕28 号）.

3.《医疗机构药事管理规定》（卫医政发〔2011〕11 号）.

4.《抗肿瘤药物临床应用管理办法（试行）》（国卫医函〔2020〕487 号）.

5.《新型抗肿瘤药物临床应用指导原则》(国卫办医函〔2021〕612号).

6.《抗肿瘤药物临床合理应用管理指标》(国卫办医函〔2021〕336号).

六、附件

附件一：抗肿瘤药物临床合理应用管理指标

指标1：限制使用级和普通使用级抗肿瘤药物的使用率

（一）限制使用级抗肿瘤药物使用率

$$门诊患者限制使用级抗肿瘤药物使用率 = \frac{门诊患者限制使用级抗肿瘤药物处方数}{同期门诊患者抗肿瘤药物处方总数} \times 100\%$$

$$住院患者限制使用级抗肿瘤药物使用率 = \frac{住院患者限制使用级抗肿瘤药物医嘱条目数}{同期住院患者抗肿瘤药物医嘱条目总数} \times 100\%$$

（二）普通使用级抗肿瘤药物使用率

$$门诊患者普通使用级抗肿瘤药物使用率 = \frac{门诊患者普通使用级抗肿瘤药物处方数}{同期门诊患者抗肿瘤药物处方总数} \times 100\%$$

$$住院患者普通使用级 \atop 抗肿瘤药物使用率 = \frac{住院患者普通使用级 \atop 抗肿瘤药物医嘱条目数}{同期住院患者抗肿瘤 \atop 药物医嘱条目总数} \times 100\%$$

说明：1. 门诊患者同一张处方同时出现限制使用级和普通使用级抗肿瘤药物时，将该处方同时计入限制使用级和普通使用级抗肿瘤药物的处方数中。

2. 为便于统计，计算公式中住院患者限制使用级、普通使用级抗肿瘤药物医嘱条目数和住院患者抗肿瘤药物医嘱总条目数均以同期出院患者的医嘱（总）条目数计算。

指标 2：抗肿瘤药物使用金额占比

（三）抗肿瘤药物使用金额占比

$$抗肿瘤药物 \atop 使用金额占比 = \frac{抗肿瘤药物使用总金额}{同期药物使用总金额} \times 100\%$$

（四）限制使用级抗肿瘤药物使用金额占比

$$限制使用级抗肿瘤药物 \atop 使用金额占比 = \frac{限制使用级抗肿瘤 \atop 药物使用金额}{同期抗肿瘤药物 \atop 使用总金额} \times 100\%$$

（五）普通使用级抗肿瘤药物使用金额占比

$$普通使用级抗肿瘤药物 \atop 使用金额占比 = \frac{普通使用级抗肿瘤 \atop 药物使用金额}{同期抗肿瘤药物 \atop 使用总金额} \times 100\%$$

说明：1. 同期药物使用总金额是指同期医疗机构全部药品的使用金额。

2. 同期抗肿瘤药物使用总金额包括门诊患者抗肿瘤药物使

用金额和住院患者抗肿瘤药物使用金额。

指标3：抗肿瘤药物处方合理率

（六）门诊患者抗肿瘤药物处方合格率

$$门诊患者抗肿瘤药物处方合格率 = \frac{门诊患者合理的抗肿瘤药物处方人次}{同期门诊患者抗肿瘤药物处方总人次数} \times 100\%$$

（七）住院患者抗肿瘤药物应用合理率

$$住院患者抗肿瘤药物应用合理率 = \frac{住院患者合理的抗肿瘤药物使用病例数}{同期点评住院患者抗肿瘤药物使用总病例数} \times 100\%$$

（八）门诊患者抗肿瘤药物处方干预成功率

$$门诊患者抗肿瘤药物处方干预成功率 = \frac{医师同意修改的门诊患者不适宜抗肿瘤药物处方数}{同期药师建议修改的门诊患者不适宜抗肿瘤药物处方总数} \times 100\%$$

（九）住院患者抗肿瘤药物医嘱干预成功率

$$住院患者抗肿瘤药物医嘱干预成功率 = \frac{医师同意修改的住院患者不适宜抗肿瘤药物医嘱条目数}{同期药师建议修改的住院患者不适宜抗肿瘤药物医嘱总条目数} \times 100\%$$

说明：为便于统计，计算公式中住院患者合理使用抗肿瘤药物病例数和同期点评住院患者使用抗肿瘤药物总病例数均以出院患者病例数计算。

指标 4：抗肿瘤药物不良反应报告数量及报告率

（十）抗肿瘤药物不良反应报告数量

抗肿瘤药物不良反应报告数量＝门诊患者抗肿瘤药物不良反应报告份数＋住院患者抗肿瘤药物不良反应报告份数

（十一）抗肿瘤药物严重或新的不良反应报告数量

抗肿瘤药物严重或新的不良反应报告数量＝门诊患者抗肿瘤药物严重或新的不良反应报告份数＋住院患者抗肿瘤药物严重或新的不良反应报告份数

（十二）住院患者抗肿瘤药物严重或新的不良反应报告率

$$住院患者抗肿瘤药物严重或新的不良反应报告率 = \frac{住院患者抗肿瘤药物严重或新的不良反应报告份数}{同期住院使用抗肿瘤药物患者人次数} \times 100\%$$

指标 5：使用抗肿瘤药物患者的病理诊断和检测率

（十三）抗肿瘤药物使用前病理诊断率

$$抗肿瘤药物使用前病理诊断率 = \frac{抗肿瘤药物使用前病理确诊的患者人数}{同期初次使用抗肿瘤药物患者人数} \times 100\%$$

（十四）抗肿瘤靶向药物使用前分子病理检测率

$$抗肿瘤靶向药物使用前分子病理检测率 = \frac{抗肿瘤靶向药物使用前分子病理检测患者人数}{同期初次使用抗肿瘤靶向药物患者人数} \times 100\%$$

指标 6：住院患者抗肿瘤药物拓展性临床使用比例

（十五）住院患者抗肿瘤药物拓展性临床使用比例

$$住院患者抗肿瘤药物拓展性临床使用比例 = \frac{住院患者抗肿瘤药物拓展性临床使用病例数}{同期点评住院患者抗肿瘤药物使用总病例数} \times 100\%$$

说明：1. 为便于统计，计算公式中住院患者抗肿瘤药物拓展性临床使用病例数和同期点评住院患者抗肿瘤药物使用总病例数均以出院患者病例数计算。

2. 此项指标的统计应除外临床试验用药。

重点监控品种临床应用管理制度

一、目的

加强非公医疗机构重点监控品种临床应用管理，保障其合理使用。确保患者用药的安全、有效、经济。

二、适用范围

1.适用于非公医疗机构对重点监控品种的临床应用监督管理。

2.重点监控品种为医疗机构临床使用中价格高、用量大，使用不合理问题多、对合理用药影响较大的药品。重点包括辅助用药（维生素类、电解质类、肠内外营养类、神经营养类、免疫调节剂、肝病辅助治疗药、肿瘤辅助治疗药）、中药注射剂等。

三、内容

（一）重点监控品种目录的制定

医疗机构参考国家卫生健康委及当地省卫健委发布的《重点监控合理用药药品目录》，结合本医疗机构药品管理和临床各专科用药情况，遵循药品安全、有效、经济的使用原则，制定本医疗机构重点监控品种目录，并对其实施动态管理，适时调整目录，同时报药事管理与药物治疗学委员会审批备案。

（二）重点监控品种的监督管理

由医教部和药学部共同监督管理本医疗机构重点监控品种。

1. 医教部

（1）对每季度进入医院药品销售金额、销售量排名前十中的重点监控药品的科室和医生进行院内通报并公示。将点评结果作为科室和医务人员处方权授予及绩效考核的重要依据。

（2）将排名靠前相对应的科室主任及医生进行书面警告和诫勉谈话，并提出限期整改意见，定期检查整改结果。

（3）定期组织全院重点监控药品培训。

2. 药学部

（1）对纳入医院重点监控品种目录中的药品制定用药指南或技术规范，明确规定临床应用的条件和原则。督促临床用药逐步规范化、合理化。

（2）对重点监控品种实施处方和医嘱前置审核，每月对审核结果进行分析。

（3）每季度对上季度重点监控药品使用金额、使用量、不合理用药处方/医嘱占比进行监控排名，必要时分别对排名靠前重点监控药品对应科室和医生进行排名。

（4）建立医疗机构重点监控药品临床使用监测及预警，对无特殊原因使用量突然增大，医院将实行药品超常使用预警通报，及时查找原因并开展合理性评价。

（5）定期对重点监控药品进行专项抽查点评，对点评中发现的问题进行跟踪管理和干预，实现持续改进。

（6）排名靠前的重点监控品种相关指标监督管理，必要时采取限量、限购或清除出本机构药品供应目录等措施。

（7）加强重点监控品种不良反应（事件）的监测和报告工

作。准确掌握使用重点监控品种的患者情况，做好临床观察和病历记录，发现可疑不良事件要及时采取应对措施，对出现损害的患者及时救治。

（8）每季度将点评结果上报医教部。

（9）定期开展全院重点监控药品培训，进一步规范医师处方行为，促进临床合理用药。

四、参考文件

1.《关于印发第一批国家重点监控合理用药药品目录（化药及生物制品）的通知》（国卫办医函〔2019〕558 号）.

2.《关于做好辅助用药临床应用管理有关工作的通知》（国卫办医函〔2018〕1112 号）.

3.《处方管理办法》（中华人民共和国卫生部令第 53 号）.

4.《医疗机构药事管理规定》（卫医政发〔2011〕11 号）.

5.《医院处方点评管理规范（试行）》（卫医管发〔2010〕28 号）.

中药注射剂临床使用管理制度

一、目的

加强中药注射剂临床应用管理，提高中药注射剂合理应用水平，保障患者用药安全。

二、适用范围

1. 医疗机构内批准文号带"Z"的药品。

2. 中药注射剂是指以中医药理论为指导，采用现代科学技术和方法，从中药或天然药物的单方或复方中提取的可供注入人体内的制剂，包括肌肉、穴位、静脉注射和静脉滴注使用的灭菌溶液或乳状液、混悬液，以及供临用前配成溶液的无菌粉末或浓溶液。

三、内容

（一）职责

1. 药事管理与药物治疗学委员会负责审核本院拟购入中药注射剂的品种、规格等，负责评价本院所用中药注射剂的临床疗效与安全性。

2. 药学部严格执行中药注射剂进货检查验收制度，建立完整的购进记录。

3. 药学部严格按照中药注射剂药品说明书中规定的条件储存，配制中药注射剂时，注意药液配制顺序和加药方法。

4. 药学部严格按照《处方管理办法》《医院处方点评管理

规范（试行）》《中药注射剂临床使用基本原则》《中成药临床
应用指导原则》《药品说明书》等进行审核，定期对中药注射
剂进行专项点评，对临床不合理使用情况进行监测与预警。

（二）使用原则

1.医生应把握适应证，辨证施药，严格掌握功能主治，禁
止超功能主治用药。

2.选择合适的给药途径，能口服给药，不注射给药；能肌
内注射给药，不选用静脉注射或滴注给药。必须选用静脉注射
或滴注给药的应加强监测。

3.严格掌握用法用量及疗程。不超剂量、超溶媒、超速度
和超疗程给药。特别强调，按照说明书推荐的溶媒配置，药物
浓度越高不良反应越重，严格控制药物的浓度。

4.严禁混合配伍，谨慎联合用药。中药注射剂应单独使
用，禁忌与其他药品混合配伍使用，包括胰岛素。如确需联合
使用其他药品时，应间隔一定时间输注。

5.用药前详细了解患者有无过敏史，对高敏体质者应慎
用，尤其是说明书说明需要皮试的药物，在用药前必须做皮
试。对已发生过敏反应的患者，应告知患者及家属其过敏的药
物，避免再次使用。

6.说明书未标明儿童剂量的中药注射剂儿童不宜使用，孕
妇不适宜使用中药注射剂。

（三）临床使用规范

1.在用药前后使用其他药物，中间需间隔一定时间，应更
换输液器或用相应溶媒40ml冲管。

2.现配现用，避免放置时间过长，发生肉眼不见的分解、
聚合反应。

3. 给患者输注前对光仔细观察有无微粒、沉淀、浑浊等异常，如发现异常严禁使用。

4. 对老人、儿童、肝肾功能异常等特殊人群和初次使用中药注射剂的患者，可减慢滴速以减少用药风险，密切观察并加强监测。

5. 加强用药监护。用药过程中，应密切观察用药反应，特别是开始 30 分钟。发现异常，立即停药，采用应对措施。

（四）中药注射剂监测

1. 医院药品不良反应监测和报告领导小组负责全院的中药注射剂不良反应与药害事件监测及救治管理工作。发现可疑不良事件应及时采取应对措施，对出现损害的患者及时救治，并按照规定报告；妥善保留相关药品、患者使用后的残存药液及输液器等，以备检验。

2. 临床医生、护士严密观察临床使用的中药注射剂，发现严重药品不良反应应立刻停药，实施及时的救治，必要时上报医教部，由医院组织抢救。

3. 发现可疑的群体中药注射剂不良反应和使用异常时及时上报医教部和药学部，并及时停药，积极救治。一旦确定为群体药品不良反应时，医院及时上报上级卫生行政主管部门。

四、参考文件

1.《中华人民共和国药品管理法》(2019 年修订).

2.《处方管理办法》(中华人民共和国卫生部令第 53 号).

3.《中药注射剂临床使用基本原则》(卫医政发〔2008〕71 号).

糖皮质激素类药物临床应用管理制度

一、目的

规范医疗机构糖皮质激素类药物的临床应用，避免或减少药物不良反应，保障患者的用药安全，提高疗效及降低医药费用，节约医疗资源。

二、适用范围

1.适用于医疗机构全身用糖皮质激素类药物临床应用的监督管理，如给药途径为口服、注射，除外局部外用或吸入。

2.糖皮质激素类药物，又称肾上腺皮质激素，是由肾上腺皮质中束状带分泌的一类甾体激素，主要为皮质醇，具有调节糖、脂肪和蛋白质的生物合成和代谢的作用，还具有抑制免疫应答、抗炎、抗毒、抗休克作用。

三、内容

（一）机构与职责

由医教部、临床科室专家（主要涉及风湿免疫科、肾脏内科、呼吸科、血液科、皮肤科等科室负责人）、药学部、护理部、影像中心、信息中心共同组成糖皮质激素类药物合理使用管理工作小组，对临床相关科室糖皮质激素类药物的使用情况进行定期检查指导。

1.医教部 明确糖皮质激素类药物临床应用管理责任及管理工作小组职责；严格落实糖皮质激素类药物分级管理制度；

对医师、药师与护理人员开展合理用药培训与教育；严格医师糖皮质激素类药物处方权限管理；加强糖皮质激素类药物临床应用相关指标监督管理；督查抗菌药物不合理使用情况；建立糖皮质激素类药物临床应用情况通报和奖惩制度。

2.药学部　落实糖皮质激素类药物遴选和评估制度；负责糖皮质激素类药物的采购、配置、调剂；对临床科室的糖皮质激素类药物使用情况进行点评，并对不合理用药情况进行干预；建立糖皮质激素类药物临床应用预警机制。

3.临床科室专家　为医疗机构糖皮质激素类药物的使用与管理提供技术指导；制定糖皮质激素类药物临床应用相关技术性文件，并组织实施。

4.影像中心　为学科诊疗工作提供技术支持。

5.信息中心　利用信息化手段和技术，为糖皮质激素类药物的管理提供信息技术支持。

（二）糖皮质激素类药物管理工作内容与模式

1.医疗机构严格执行《药品管理法》及其实施条例、《处方管理办法》《医疗机构药事管理规定》《医疗机构处方审核规范》等相关规定及技术规范，加强糖皮质激素类药物的遴选、采购、处方、调配、储存、临床应用和药物评价的全过程管理。

2.定期对糖皮质激素类药物的合理使用进行宣传、教育；监测糖皮质激素类药物不良反应；基于指南及循证医学证据，积极建立本医疗机构糖皮质激素类药物处方点评细则，对糖皮质激素类药物进行处方点评，点评结果进行汇总，并向临床科室进行反馈，提出整改建议，推动持续改进，将检查督导结果作为科室和医务人员处方权授予及绩效考核的重要依据。

（三）糖皮质激素类药物目录遴选与采购

1. 糖皮质激素类药物品种遴选原则 医疗机构糖皮质激素类药物的品种遴选以临床需求为基础，保障患者治疗为根本出发点，优先选用国家基本药物目录、国家基本医疗保险药品目录中收录、国家集中谈判或招标采购，以及国家卫生健康委公布的诊疗规范、临床诊疗指南、临床路径推荐的品种。

2. 药事管理与药物治疗学委员会严格按照《处方管理办法》控制本医疗机构的糖皮质激素类药物供应目录的品种数量，确保糖皮质激素类药物采购品种、品规结构合理。同一通用名称药品品种、注射剂型和口服剂型各不得超过 2 种，处方组成类同的复方制剂 1~2 种。因特殊诊疗需要使用其他剂型和剂量规格药品的情况除外。

3. 根据糖皮质激素品种遴选原则和品种品规要求，结合医疗机构临床诊疗需求，药事管理与药物治疗学委员会制定糖皮质激素类药物供应目录，每年对用药目录进行审核修订。

4. 医疗机构糖皮质激素类药物由药学部门统一采购供应，其他科室或部门不得从事糖皮质激素类药物的采购、调剂活动。

5. 因特殊治疗需要使用本医疗机构糖皮质激素类药物供应目录以外糖皮质激素的，可以启动临时采购程序。临时采购应当由临床科室提出申请，说明申请购入糖皮质激素类药物名称、剂型、规格、数量、使用对象和使用理由，经本医疗机构糖皮质激素类药物管理工作组专家审核同意后，由药学部门临时一次性购入使用。医疗机构应当严格控制临时采购糖皮质激素类药物品种和数量，同一通用名糖皮质激素品种启动临时采购程序原则上每年不得超过 5 例次。如果超过 5 例次，应当讨论是否纳入本医疗机构药物供应目录。

6. 医疗机构新引进的糖皮质激素品种，由临床科室提交新药申请报告，经药学部出具初步意见，由糖皮质激素类药物管理工作组审议。糖皮质激素类药物管理工作组三分之二以上成员审议同意，并经药事管理与药物治疗学委员会三分之二以上委员审核同意后方可列入采购供应目录。对于临床优势明显、安全性高或临床急需、无可替代的创新药物，在充分评估的基础上，简化引进流程，及时纳入医疗机构药物供应目录。

7. 糖皮质激素类药物品种或品规存在重大安全隐患、疗效不确定、成本 – 效果比差或严重违规使用等情况的，临床科室、药学部、糖皮质激素类药物管理工作组应当提出清退或者更换意见。

（四）糖皮质激素类药物的临床应用

1. 糖皮质激素类药物临床应用分级管理　依据糖皮质激素的治疗疗程及剂量进行分级管理，医教部负责医生处方权限的考核及授予，具体如下。

（1）冲击疗法应由具有主治医师以上专业技术职务任职资格的医师开具。

（2）短、中程糖皮质激素治疗时，应由具备医师职务任职资格的医师开具。

（3）长程糖皮质激素治疗方案，应由相应学科的副主任医师以上专业技术职务任职资格的医师开具。

（4）紧急情况下临床医师可越权使用糖皮质激素，但仅限于 3 天内用量，并严格记录救治过程。

2. 糖皮质激素类药物临床应用基本原则

（1）严格掌握糖皮质激素治疗的适应证　临床应避免单纯以退热和止痛为目的使用糖皮质激素。

（2）合理制定糖皮质激素治疗方案　糖皮质激素治疗方案

应综合患者病情及药物特点制定，治疗方案包括选用品种、剂量、疗程和给药途径等。

品种选择：根据不同疾病和各种糖皮质激素的特点正确选用糖皮质激素品种。

给药剂量：生理剂量和药理剂量的糖皮质激素具有不同的作用，应按不同治疗目的选择剂量。一般认为给药剂量（以泼尼松为例）可分为以下几种情况：①长期服用维持剂量：2.5~15.0mg/d；②小剂量：＜0.5mg/（kg·d）；③中等剂量：0.5~1.0mg/（kg·d）；④大剂量：＞1.0mg/（kg·d）；⑤冲击剂量：（以甲泼尼龙为例）7.5~30.0mg/（kg·d）。

疗程：①冲击治疗：疗程多小于5天。适用于危重症患者的抢救，如暴发型感染、过敏性休克、严重哮喘持续状态、过敏性喉头水肿、狼疮性脑病、重症大疱性皮肤病、重症药疹、急进性肾炎等。冲击治疗须配合其他有效治疗措施，可迅速停药，若无效大部分情况下不可在短时间内重复冲击治疗。②短程治疗：疗程小于1个月，包括应激性治疗。适用于感染或变态反应类疾病，如结核性脑膜炎及胸膜炎、剥脱性皮炎或器官移植急性排斥反应等。短程治疗须配合其他有效治疗措施，停药时需逐渐减量至停药。③中程治疗：疗程3个月以内。适用于病程较长且多器官受累性疾病，如风湿热等。生效后减至维持剂量，停药时需要逐渐递减。④长程治疗：疗程大于3个月。适用于器官移植后排斥反应的预防和治疗及反复发作、多器官受累的慢性自身免疫病，如系统性红斑狼疮、溶血性贫血、系统性血管炎、结节病、大疱性皮肤病等。维持治疗可采用每日或隔日给药，停药前亦应逐步过渡到隔日疗法后逐渐停药。⑤终身替代治疗：适用于原发性或继发性慢性肾上腺皮质功能减退症，并于各种应激情况下适当增加剂量。

给药途径：口服、注射、局部外用或吸入。

（3）重视疾病的综合治疗　　在许多情况下，糖皮质激素治疗仅是疾病综合治疗的一部分，应结合患者实际情况，联合应用其他治疗手段，如严重感染患者，在积极有效的抗感染治疗和各种支持治疗的前提下，为缓解症状，确实需要的可使用糖皮质激素。

（4）监测糖皮质激素的不良反应　　不良反应与用药品种、剂量、疗程、剂型及用法等明显相关，在使用中应密切监测不良反应，如感染、代谢紊乱（水电解质、血糖、血脂）、体重增加、出血倾向、血压异常、骨质疏松、股骨头坏死等，小儿应监测生长和发育情况。

（5）注意停药反应和反跳现象　　糖皮质激素减量应在严密观察病情与糖皮质激素反应的前提下个体化处理，要注意可能出现的以下现象：①停药反应：长期中或大剂量使用糖皮质激素时，减量过快或突然停用可出现肾上腺皮质功能减退样症状，轻者表现为精神萎靡、乏力、食欲减退、关节和肌肉疼痛，重者可出现发热、恶心、呕吐、低血压等，危重者甚至发生肾上腺皮质危象，需及时抢救。②反跳现象：在长期使用糖皮质激素时，减量过快或突然停用可使原发病复发或加重，应恢复糖皮质激素治疗并常需加大剂量，稳定后再慢慢减量。

3. 糖皮质激素在儿童、妊娠及哺乳期妇女中应用的基本原则

（1）儿童糖皮质激素的应用　　儿童长期应用糖皮质激素更应严格掌握适应证和妥当选用治疗方法。应根据年龄、体重（体表面积更佳）、疾病严重程度和患儿对治疗的反应确定糖皮质激素治疗方案。更应注意密切观察不良反应，以避免或降低糖皮质激素对患儿生长和发育的影响。

（2）妊娠期妇女糖皮质激素的应用　　大剂量使用糖皮质激素者不宜怀孕。妊娠期妇女慎用糖皮质激素。特殊情况下临床医师可根据情况决定糖皮质激素的使用，例如慢性肾上腺皮质功能减退症及先天性肾上腺皮质增生症患者妊娠期应坚持糖皮质激素的替代治疗，严重的妊娠疱疹、妊娠性类天疱疮也可考虑使用糖皮质激素。

（3）哺乳期妇女糖皮质激素的应用　哺乳期妇女应用生理剂量或维持剂量的糖皮质激素对婴儿一般无明显不良影响。但若哺乳期妇女接受中等剂量、中程治疗方案的糖皮质激素时不应哺乳，以避免经乳汁分泌的糖皮质激素对婴儿造成不良影响。

4. 糖皮质激素的适用范围、不良反应和用药注意事项

（1）适用范围　糖皮质激素在体内作用广泛，生理剂量糖皮质激素不仅为糖、蛋白质、脂肪代谢的调控所必需，且具有调节钾、钠和水代谢的作用，对维持机体内外环境平衡起重要作用。药理剂量糖皮质激素主要有抗炎、免疫抑制、抗毒和抗休克等作用，因此糖皮质激素的适应证广泛。适用范围为：内分泌系统疾病、风湿性疾病和自身免疫病、呼吸系统疾病、血液系统疾病、肾脏系统疾病、严重感染或炎性反应、重症患者（休克）、异体器官移植、过敏性疾病、神经系统损伤或病变、慢性运动系统损伤、预防治疗某些炎性反应后遗症等。

（2）不良反应　长期应用糖皮质激素类药物可引起一系列不良反应，其严重程度与用药剂量及用药时间成正比，主要有：①医源性库欣综合征，如向心性肥胖、满月脸、皮肤紫纹淤斑、类固醇性糖尿病（或已有糖尿病加重）、骨质疏松、自发性骨折甚或骨坏死（如股骨头无菌性坏死）、女性多毛月经紊乱或闭经不孕、男性阳痿、出血倾向等。②诱发或加重细菌、病毒和真菌等各种感染。③诱发或加剧胃十二指肠溃疡，甚至造成消化道大出血或穿孔。④高血压、充血性心力衰竭和动脉粥样硬化、血栓形成。⑤高脂血症，尤其是高甘油三酯血症。

⑥肌无力、肌肉萎缩、伤口愈合迟缓。⑦激素性青光眼、激素性白内障。⑧精神症状如焦虑、兴奋、欣快或抑郁、失眠、性格改变，严重时可诱发精神失常、癫痫发作。⑨儿童长期应用影响生长发育。⑩长期外用糖皮质激素类药物可出现局部皮肤萎缩变薄、毛细血管扩张、色素沉着、继发感染等不良反应；在面部长期外用时，可出现口周皮炎、酒渣鼻样皮损等。⑪吸入型糖皮质激素的不良反应包括声音嘶哑、咽部不适和念珠菌定植、感染。长期使用较大剂量吸入型糖皮质激素者也可能出现全身不良反应。

（3）注意事项　①尽量避免使用糖皮质激素的情况：对糖皮质激素类药物过敏；严重精神病史；癫痫；活动性消化性溃疡；新近胃肠吻合术后；骨折；创伤修复期；单纯疱疹性角、结膜炎及溃疡性角膜炎、角膜溃疡；严重高血压；严重糖尿病；未能控制的感染（如水痘、真菌感染）；活动性肺结核；较严重的骨质疏松；妊娠初期及产褥期；寻常型银屑病。但是若有必须用糖皮质激素类药物才能控制疾病，挽救患者生命时，如果合并上述情况，可在积极治疗原发疾病、严密监测上述病情变化的同时，慎重使用糖皮质激素类药物。②慎重使用糖皮质激素的情况：库欣综合征、动脉粥样硬化、肠道疾病或慢性营养不良的患者及近期手术后的患者慎用。急性心力衰竭、糖尿病、有精神病倾向、青光眼、高脂蛋白血症、高血压、重症肌无力、严重骨质疏松、消化性溃疡病、妊娠及哺乳期妇女应慎用，感染性疾患必须与有效的抗生素合用，病毒性感染患者慎用；儿童也应慎用。③其他注意事项。

防止交叉过敏，对某一种糖皮质激素类药物过敏者也可能对其他糖皮质激素过敏。使用糖皮质激素时可酌情采取如下措施：低钠高钾高蛋白饮食；补充钙剂和维生素 D；加服预防消化性溃疡及出血等不良反应的药物；如有感染应同时应用抗生素以防感染扩散及加重。

注意根据不同糖皮质激素的药代动力学特性和疾病具体情况合理选择糖皮质激素的品种和剂型。

注意糖皮质激素和其他药物之间的相互作用：近期使用巴比妥酸盐、卡马西平、苯妥英、扑米酮或利福平等药物，可能会增强代谢并降低全身性皮质激素的作用，相反口服避孕药或利托那韦可以升高皮质激素的血药浓度，皮质激素与排钾利尿药（如噻嗪类或呋塞米）合用，可以造成过度失钾，皮质激素和非甾体抗炎药物合用时，消化道出血和溃疡的发生率高。

（五）糖皮质激素类药物监督管理

1. 管理要求

（1）糖皮质激素类药物合理使用管理工作小组需履行职责，督导本医疗机构糖皮质激素类药物临床合理用药工作，并将糖皮质激素合理使用纳入医疗质量和综合目标管理考核体系。

（2）医疗机构通过信息系统对糖皮质激素类药物进行分级管理。

（3）严格把握糖皮质激素类药物治疗的适应证，严格限制没有明确适应证的糖皮质激素的使用。

2. 落实与督查

（1）按照《医疗机构药事管理规定》《处方管理办法》和《医院处方点评管理规范（试行）》规定，医教部组织开展合理用药培训与教育，督导临床合理用药工作。

（2）药学部对糖皮质激素类药物处方进行前置审核及人工审核，定期维护审方规则。

（3）对违反规定、乱开处方、滥用糖皮质激素类药物的情况，药师有权拒绝调配。

（4）执业医师必须接受糖皮质激素类药物合理应用规范培

训，并进行相关知识的考试考核。

（5）糖皮质激素类药物处方点评与临床应用管理评价指标。依据《糖皮质激素类药物临床应用指导原则》，药学部组织对临床科室的糖皮质激素类药物使用情况进行专项点评，对不合理用药情况进行干预。

（6）医疗机构加强糖皮质激素类药物临床应用的管理，对糖皮质激素类药物临床不合理使用进行持续质量改进，将检查督导结果作为科室和医务人员处方权授予及绩效考核的重要依据。

（7）糖皮质激素类药物临床应用管理评价指标：医嘱合格率、急诊患者糖皮质激素静脉输液使用率，具体见附件二。

（8）对糖皮质激素类药物进行动态监测及超常预警管理。开展糖皮质激素类药物临床应用监测工作，分析临床各专业科室糖皮质激素类药物使用情况。

四、表单

1. 常用糖皮质激素类药物（附件一）。
2. 糖皮质激素类药物临床应用管理评价指标（附件二）。

五、参考文件

1.《糖皮质激素类药物临床应用指导原则》（卫办医政发〔2011〕23号）.

2.《医疗机构药事管理规定》（卫医政发〔2011〕11号）.

3.《医院处方点评管理规范（试行）》（卫医管发〔2010〕28号）.

4.《处方管理办法》（中华人民共和国卫生部令第53号）.

六、附件

附件一：常用糖皮质激素类药物

类别	药物	对糖皮质激素受体的亲和力	水盐代谢（比值）	糖代谢（比值）	抗炎作用（比值）	等效剂量（mg）	血浆半衰期（min）	作用持续时间（h）
短效	氢化可的松	1.00	1.0	1.0	1.0	20.00	90	8~12
	可的松	0.01	0.8	0.8	0.8	25.00	30	8~12
中效	泼尼松	0.05	0.8	4.0	3.5	5.00	60	12~36
	泼尼松龙	2.20	0.8	4.0	4.0	5.00	200	12~36
	甲泼尼龙	11.90	0.5	5.0	5.0	4.00	180	12~36
	曲安西龙	1.90	0	5.0	5.0	4.00	>200	12~36
长效	地塞米松	7.10	0	20.0~30.0	30.0	0.75	100~300	36~54
	倍他米松	5.40	0	20.0~30.0	25.0~35.0	0.60	100~300	36~54

注：表中水盐代谢、糖代谢、抗炎作用的比值均以氢化可的松为1计；等效剂量以氢化可的松为标准计。

附件二：糖皮质激素类药物临床应用管理评价指标

$$\text{医嘱合格率（糖皮质激素）} = \frac{\text{糖皮质激素使用合格的病历数}}{\text{抽取使用糖皮质激素病例数}} \times 100\%$$

$$\text{急诊患者糖皮质激素静脉输液使用率} = \frac{\text{急诊患者静脉使用糖皮质激素人数}}{\text{同期急诊患者总数}} \times 100\%$$

质子泵抑制剂临床应用管理制度

一、目的

加强非公医疗机构质子泵抑制剂的临床应用管理，促进非公医疗机构质子泵抑制剂的合理使用，保障医疗质量和医疗安全。

二、适用范围

1. 适用于非公医疗机构质子泵抑制剂临床应用的监督管理。

2. 质子泵抑制剂是指叩通过抑制胃壁细胞上的氢－钾腺苷三磷酸酶来阻断由各种原因所致胃壁细胞泌酸的共同及最终环节，进而强效而持久地抑制胃酸分泌。被广泛用于治疗急、慢性消化道酸相关性疾病，包括胃食管反流病、卓－艾综合征、消化性溃疡、上消化道出血及相关疾病，根除幽门螺杆菌感染，以及预防和治疗应激性胃黏膜病变等。

三、内容

（一）质子泵抑制剂管理工作内容与模式

1. 基于临床指南及循证医学证据，制定本医疗机构质子泵抑制剂诊疗规范及路径，组织临床科室学习并严格按照诊疗规范及路径使用。

2. 药学部每月对本医疗机构质子泵抑制剂处方/医嘱实施专项抽查点评，对点评中发现的问题进行跟踪管理和干预，实现持续改进。

3. 动态监测质子泵抑制剂使用金额及使用量，并对超常使用情况进行预警。

4. 医教部将点评结果作为科室和医务人员处方权授予及绩效考核的重要依据，并定期进行公示。

（二）质子泵抑制剂目录遴选与采购

1. 质子泵抑制剂品种遴选原则　医疗机构质子泵抑制剂的品种遴选以临床需求为基础，保障患者治疗为根本出发点，优先选用国家基本药物目录、国家基本医疗保险药品目录中收录、国家集中谈判或招标采购，以及国家卫生健康委公布的诊疗规范、临床诊疗指南、临床路径推荐的品种。

2. 药事管理与药物治疗学委员会严格按照《处方管理办法》控制本医疗机构的质子泵抑制剂供应目录的品种数量，确保质子泵抑制剂采购品种、品规结构合理。同一通用名称药品品种，注射剂型和口服剂型各不得超过2种，处方组成类同的复方制剂1~2种。因特殊诊疗需要使用其他剂型和剂量规格药品的情况除外。

3. 根据质子泵抑制剂品种遴选原则和品种品规要求，结合医疗机构临床诊疗需求，药事管理与药物治疗学委员会制定质子泵抑制剂供应目录，每年对用药目录进行审核修订。

4. 医疗机构质子泵抑制剂由药学部门统一采购供应，其他科室或部门不得从事质子泵抑制剂的采购、调剂活动。

5. 因特殊治疗需要使用本医疗机构质子泵抑制剂供应目录以外质子泵抑制剂的，可以启动临时采购程序。临时采购应当由临床科室提出申请，说明申请购入质子泵抑制剂名称、剂型、规格、数量、使用对象和使用理由，经本医疗机构质子泵抑制剂管理工作组专家审核同意后，由药学部门临时一次性购入使用。医疗机构应当严格控制临时采购质子泵抑制剂品种和数量，同一通用名质子泵抑制剂品种启动临时采购程序原则上每年不得超过 5 例次。如果超过 5 例次，应当讨论是否纳入本医疗机构药品供应目录。

6. 医疗机构新引进的质子泵抑制剂品种，由临床科室提交新药申请报告，经药学部出具初步意见，由质子泵抑制剂管理工作组审议。质子泵抑制剂管理工作组三分之二以上成员审议同意，并经药事管理与药物治疗学委员会三分之二以上委员审核同意后方可列入采购供应目录。对于临床优势明显、安全性高或临床急需、无可替代的创新药物，在充分评估的基础上，简化引进流程，及时纳入医疗机构药物供应目录。

7. 质子泵抑制剂品种或品规存在重大安全隐患、疗效不确定、成本 – 效果比差或严重违规使用等情况的，临床科室、药学部应当提出清退或者更换意见。

（三）质子泵抑制剂的临床应用

根据国家卫生健康委发布的《质子泵抑制剂临床应用指导原则（2020 年版）》，医疗机构组织多学科专家制定质子泵抑制剂院内合理使用规范。

1. 严格遵循适应证用药 依据《处方管理办法》，医师应当根据医疗、预防、保健需要，在明确诊断的基础上，按照诊疗规范、权威指南、药品说明书中的药品适应证、药理作用、用法用量、禁忌、不良反应和注意事项等开具处方。不同质子泵抑制剂用于治疗各种酸相关性胃肠道疾病的适应证有所差异。

2. 预防应用质子泵抑制剂指征

（1）接受机械通气患者，具有高出血风险者（含预计机械通气 > 48h 或存在凝血功能异常等）。

（2）入住 ICU 患者，具备以下高危因素之一：①机械通气超过 48h 或接受体外生命支持；②凝血机制障碍［国际标准化比值（INR）＞1.5，血小板＜50×10^9/L 或部分凝血酶原时间＞正常值 2 倍］或服用抗凝或抗血小板药物；③原有消化道溃疡或出血病史；④严重颅脑、颈脊髓外伤；⑤严重烧伤（烧伤面积＞30%）；⑥严重创伤、多发伤；⑦各种困难、复杂的手术（手术时间＞3h）；⑧急性肾功能衰竭或接受肾脏替代治疗；⑨慢性肝脏疾病或急性肝功能衰竭；⑩急性呼吸窘迫综合征（ARDS）；⑪休克或持续低血压；⑫脓毒症；⑬心脑血管意外；⑭严重心理应激，如精神创伤等。

（3）具有以下两项及两项以上危险因素的患者：①ICU 住院时间＞1 周；②粪便隐血持续时间＞3 天；③大剂量使用糖皮质激素（剂量＞氢化可的松 250mg/d 或其他剂量相当的药物）；④合并使用非甾体抗炎药（NSAIDs）。

（4）具备下列高危因素之一的患者，如果出现严重心理应激如精神创伤、过度紧张等应激源，可以应用质子泵抑制剂（PPIs）：①脏器移植术后；②一年内有消化性溃疡或上消化道出血史；③凝血机制障碍［国际标准化比值（INR）＞1.5，血小板＜50×10^9/L 或部分凝血酶原时间＞正常值 2 倍］；④严重黄疸；⑤年龄＞65 岁；⑥长期应用免疫抑制剂；⑦禁食后需要依赖胃肠道外营养补充；⑧肝癌、胃癌、胰腺癌射频消融术或化疗栓塞术后；⑨ERCP 术后；⑩胃泌素增高。

（5）下列患者可以短程静脉应用 PPIs ①肿瘤患者静脉使用存在致吐风险的化疗药物；②严重颅脑外伤、颈脊髓损伤，GCS 评分≤10 分（或不能执行简单命令）；③烧伤面积＞30% 的成人，及年龄≥1 个月的烧伤儿童；④各种困难、复杂的重大手术术前（预期手术时间不低于 4h），如肝脏部分切除术、胰腺癌切除术；⑤多脏器功能障碍综合征（MODS）

或多脏器功能衰竭（MOF）；⑥心、肺、脑复苏术后；⑦合并休克或持续低血压；⑧急性呼吸窘迫综合征；⑨心脑血管意外；⑩肠梗阻；⑪上消化道出血病史者，行消化内镜检查前。

（6）抗血小板药物相关性胃黏膜损伤，对合理使用抗血小板药物，并具备下列高危因素之一者可以应用PPIs：①年龄＞65岁；②有消化性溃疡或上消化道出血病史；③长期吸烟或有害使用酒精饮品；④联合用药：双联抗血小板用药，抗血小板药物联合抗凝药物、NSAIDs、糖皮质激素、抗抑郁药物；⑤阿司匹林治疗动脉硬化性心血管疾病合并胃黏膜损伤；⑥慢性肾功能不全透析治疗并服用阿司匹林；⑦应用抗血小板药物同时存在多种出血高危因素。

（7）使用非阿司匹林的NSAIDs治疗患者，在决定是否预防性合用PPIs时，应充分评估患者受益，并权衡NSAIDs与PPIs相互作用风险。具有下列胃黏膜损伤风险之一者在使用NSAIDs期间可以应用PPIs：①年龄＞65岁；②既往有上消化道出血病史；③5年内有消化性溃疡病史；④既往有NSAIDs消化道损伤病史；⑤有胃食管反流症状；⑥需长期使用NSAIDs（有消化道糜烂、溃疡等症状或具有高危因素如出血倾向、潜血阳性、凝血功能异常、血小板计数明显减低、Hp检验阳性等）；⑦需同时服用多种NSAIDs或服用大剂量NSAIDs；⑧同时服用抗凝药物。

（8）糖皮质激素相关性胃黏膜损伤　①对全身用糖皮质激素联用NSAIDs的患者，无论糖皮质激素何种剂量均应予以PPIs预防性应用；②对于长期服用糖皮质激素（维持剂量2.5~15mg/d，以泼尼松计）的患者视胃黏膜损伤如出血风险，必要时给予PPIs。

（9）预防胃酸反流合并吸入性肺炎　适用于全身麻醉或大手术后的患者，以及衰弱昏迷患者。

3. 用法用量 根据治疗目的选择药物的治疗剂量、给药途径及用药频次，个体化制定给药方案。对于轻、中度的患者，应予口服治疗；对于口服疗法不适用和（或）中、重度的患者，可以先静脉给药，好转后转为口服治疗。口服用质子泵抑制剂多为肠溶制剂，必须整片/粒吞服，不可咀嚼或压碎；对于不能吞咽药片或胶囊的患者，宜选用可分散于液体中的肠溶颗粒、肠溶片或者口崩片，口服或者鼻胃管给药。

4. 疗程 根据疾病的特点和治疗目标确定质子泵抑制剂的治疗疗程，应予适合所治疗疾病的最短疗程。质子泵抑制剂用于预防应激性黏膜病变，应及时评价疾病状态，仅存在严重危险因素时应用。

5. 抑酸剂的联合使用 质子泵抑制剂不应与其他抑酸剂联合使用。若存在夜间酸突破症状，可在睡前或夜间加用 H_2 受体拮抗剂。

6. 监测药物相关的不良反应 警惕质子泵抑制剂长期或高剂量用药可能产生的不良反应，包括高胃泌素血症、骨质疏松、低镁血症、难辨梭状芽孢杆菌感染、维生素 B_{12} 和铁吸收不良、肺炎、肿瘤等。

警惕质子泵抑制剂与其他药物合并使用引起的不良反应。质子泵抑制剂主要经过 CYP2C19 和 CYP3A4 代谢，与其他经 CYP2C19 和 CYP3A4 代谢的药物或者酶诱导剂、酶抑制剂或底物合用可能会产生相互作用，如华法林、地西泮、苯妥英、茶碱、地高辛、卡马西平、氯吡格雷、硝苯地平、利巴韦林、甲氨蝶呤、HIV 蛋白酶抑制剂、伏立康唑和他克莫司等。

7. 关注药物相互作用 质子泵抑制剂可改变胃内 pH 而影响其他药物的吸收和（或）溶解，如酮康唑、伊曲康唑、卡培他滨等。如必须联合使用，宜选择相互作用最小的品种，密切监测临床疗效和不良反应，及时调整用药剂量和疗程。

大多数质子泵抑制剂为弱碱性药物，易与酸性药物发生中和反应，建议单独输注，并选择适宜溶媒。质子泵抑制剂输注前后也应冲管，避免配伍禁忌导致药液的浑浊和沉淀。

（四）质子泵抑制剂的监督管理

1. 按照《医疗机构药事管理规定》《处方管理办法》和《医院处方点评管理规范（试行）》规定，药事管理与药物治疗学委员会要履行职责，开展合理用药培训与教育，督导医疗机构临床合理用药工作。

2. 处方前置审核　药学部对质子泵抑制剂处方/医嘱进行前置审核，每月对审核拦截问题进行总结分析。

3. 对违反规定、乱开处方、滥用质子泵抑制剂者，药学部人员有权拒绝调配。

4. 执业医师必须接受质子泵抑制剂合理应用规范培训，并进行相关知识的考试考核。

5. 质子泵抑制剂处方点评与临床应用管理评价指标。依据本医疗机构质子泵抑制剂诊疗规范及路径，药学部组织对临床科室的质子泵抑制剂使用情况进行点评，对不合理用药情况进行干预，具体临床应用管理评价指标见附件一。

6. 质子泵抑制剂临床应用管理评价指标　手术患者围手术期质子泵抑制剂使用率、住院患者质子泵抑制剂注射剂静脉使用率。

7. 对质子泵抑制剂进行动态监测及超常预警管理。每月对质子泵抑制剂使用量及使用率等情况进行排名，并计算手术患者围手术期质子泵抑制剂使用率、住院患者质子泵抑制剂注射剂静脉使用率。对下列情况进行分析及处理。

（1）超常预警情况　①使用量异常增长的质子泵抑制剂；②一个季度使用量始终居于前3位的质子泵抑制剂；③经常

超适应证、超剂量使用的质子泵抑制剂；④频繁发生严重不良事件的质子泵抑制剂。

（2）预警机制　对于频繁发生严重不良事件的质子泵抑制剂应慎重给药，持续监测药品不良反应，必要时暂停该质子泵抑制剂临床应用。

8. 点评结果上报，药学部每月将点评结果上报医教部。

9. 医疗机构加强质子泵抑制剂临床应用的管理，对质子泵抑制剂临床不合理使用进行持续质量改进，将检查督导结果作为科室和医务人员处方权授予及绩效考核的重要依据。

四、表单

质子泵抑制剂临床合理应用管理指标（附件一）。

五、参考文件

1.《处方管理办法》（中华人民共和国卫生部令第 53 号）.

2.《医院处方点评管理规范（试行）》（卫医管发〔2010〕28 号）.

3.《医疗机构药事管理规定》（卫医政发〔2011〕11 号）.

4.《关于印发质子泵抑制剂临床应用指导原则（2020 年版）的通知》（国卫办医函〔2020〕973 号）.

5. 袁洪. 湖南省质子泵抑制剂的临床应用指导原则（试行）[J]. 中南药学，2016，16（7）：673-683.

6. 施政，王建平，谢升阳. 浙江省质子泵抑制剂院内合理应用管控专家共识 [J]. 中国现代应用药学，2021，38（22）：2769-2774.

7. 姜文奇，巴一，冯继锋，等. 肿瘤药物治疗相关恶心呕吐防治中国专家共识 [J]. 中国医学前沿杂志（电子版），2019，11（11）：16-26.

8. 重庆市医院协会药事管理专业委员会. 质子泵抑制剂审方规则专家共识［J］. 中国药房，2022，33（8）：897–910.

六、附件

附件一：质子泵抑制剂临床合理应用管理指标

指标 1：手术患者围手术期质子泵抑制剂使用率

$$\text{手术患者围手术期质子泵抑制剂使用率} = \frac{\text{围手术期使用质子泵抑制剂患者人次}}{\text{同期手术患者总人次数}} \times 100\%$$

指标 2：住院患者质子泵抑制剂注射剂静脉使用率

$$\text{住院患者质子泵抑制剂注射剂静脉使用率} = \frac{\text{静脉使用质子泵抑制剂注射剂的住院患者数}}{\text{同期患者住院总数}} \times 100\%$$

营养药品管理制度

一、目的

加强营养药品的管理，规范临床使用，保障医疗质量和医疗安全。

二、适用范围

1. 适用于非公医疗机构营养药品储存、医嘱审核、配置、临床应用、监护和管理环节。

2. 本制度营养药品是指全合一肠外营养药品（TNA）、全合一营养药品各组分制剂和肠内营养药品（EN），不包括国药准字以外的营养类产品。

三、内容

（一）用药原则

1. 对新入院患者，特别是重症患者都需要进行 NRS2002 营养风险筛查。

2. 对 NRS2002 < 3 的在院患者，每周进行一次筛查。

3. 对 NRS2002 ≥ 3，评估后制定个体化的肠内或肠外营养方案。

（二）审方原则

详见科级制度《静脉用药调配中心医嘱审核制度》。

（三）配置原则

详见科级制度《静脉用药调配中心肠外营养液调配操作规程》。

（四）储存

1. 未启封的肠内营养和肠外营养药品按照药品说明书要求储存。

2. 瓶装液体制剂，宜直立放置。

3. 看似、听似药品做好标识以便区分。

4. 配置好的肠外营养液避光、冷藏保存。添加维生素与微量元素的全合一营养混合液应在 24h 内输注完毕。不含维生素与微量元素的全合一营养混合液在室温下可保存 30h，2~8℃保存 48h。

5. 配好的肠内营养粉剂，如暂不使用，置于 4℃冰箱，保存时间 ≤ 24h，使用前禁止煮沸或用微波炉加热。

（五）使用管理

1. 肠内营养粉剂应用适量温水（勿用开水）配置，现配现用。

2. 开启的肠内营养制剂在说明书规定的时间内使用。

3. 肠内营养制剂做到即开即盖。

4. 肠外营养液在输注过程中避免阳光照射。

5. 含有胰岛素的肠外营养液在输注过程中 1~2h 轻摇三升袋，防止胰岛素挂壁和突释。

6. 禁止向配置好的肠外营养液中再添加任何药品（包括肠外营养液的任何组分）和食物。

7. 肠外营养液滴注时间以葡萄糖计，一般 4~5mg/（kg·min），危重患者 3~4mg/（kg·min）。

8.肠外营养液输注时间超过 14 天或渗透压 > 900mOsm/L，行中心静脉给药。渗透压 ≤ 900mOsm/L 的短期肠外营养支持，可行外周静脉给药。

9.全院所有肠外营养的配置应在药学部静脉用药调配中心完成。配置详见科级制度《静脉用药调配中心 TPN 配制标准操作规程》。

10.药学部定期对肠外营养医嘱进行专项点评。

11.定期对临床科室上报的关于胃肠外营养药物的不良反应进行分析，提出改进措施。

（六）用药监护

1.肠内营养管道的护理

（1）冲洗　肠内营养每输注 2~8h 和经管给其他药物前后均需用 30~50ml 水冲洗。

（2）选择合适的经管药物剂型　尽可能应用液体药物，避免用固体或油状药物。

2.静脉管道的护理

（1）穿刺局部隔日换药一次，观察穿刺点局部有无红、肿、热、痛、脓性分泌物等炎性反应。

（2）禁止经导管输血、推注药物、取血标本、输血浆等。

（3）每日检查输液导管连接处是否牢固，避免液体走空。

（4）管道堵塞或疑有感染时，应及时拔管，按压穿刺点局部数分钟，以防拔管后少量气体经插管隧道进入的可能，剪下导管尖端送细菌培养。

3.肠内营养患者护理

（1）选择合适的给药方式　根据患者的情况选择一次性投给、间歇性重力滴注或连续性经泵输注。

（2）选择合适的给药量 一次性投给每次约 200ml，每日 6~8 次。间歇性重力滴注每次约 250~400ml，每日 4~6 次。连续性经泵输注应用输液泵连续 12~24h 均匀持续输注。一般情况下，肠内营养输注以连续滴注为佳，一般第 1 日用 1/4 总需要量，营养液浓度可稀释 1 倍，如患者耐受良好，第 2 日可增加至 1/2 总需要量，第 3、4 日增加至全量。

（3）选择合适的给药速度 肠内营养的输注速度开始宜慢，一般为 25~50ml/h，随后每 12~24h 增加 25ml/h，最大速率为 125~150ml/h，如患者不耐受应及时减慢输注速度或停止输注。此外，在输注过程中应注意保持营养液的温度。

（4）防止并发症 为防止鼻、咽及食管损伤，用较细、质软的喂养管，经常检查局部，做好口鼻部护理；为防止造口并发症，妥善固定造口管与注意皮肤消毒及护理；为防止腹胀、腹泻（与管饲有关），将配方稍加温，从小剂量、低浓度开始，根据耐受慢慢加量，延缓胃排空；为防止恶心、呕吐，抬高床头，加用胃动力药，改变喂养途径；为防止便秘，注意出入量平衡，鼓励患者适当活动；为防止感染并发症，输注中床头抬高 30°~45°，调整喂养管位置，选择较细较软的喂养管，减慢输注速度。防止再喂养综合征，优先补充水、电解质和维生素，特别是维生素 B_1，能量供给逐渐增加是预防的主要措施。

4. 肠外营养患者的护理

（1）监测患者体重、血糖、营养指标、血生化、体温的变化及每日出入量。

（2）营养液输注速度不宜快，注意观察输注部位有无静脉炎发生。

（3）中心静脉导管相关感染是 PN 最常见、最严重的并发症。全身感染患者可出现寒战、高热、呼吸急促、低血压等，严重者可出现意识模糊。预防导管相关感染最重要的措施是在穿刺置管、PN 配置、给药和导管护理时严格遵守无菌原则。

四、参考文件

1. 赵彬，老东辉，商永光. 规范肠外营养液配制［J］. 协和医学杂志，2018，9（4）：320-331.

2. 广东省药学会. 肠内/外营养临床药学共识（第二版）［J］. 今日药学，2017，27（6）：361-371.

3. 丛明华. 肠外营养安全性管理中国专家共识［J］. 肿瘤代谢与营养电子杂志，2021，8（5）：495-502.

生物制品管理制度

一、目的

加强生物制品的管理，规范该类药物的临床应用，保障医疗质量和安全。

二、适用范围

1. 适用于非公医疗机构生物制品的遴选、采购、验收、储存与养护、临床使用等全流程管理。

2. 生物制品指是以微生物、细胞、动物或人源组织和体液等为原料，应用传统技术或现代生物技术制成，用于人类疾病的预防、治疗和诊断疾病的药物，包括疫（菌）苗、毒素、类毒素、免疫血清、血液制品、免疫球蛋白、抗原、变态反应原、细胞因子、激素、酶、发酵产品、单克隆抗体、DNA重组产品、体外免疫试剂等。

三、内容

（一）制定目录

依据《生物制品管理规定》《中国药典》《临床用药须知》《国家基本药物目录》《国家基本医疗保险、工伤保险和生育保险药品目录》等相关文件，结合本医疗机构药品目录，制定生物制品目录。

（二）采购

1. 药学部购进生物制品，必须严格按照国家药品监督管理机构相关要求，从具有生产、经营资格的生产企业或经营企业购进。

2. 所购进的生物制品运输设备、记录必须符合生物制品储存运输的相关规定。

3. 药学部对供货企业的合法资格和质量保证能力进行审核，并索取加盖供货单位原印章的合法证照复印件、《药品注册证》及生物制品批签发文件复印件，进口生物制品除按照《药品进口管理办法》索取相关证照外，还应提供加盖供货方原印章的原生产国或者地区药品管理机构（或者授权批签发机构）出具的批签发证明复印件。

4. 生物制品由药学部统一采购供应，任何其他科室或部门不得从事生物制品的采购、调剂活动，不得在临床使用非规定部门采购供应的生物制品。

5. 确因疾病治疗需求，对未列入医院药品处方集和基本药品供应目录的生物制品，可以启动临时采购程序，临时采购须严格执行本医疗机构相关规定。

（三）验收

1. 验收工作人员对需冷藏或冷冻的生物制品运输方式及运输过程的温度记录、运输时间等质量控制状况进行重点检查并记录。

2. 不符合温度要求的应当拒收。

3. 冷藏、冷冻药品应当在冷库内待验。

（四）储存与养护

1.生物制品必须严格按照品种说明书规定的储存条件储存，并做好温湿度记录。

2.生物制品应列为重点养护品种，每月养护一次，并作好养护记录。

（五）使用管理

1.临床医师严格按照药品说明书开具生物制品，无特殊原因不得超说明书用药。

2.临床医师严格掌握血浆源医药产品，特别是人血白蛋白等使用的适应证和禁忌证。

3.护士应注意生物制品储存条件，对暂时不使用的生物制品应按药品说明书上规定的储存条件储存。

4.护士在使用血液制品过程中应遵循不良反应"可疑即报"的原则，密切监测患者的用药反应。

5.对生物制品出院带药和门诊调配时，需要给患者交代生物制品使用和储存方法。

6.生物制品应单独使用，严禁与其他药品配伍使用。

7.药学部应定期对生物制品应用情况进行专项点评。

8.药学部定期对生物制品的临床使用情况进行监督检查。

四、参考文件

1.《药品经营质量管理规范》(国家食品药品监督管理总局令第28号).

2.《中华人民共和国疫苗管理法》(2019年).

药物皮肤过敏试验管理制度

一、目的

规范药物皮肤过敏试验及过敏反应处置流程，确保患者的用药安全，避免医疗纠纷。

二、适用范围

适用于医疗机构药物皮肤过敏试验（简称皮试）的监督管理。

三、内容

（一）皮试药品目录的制定

依据《β内酰胺类抗菌药物皮肤试验指导原则（2021年版）》《中华人民共和国药典临床用药须知》《中国国家处方集》及药品说明书相关要求，制定本医疗机构皮试药品目录，药事管理与药物治疗学委员会审核确定。

（二）皮试的管理

1.需要做皮试的药物分为两种类型：一类是按规定必须做皮试的药物，一类是特定情况下才需要做皮试的药物，医师应严格把握皮试适应证。

2.医护人员在使用皮试药物前，应详细询问用药史、过敏史，个人及家属有无变态反应性疾病，并记录在门诊或住院患者的医疗和护理病历中（包括电子病历）。

3. 根据医疗机构皮试药物目录，规范药物皮肤过敏试验，试验结果录入病历（包括电子病历），并于处方、医嘱上显示。

4. 门诊医师应先开具皮试药物处方并注明"皮试用"，如皮试结果为阴性，再开具治疗药物处方。护士应将皮试结果、日期及签名标注在病历（包括电子病历）和注射单中，如"皮试阳性"时用标注"皮试阳性（+）"，如"皮试阴性"时用标注"皮试阴性（-）"。

5. 病区护士应将皮试判定结果"皮试阳性"/"皮试阴性"标注至 HIS 中，将皮试结果在医嘱中体现。

6. 医务工作者应注意鉴别假阳性或假阴性的情况，过敏试验阴性的患者用药过程中仍需密切观察并做好急救准备。

7. 在排除假阳性反应的前提下，皮试阳性有临床意义，提示患者有发生 IgE 介导的速发型过敏反应的可能。皮试阳性（除非皮试诱发严重过敏反应）不应记录为"过敏"，而应记录为"皮试阳性"。既往仅皮试阳性的患者，并非皮试的禁忌证，可在密切观察基础上重复皮试。

8. 凡证实患者对某药物过敏，应及时告知患者和家属，并在病历上明显标记该药物过敏。

9. 护士按照皮试配置方法配置皮试液，并对皮试结果进行判定，皮试液应现配现用。

（三）β-内酰胺类抗菌药物皮试规定

1. 青霉素类药物需常规做青霉素皮试。

2. 皮试 15~20min 后观察如局部出现红肿，直径 > 1cm 或局部红晕为阳性，对可疑阳性者，在确定使用青霉素类药物的情况下，应在另一前臂用生理盐水做对照实验。

3. 对于部分高敏患者，皮试本身亦可能导致速发型过敏反应。应用抗组胺药物可能影响皮试结果，皮试前应停用全身应用一代抗组胺药（苯海拉明）至少 2~3 天，二代抗组胺药物（西替利嗪、氯雷他定）至少 3~7 天，全身较长时间应用糖皮质激素停药至少 7 天，丙咪嗪类抗抑郁药、吩噻嗪类抗精神病药停药至少 7 天，H_2 受体拮抗剂雷尼替丁等应停用至少 48 小时。

4. β 受体拮抗剂和血管紧张素转换酶抑制剂等药物可能影响对速发型过敏反应救治，皮试前应停用 24 小时，尤其在发生严重过敏反应可能时。

5. 不推荐在使用头孢菌素前常规进行皮试，仅以下情况需要皮试：①既往有明确的青霉素或头孢菌素 I 型（速发型）过敏史患者。此类患者如临床确有必要使用头孢菌素，并具有专业人员、急救条件，在获得患者知情同意后，选用与过敏药物侧链不同的头孢菌素进行皮试，其结果具有一定的参考价值；②药品说明书中规定需进行皮试的。应当向药品提供者进一步了解药品引发过敏反应的机制，皮试的灵敏度、特异度、阳性预测值和阴性预测值，并要求提供相应皮试试剂。

6. 单环类、头霉素类、氧头孢烯类、碳青霉烯类、青霉烯类等其他 β– 内酰胺类抗菌药物均无循证医学证据支持皮试预测作用，给药前无需常规进行皮试。

（四）严重过敏反应的抢救措施

1. 应采集和甄别过敏史，应注意鉴别患者所诉的"过敏反应"是否为非过敏性的药物不良反应。

2. 严重过敏反应救治的首要目的是维持有效通气及循环，抢救的首选用药是肾上腺素。

3. 严重过敏反应的救治措施　①立即停用导致过敏药物，静脉给药者更换输液瓶及输液器，救治过程严密监控心率、血压、呼吸及血氧饱和度；②肾上腺素（1：1000）：14 岁及以上患者单次 0.3~0.5ml 深部肌内注射，14 岁以下患者 0.01ml/kg 体重深部肌内注射（单次最大剂量 0.3ml），5~15 分钟后效果不理想者可重复注射，注射最佳部位为大腿中部外侧；③保持气道通畅，吸氧，必要时气管插管或气管切开，如暂无条件建立人工气道，紧急情况下可先行环甲膜穿刺；④建立静脉通道（两条或两条以上），静滴晶体液维持血压（液体用量 20ml/kg，根据患者情况调整剂量），必要时静脉点滴多巴胺维持血压；⑤若有支气管痉挛，可吸入 β_2 受体激动剂；⑥抗组胺药：如苯海拉明 1.25mg/kg，最大量 50mg，肌内注射；⑦糖皮质激素：静脉甲泼尼龙 40mg/100ml 生理盐水，或氢化可的松琥珀酸钠 100~200mg；⑧任一环节中如出现心跳、呼吸骤停，立即就地进行规范心肺复苏术。患者经救治脱离危险后，应留院观察至少 12 小时。

四、参考文件

1.《β 内酰胺类抗菌药物皮肤试验指导原则（2021 年版）》（国卫办医函〔2021〕188 号）.

2. 国家药典委员会. 中华人民共和国药典临床用药须知（2020 年版）［M］. 北京：中国医药科技出版社，2022.

3.《中国国家处方集》附录 4（2010）.

4.《浙江省头孢菌素类抗生素皮肤过敏试验指导意见》.

5.《重庆市头孢菌素类抗菌药物皮肤过敏试验共识》（2018）.

6.《青霉素皮肤试验专家共识》（2017）.

7.《全身性用药药物皮肤试验浓度选择 –2013ENDA/EAACI》.

药品不良反应监测与报告制度

一、目的

规范非公医疗机构药品不良反应报告流程，加强药品上市后的安全性再评价，及时、有效地控制药品使用风险，保证患者用药安全，提高临床合理用药水平。

二、适用范围

适用于非公医疗机构药品不良反应监测与报告管理工作。

三、内容

（一）定义

药品不良反应是合格药品在正常用法用量下出现的与用药目的无关的有害反应。

1. 新的药品不良反应　指药品说明书中未载明的不良反应。说明书中已有描述，但不良反应发生的性质、程度、后果或者频率与说明书描述不一致或者更严重的，按照新的药品不良反应处理。

2. 严重药品不良反应　指因使用药品引起以下损害情形之一的反应：

（1）导致死亡；

（2）危及生命；

（3）致癌、致畸、致出生缺陷；

（4）导致显著的或者永久的人体伤残或者器官功能的损伤；

（5）导致住院或者住院时间延长；

（6）导致其他重要医学事件，如不进行治疗可能出现上述所列情况的。

3. 药品群体不良事件　是指同一药品在使用过程中，在相对集中的时间、区域内，对一定数量人群（3 例及 3 例以上人员）的身体健康或者生命安全造成损害或者威胁，需要予以紧急处置的事件。

同一药品指同一生产企业生产的同一药品名称、同一剂型、同一规格的药品。

（二）药品不良反应上报原则

1. 可疑即报　怀疑即可上报。

2. 零报告制度　即使科室当月药品不良反应为零，也需按规定时间向药学部上报。

（三）机构与职责

医疗机构药事管理与药物治疗学委员会下设药品不良反应报告监测管理工作组。负责全院药品不良反应/事件报告和监测的管理工作。

1. 药品不良反应监测办公室

（1）药品不良反应监测办公室设于药学部。

（2）药学部专门指定一临床药师为全院专职药品不良反应联络员。

（3）负责药品不良反应表的收集、核实、分析与反馈的工作。

（4）按程序和时限向国家药品不良反应监测系统上报。

（5）向全院通报医疗机构药品不良反应监测和报告情况。

（6）组织开展药品不良反应报告的宣传、教育和培训工作。

2. 临床科室药品不良反应监测联络员

（1）临床科室药品不良反应监测联络员为临床科室护士长或住院总。

（2）负责本科室药品不良反应的监测和上报管理工作。

（3）督促和协助临床医师正确填写并上报药品不良反应报告表。

（4）每月按规定时间向药品不良反应监测办公室上报科室药品不良反应监测情况。

3. 医教部

（1）每月对医疗机构药品不良反应监测情况进行考核、奖惩。

（2）协助药学部开展药品不良反应宣传、培训的工作。

（3）对于严重的药品不良反应协调全院专家会诊、积极开展救治工作。

（四）上报流程

1. 上报途径　医疗机构工作人员发现药品不良反应，通过院内网报系统上报给药品不良反应监测办公室，药品不良反应监测办公室按规定时间通过国家药品不良反应监测平台上报至国家药品不良反应监测中心。

2. 上报时限　根据国家药品不良反应上报时限，本医疗机构为保证药品不良反应上报的及时性与可追溯性，规定本医疗机构药品不良反应上报时限如下。

国家药品不良反应上报时限		本医疗机构药品不良反应上报时限	
一般的	30 日	一般的	3 日
新的/严重	15 日	新的	1 日
死亡病例	立即上报	严重的/群体	立即上报

3. 上报流程

（1）科室发现疑似药品不良反应时，立即停止用药，并予以紧急处理。

（2）本着"可疑即报"的原则，根据不良反应类型按规定时间及时通过院内网报系统填写《药品不良反应/事件报告表》。

（3）严重的、群体药品不良反应立即电话报告医教部、药品不良反应监测办公室，妥善保存所有使用药品、器具并保存原始资料，并通过院内网报系统填写《药品不良反应/事件报告表》。

（4）药品不良反应监测办公室对上报的药品不良反应进行收集、分析、评价，按规定时间及时将全院药品不良反应报告表汇总上报至国家药品不良反应监测系统。

（5）对于严重的、群体性药品不良反应，药品不良反应监测办公室要及时上报药品不良反应监测管理工作组，启动严重或群体药品不良反应应急预案，填写《群体药品不良反应/事件基本信息表》，并按规定上报至国家药品不良反应监测系统。

（6）药品不良反应监测办公室每季度对医疗机构上报的内容进行统计、分析、评价，并将结果上报药品不良反应报告监测管理工作组及医教部。

（五）处置办法

1. 一般的药品不良反应早发现、早报告、早处理。

2. 新的、严重的及群体的药品不良反应不得瞒报、迟报或授意他人瞒报、迟报。

3. 药品不良反应监测办公室接到新的、严重的及群体的药品不良反应报告后应进行临床调查核实，分析原因，并做出是否启动预案的决定。

4.严重的、群体的药品不良反应处理措施

（1）药品不良反应报告监测管理工作组采取紧急措施，控制事态发展，协调完成患者救治工作。

（2）医教部组织相关人员会同医院药品不良反应管理工作组进行事件的分析、评价、性质认定。

（3）药学部通知全院停止使用该药品，已经使用的要求临床科室密切观察。并填写群体药品不良反应表。按规定向国家药品不良反应监测系统报告。

（4）临床科室确定治疗方案，积极组织救治，实行动态报告制度，每4小时一次以电话的形式向药品不良反应报告监测管理工作组（夜间时上报医疗总值班）报告事件的应急工作情况，以便及时采取有效措施，控制事态的发展。

（六）考核管理

医教部每月对全院药品不良反应监测情况进行考核奖惩。

1.奖励办法

（1）一般药品不良反应报告，给予上报人20元/例奖励。

（2）新的、严重的、群体的药品不良反应报告，给予上报人100元/例奖励。

2.处罚办法

（1）瞒报、漏报、未按要求进行药品不良反应监测工作的科室，给予扣罚科室当月绩效300元的处罚。

（2）药品不良反应/事件监测办公室及其有关人员在药品不良反应管理工作中违反规定、延误不良反应报告、未采取有效措施控制严重药品不良反应重复发生并造成严重后果的，依照有关规定给予行政处分。

四、流程

药品不良反应上报流程图（附件一）。

五、表单

药品不良反应/事件报告表（附件二）。

六、参考文件

1.《中华人民共和国药品管理法》（2019 年修订）.

2.《药品不良反应报告和监测管理办法》（卫生部令 81号）.

七、附件

附件一：药品不良反应上报流程

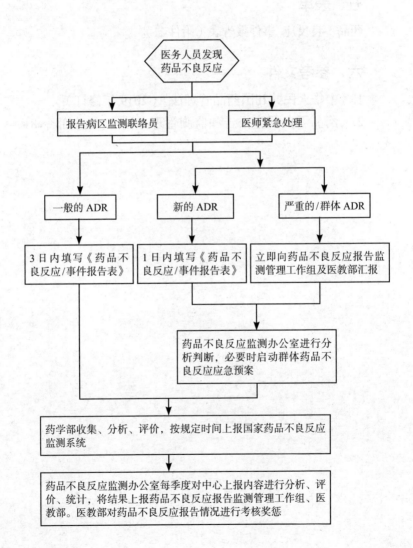

附件二：药品不良反应/事件报告表

编码：

首次报告□　跟踪报告□

报告类型：新的□　严重□　一般□　报告单位类别：医疗机构□　经营企业□　生产企业□　个人□　其他□

患者姓名：	性别：男□ 女□	出生日期： 年　月　日 或年龄：	民族：	体重（kg）：	联系方式：

| 原患疾病： | 医院名称：
病历号/门诊号： | | 既往药品不良反应/事件：有□
无□ 不详□
家族药品不良反应/事件：有□
无□ 不详□ | |

相关重要信息：吸烟史□　饮酒史□　妊娠期□　肝病史□　肾病史□　过敏史□　其他□

药品	批准文号	商品名称	通用名称 （含剂型）	生产厂家	生产批号	用法用量 （次剂量、途径、 日次数）	用药起止时间	用药原因
怀疑 药品								
并用 药品								

续表

不良反应/事件名称：	不良反应/事件发生时间： 年 月 日
不良反应/事件过程描述（包括症状、体征、临床检验等）及处理情况（可附页）：	
不良反应/事件的结果：痊愈□ 好转□ 未好转□ 不详□ 有后遗症□ 表现： _____ 死亡□ 直接死因： 死亡时间： 年 月 日	
停药或减量后，反应/事件是否消失或减轻？ 是□ 否□ 不明□ 未停药或未减量□ 再次使用可疑药品后是否再次出现同样反应/事件？ 是□ 否□ 不明□ 未再使用□	
对原患疾病的影响：不明显□ 病程延长□ 病情加重□ 导致后遗症□ 导致死亡□	
关联性评价	报告人评价：肯定□ 很可能□ 可能□ 可能无关□ 待评价□ 无法评价□ 签名： 报告单位评价：肯定□ 很可能□ 可能□ 可能无关□ 待评价□ 无法评价□ 签名：
报告人信息	联系电话： 职业：医生□ 药师□ 护士□ 其他□ 电子邮箱： 签名：
报告单位信息	单位名称： 联系人： 电话：
生产企业请填写信息来源	医疗机构□ 经营企业□ 个人□ 文献报道□ 上市后研究□ 其他□ 报告日期： 年 月 日
备 注	

药品用药差错及踪近差错管理制度

一、目的

规范用药差错和踪近差错的管理，建立差错预警机制，降低药品差错率，保障用药安全。

二、适用范围

适用于非公医疗机构所有药品使用的各个环节。

三、内容

（一）定义

1. 用药差错　是指药品在临床使用及管理全过程中出现的、任何可以防范的用药疏失，这些疏失可导致患者发生潜在的或直接的损害。用药错误可发生于处方（医嘱）开具与传递；药品储存、调剂与分发；药品使用与监测；用药指导及药品管理、信息技术等多个环节。

2. 踪近差错　是指在药品采购、供应、医嘱、转抄、调配、发放和使用整个流程的一个或多个环节出现错误，但是该错误被发现并纠正，患者最终没有接受错误的药物治疗。

（二）职责

1. 临床医师根据说明书的适应证、用法用量、禁忌证、注意事项等规范诊疗方案，严格遵循《处方管理办法》开具处方或医嘱，确保患者用药安全。对于处方开具和用药监测环节发生的用药差错，必须立即上报科室主任，组织相关人员进行讨论，分析原因，并制定相应整改措施，有效防止类似差错的再次发生。同时通过院内网报系统及时上报不良事件（附件一）。

2.护士执行医嘱，遵循"三查八对""双人复核"，防范在执行医嘱、核对药品、给药和监测等环节用药错误的发生。在此期间发生的用药差错应立即上报病区护士长和主管医生，积极实施处置措施，并在护士长的组织下分析差错原因，制定相应整改措施。同时通过院内网报系统上报不良事件。

3.药师在采购、储存、调剂和发放的过程中严格遵守《药品管理法》《处方管理办法》，严格执行"四查十对"的调剂原则，加强患者用药指导，防范药品保障工作中各个环节出现的用药差错。对于可能出现的用药差错及时分析原因并制定相应整改措施，同时通过院内网报系统上报不良事件。

（三）用药差错分类

1.分级　用药差错根据差错引起后果的严重程度分为9级。

（1）A级　客观环境或条件可能引发的错误。

（2）B级　发生错误但未发给患者，或已发给患者但患者未使用。

（3）C级　患者已使用，但未造成伤害。

（4）D级　患者已使用，需要检测错误对患者造成的后果，并根据后果判断是否需要采取预防措施和减少伤害。

（5）E级　错误造成患者暂时性伤害，需要采取处置措施。

（6）F级　错误对患者造成的伤害导致患者住院或者延长住院时间。

（7）G级　错误导致患者永久性伤害。

（8）H级　错误导致患者生命垂危，需要采取维持生命的措施（如心肺复苏，除颤，插管等）。

（9）I级　错误导致患者死亡。

踪近差错是用药差错的一部分，是指用药差错中的 A、B 级，属于未遂事件。

2. 分层　根据用药差错分级可以为 4 个分级。

（1）第一层次　差错未发生（错误隐患），包括 A 级。

（2）第二层次　发生差错，但未造成患者伤害，包括 B、C、D 三级。

（3）第三层次　发生差错，且造成患者伤害，包括 E、F、G、H 四级。

（4）第四层次　发生差错，造成患者死亡，包括 I 级。

（四）用药差错监测与报告

1. 报告原则

（1）鼓励药品管理部门和使用部门相关的工作人员及患者家属报告用药差错及踪近差错。

（2）若出现用药差错及踪近差错，按照不良事件的上报原则，造成严重后果的应在 30min 内口头或电话上报科主任、医教部、院领导，并在 24 小时内通过院内网报系统填写《不良事件报告单》；未造成严重后果的应在 72h 填写《不良事件报告单》。

（3）部门负责人应与相关人员讨论用药差错及踪近差错发生的原因和结果，并制定相应的改进措施。

2. 差错内容（包括但不限于以下）

（1）诊断　适应证、禁忌证。

（2）品种　药品名称、规格、数量、剂型、生产厂家。

（3）用法　给药途径、给药顺序、操作技术。

（4）用量　剂量、给药频次、给药时间、疗程。

（5）相互作用　溶媒、配伍、药物相互作用。

（6）可识别的药品质量　药品破损、包装标识模糊不清、内有异物、变色、沉淀。

（7）其他　漏给药、重复给药等。

3. 报告内容

（1）患者情况　姓名、ID号、性别、诊断等。

（2）对用药差错进行描述，导致的后果即受损害程度。

（3）用药差错的发现者，用药差错的发生原因及所涉及的工作人员。

（4）用药差错的发生环节和发现过程。

（5）防止用药差错再次发生的建议措施。

4. 处理原则

（1）药学部对于在药品采购、供应、验收、入库、储存、医嘱调配及发放环节发生的踪近差错，必须立即采取退换、更改等有效措施。

（2）对于已经发生的药品差错，使用错误药品的患者，要密切观察，必要时迅速采取救治措施。院外患者必要时应住院救治。

（3）医护人员巡视过程中发现用药错误，立即核对医嘱、病历，采取措施、终止给药，报告值班医师、积极救治患者。救治完成后按照本院不良事件上报要求及时上报。

（4）药品差错后果严重构成医疗事故的需要上报科室主任、医教部及主管院长。

5. 质量控制与改进

（1）所有药品用药差错及踪近差错按规定上报不良事件，并归档于药学部。

（2）药学部同发生用药差错及踪近差错的部门共同调查事件的发生原因，回顾管理环节和系统流程，分析差错原因，并提出改进措施。

（3）药学部每季度对所有用药差错及踪近差错进行汇总、分析，分析结果以《药讯》的形式反馈给临床。

四、流程

用药差错上报流程（附件一）。

五、表单

用药错误报告表（附件二）。

六、参考文件

1.《医疗机构药事管理规定》（卫医政发〔2011〕11 号）.

2.《中国用药错误管理专家共识》（2014 年）.

3.《处方管理办法》（中华人民共和国卫生部令第 53 号）.

七、附件

附件一：用药差错上报流程

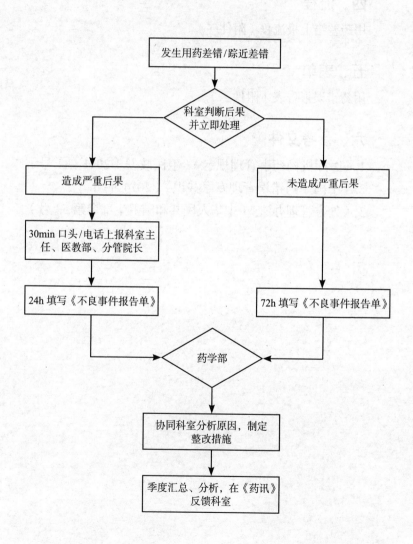

附件二：用药错误报告表

填表时间：　　年　　月

错误发生时间	___年___月___日 ___时___分	发现错误时间	___年___月___日 ___时___分
错误内容	1. 品种　□适应证　　□品种　　　□禁忌证　□剂型 2. 用法　□给药途径　□给药顺序　□漏给药　□给药技术 　　　　　□重复给药 3. 用量　□数量　　　□规格　　　□用量　　□给药频次 　　　　　□给药时间　□疗程 4. 相互作用　□溶媒　□配伍　　　□相互作用 5. 患者身份　□ 6. 其他 _____		
错误药品是否发给患者	□是　　　□否 □不详	患者是否使用了错误药品	□是　　　□否 □不详
错误分级	第一层级：无错误 　　□A级：客观环境或条件可能引发错误（错误隐患） 第二层级：有错误无伤害 　　□B级：发生错误但未发给患者，或已发给患者但患者未使用 　　□C级：患者已使用，但未造成伤害 　　□D级：患者已使用，需要监测错误对患者造成的后果，并根据后果判断是否需要采取措施预防和减少伤害 第三层级：有错误有伤害 　　□E级：错误造成患者暂时性伤害，需要采取预防措施 　　□F级：错误对患者的伤害可导致住院或延长住院时间 　　□G级：错误导致患者永久性伤害 　　□H级：错误导致患者生命垂危，需采取维持生命的措施（如心肺复苏、除颤、插管等） 第四层级：有错误致死亡 　　□I级：错误导致患者死亡		

续表

患者伤害情况	□死亡　　直接死因：　　　　死亡时间：_____年___月___日 □抢救　　措施： □残疾　　部位、程度： □暂时伤害　部位、程度： 恢复过程：　□住院治疗　　□门诊随访治疗 　　　　　　□自行恢复　　□其他　　□无明显伤害			
引发错误的因素	1. 处方因素　　□处方辨认不清　　□缩写　　　　□抄方 　　　　　　　　□口头医嘱 2. 药品因素　　□药名相似　　　　□外观相似　　□分装 　　　　　　　　□稀释　　　　　　□标签 3. 环境因素　　□环境欠佳　　　　□货位相邻 　　　　　　　　□多科室就诊　　　□拼音相似 　　　　　　　　□设备故障 4. 人员因素　　□疲劳　　　　　　□知识欠缺 　　　　　　　　□培训不足　　　　□技术不熟练 5. 其他			
发生错误的场所	诊室（□门诊　□病房）□药房　□护士站　□社区卫生站 □患者家中　□静脉配制室　□其他			
引起错误的人员	医师　□住院医师　□主治医师　□副（正）主任医师 　　　□实习医师　□进修医师 药师　□初级药师　□主管药师　□副（正）主任药师 　　　□实习药师　□进修药师 护士　□初级护士（师）□主管护师　□副（正）主任护师 　　　□实习护士　□进修护士 患者及家属□ 其他 _____			
其他与错误相关的人员	□医师　　　□药师　　　□护士　　　□患者及家属　　□其他 _____			
发现错误的人员	□医师　　　□药师　　　□护士　　　□患者及家属　　□其他 _____			

续表

患者信息	性别	□男 □女	年龄	___岁/月	体重	___kg
	诊断					
错误相关 药品	通用名		商品名		剂型	
	规格		生产 厂家			
有无药品标签、处方复印件等资料　　□有　　□无						
简述事件发生、发现的经过，导致的后果及防范措施：						
报告人			科室			
联系电话			E-mail			

医疗机构互联网医院药事管理制度

一、目的

规范互联网诊疗行为，发挥远程医疗服务积极作用，提高医疗服务效率，促进合理用药，保证医疗质量和医疗安全。

二、适用范围

适用于非公医疗机构互联网医院药事管理。

三、内容

（一）机构与职责

医疗机构互联网医院药事管理工作由本医疗机构药事管理与药物治疗学委员会负责。药事管理与药物治疗学委员会既是互联网医院药事管理的监督管理机构，也是对互联网医院药事管理各类重要事项做出决定的专业技术组织。药事管理与药物治疗学委员会下设办公室，原则上设在药学部，负责药事会的日常工作。其具体职责如下。

1. 负责互联网医院有关药事管理工作。

2. 负责互联网医院药品目录的制定与日常信息维护，对药品采购、贮存、发放、调配、使用全过程实施监管，确保药品质量。

3. 对药品质量、药品配送服务进行监管，开展线上药物咨询、用药指导及用药不良反应追踪等药学服务工作。

4. 对药品信息进行维护，根据药品说明书、法律法规、临床诊疗指南与规范的更新，对平台的药品合理使用规则进行及时维护。

5. 对互联网医院处方实施线上线下一体化监管，确保患者信息、处方信息与数据安全。

（二）药品目录管理

1. 互联网医院药品目录的遴选应符合《互联网医院管理办法》等相关要求。综合考虑药品的质量安全、运输安全及储存条件等方面因素。

2. 互联网药品目录不得包含麻醉药品、精神类药品、易制毒类药品、医疗用毒性药品等特殊管理药品。

3. 互联网药品目录纳入有自杀风险的药品、有成瘾性风险的药品、极高危精神类药品、易导致严重不良反应风险的药品、安全窗窄的药品等风险较高的品种时应严格审核。

4. 为保障药品质量和配送安全，注射剂药品、玻璃瓶包装药品等易碎品种不得纳入目录，有特殊保存要求的冷链药品、冷冻药品不得纳入目录。

5. 因相关法规或疫情等特殊原因对互联网医院药品品种有规定时，应按要求及时调整药品目录。

6. 药品目录需要新增、停用药品品种或更新药品信息时，应先与 HIS 系统核对药品信息无误后再行调整，确保互联网药品信息与 HIS 系统信息一致。

（三）线上处方开具

1. 互联网医院医师应取得医师资格证、医师执业证；应在执业地点取得处方权并具有 3 年以上独立临床工作经验；在本医疗机构经过互联网医院处方开具规范化岗前培训并进行考核，考核合格后取得线上处方开具资格；由医教部对考核合格医师授予相应的处方开具权限并备案；医师通过互联网医院电子实名认证方可从事互联网诊疗服务，电子签名式样应在药学部、医教部及互联网医院平台留样备查；信息科根据医教部授权在互联网医院平台系统中开通相应账号权限。

2. 医师应在《医师执业证书》规定的执业类别和执业范围内开展互联网诊疗服务。需严格遵守相关法律法规、规章制度、诊疗规范和医疗核心制度。

3. 患者在实体医疗机构就诊，由接诊的医师通过互联网医院邀请其他医师进行会诊时，会诊医师可以出具诊断意见并开具处方。患者未在实体医疗机构就诊，医师只能通过互联网医院为部分常见病、慢性病患者提供复诊服务。当患者病情出现变化或存在其他不适宜在线诊疗服务的，医师应当引导患者到实体医疗机构就诊。

4. 互联网医院医师应当严格遵守《处方管理办法》等处方管理规定。

5. 在线开具处方前，医师应当掌握患者病历资料，确定患者在实体医疗机构明确诊断为某种或某几种常见病、慢性病后，可以针对相同诊断的疾病在线开具处方。

6. 不得在互联网线上开具麻醉药品、精神类药品、易制毒类药品、医疗用毒性药品处方以及其他用药风险较高、有其他特殊管理规定的药品处方。

7. 为低龄儿童（6岁以下）开具互联网儿童用药处方时，应当确定患儿有监护人和相关专业医师陪伴。

8. 处方一般不得超过7日用量；治疗慢性病的一般常用药品可开具长期处方，开具长期处方时，应当根据患者诊疗需求，在保证医疗质量和医疗安全的情况下，确定处方量。特殊时期或特殊情况参照上级有关文件通知执行，在保证医疗安全的基础上，规范患者用药。

9. 所有在线诊断、处方必须有医师电子签名。

（四）线上处方审核与调剂

互联网医院应设置专职药师负责在线审方工作，药品调剂由取得药学专业技术职务任职资格的药师负责。

1. 处方审核

（1）具有药师以上专业技术任职资格，同时具有3年及以上药品调剂工作经验，接受过处方审核专业知识培训并考核合格，通过互联网医院电子实名认证的药师负责互联网线上处方审核工作；审方药师应设置电子签名，用于在线审核处方。

（2）审方药师接收线上处方信息，通过互联网医院平台对处方进行合法性、规范性、适宜性审核。审核通过后方可调剂。

（3）药师审核线上处方发现不合理用药或者用药错误时，应当不予通过，并填写不通过原因以供医师确认或修改处方信息，修改后的处方再次进入处方审核流程。药师对干预的不合理线上处方，应当详细记录，内容包括不合理处方信息、不合理原因及干预结果等。

（4）处方审核信息应留痕、可追溯，平台应保存互联网审方记录，以作为服务质量、风险控制和追溯凭证，旨在规范管理，保障药师、服务平台及患者各方的权益。

（5）审核通过的线上处方，审方药师签署电子签名。处方自动流转至调剂环节。

2. 处方调剂

（1）药师在本医疗机构经过药学专业知识规范化岗前培训并进行考核，考核合格后取得药品调剂资格。由医教部对考核合格药师授予相应的药品调剂权限并备案。药师签名及专用签章式样应在药学部和医教部留样备查。具有药师以上专业技术任职资格的人员负责互联网处方药品的调配、核对、发放工作。

（2）调剂药师接收到线上处方信息，认真查对电子订单各项内容无误后打印处方、病历、订单、运单及发票。

（3）调剂人员按照打印出的线上处方，遵照"四查十对"原则对处方进行调剂：查处方，对科别、姓名、年龄；查药品，对药名、剂型、规格、数量；查配伍禁忌，对药品性状、用法用量；查用药合理性，对临床诊断。

（4）调配人员对处方进行逐一调配，不得同时调配多张处方，以免发生差错。

（5）调配好的药品应提供药品标签或用药指导单，注明患者姓名及药品名称、用法、用量、服用注意事项。

（6）核对药师对调配好的药品逐一核对，再次核对线上处方、病历、订单、运单及发票一致。

（7）处方调剂完成后调配药师和核对药师在处方上签名并加盖专用签章。

（五）药品配送

1. 应选择资质齐全、诚信度高、配送及时的物流公司负责互联网医院的药品配送。物流公司应配置固定人员负责本医疗机构互联网医院药品配送工作。

2. 配送人员接收到药品配送订单，及时到达药房揽收，与药师核对订单信息，检查需配送药品完好，将药品、病历、订单及发票一并整齐装箱打包，完成交接后配送人员和交接药师在交接表上签字。

3. 药师应对配送药品进行追踪回访，确保患者用药的及时性，确认配送药品的完好性。

（六）互联网医院药学服务

1. 药品不良反应追踪与随访，互联网医院发生的医疗服务不良事件和药品不良事件按照国家有关规定及时了解、跟进、上报。

2.由具有临床用药经验和合理用药知识的药师对互联网医院处方进行点评，实施干预，提出改进措施，促进合理用药，保证患者用药安全。

3.通过互联网医院平台提供用药咨询服务，咨询内容可包括药品的名称、用法用量、疗效、用药注意事项、药物间相互作用、贮存方法、药品不良反应识别及处置等。对药品咨询内容进行记录。

4.定期对互联网医院药学工作进行质量控制检查，加强监督管理，促进持续改进。

四、流程

互联网医院处方调配、核发与配送流程（附件一）。

五、参考文件

1.《互联网医院管理办法（试行）》（国卫医发〔2018〕25号）.

2.《远程医疗服务管理规范（试行）》（国卫医发〔2018〕25号）.

3.《处方管理办法》（中华人民共和国卫生部令第53号）.

4.《医疗机构处方审核规范》（国卫医发〔2018〕14号）.

5.《互联网医院处方流转平台规范化管理专家共识》（粤药会〔2020〕26号）.

六、附件

附件一：互联网医院处方调配、核发与配送流程

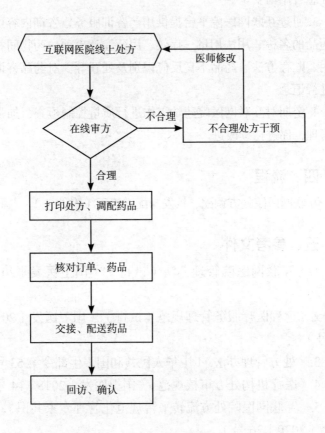

第三章

药品管理制度

药品储存养护制度

一、目的

加强非公医疗机构在库药品的储存与养护，保障药品质量安全。

二、适用范围

适用于非公医疗机构药品的储存与养护管理。

三、内容

（一）药品储存

1. 药库及各调剂室药品的储存管理

（1）药品按剂型、用途及储存要求分类摆放。按其药品剂型和类别分库、分区、分垛存放，并实行色标管理：合格药品为绿色，不合格药品为红色，待确定药品为黄色。药品与非药品分开存放；中药饮片、中成药、化学药品分别储存、分类存放；过期、变质、被污染的药品应当放置在不合格库（区）。

（2）按药品说明书温、湿度要求储存于相应区域，根据《中国药典》规定的贮藏要求，药品储存相对湿度为35%~75%，温度为：常温库（10~30℃）、阴凉库（≤20℃）、冷藏库（2~8℃）、冷冻（-10~-25℃）储存。

（3）药库药品应分品种、按批号摆放，不同批号的药品不得混垛，垛间距不小于5cm，药品与库房内墙、顶、温度调控设备及管道等设施间距不小于30cm，与地面间距不小于

10cm；保持药库环境、货架的清洁，定期清理和消毒，做好防盗、防火、防潮、防腐、防鼠、防污染等工作。

（4）未经批准的人员不得进入药品库房，任何人员不得有影响药品质量和安全的行为；不得在药品库房内存放与药品储存管理无关的物品。

（5）特殊管理药品参照《中华人民共和国药品管理法》《麻醉药品和精神药品管理条例》《医疗机构麻醉药品、第一类精神药品管理规定》《放射性药品管理制度》等相关法律法规执行。

（6）根据季节、气候变化，各药品存放区域做好温度调控工作。应保证每日上、下午各一次做好温湿度记录（附件一），确保药品储存质量安全。发现温湿度超出规定范围，应采取调控措施并予以记录。

2. 各临床科室、护理单元根据本部门实际储存的药品，严格按照药品说明书中药品储存条件，同时参照本书《临床科室储备药品管理制度》进行储存管理。

3. 药学部各调剂室、临床各科室、各护理单元中，拆零药品的储存及效期管理参照本书《药品效期管理制度》。

（二）药品养护

1. 药库、药房工作人员应根据库房条件、药品性质等对在库药品每月完成一次检查和养护，包括药品外观包装质量状况、药品效期、滞销药品等；对如贵重药品、有效期较短、储存条件有特殊要求等品种进行重点养护，及时做好药品养护记录（附件二），养护记录应保存至超过药品有效期1年，但不得少于2年。

2. 药品实行批号储存管理。按药品批号和有效期远近依序存放，应做到"先进先出、近效先出"原则发放药品，有效期不足 6 个月的药品应做好近效期登记（附件三）。

3. 各药房为确保药品质量，提高药品周转率，每月汇总近效期及滞销的药品，并上报中心药库退库处理，中心药库联系供货商进行退货并登记；如发现有质量问题的药品应立即上报，并暂停使用，将药品放入不合格区，并进行记录。

4. 药学部质量控制小组每月检查各部门药品质量，并将检查结果反馈至各部门，各部门根据反馈情况进行整改。

5. 科室储备药品需由储备科室专管护士每月完成一次药品养护，科室护士长每月完成一次检查，并进行相关记录，药学部质量监控小组每月进行督查，各临床科室根据反馈情况进行整改。

四、表单

1. 温湿度记录表（附件一）。

2. 药品养护记录表（附件二）。

3. 近效、滞销药品登记表（附件三）。

五、参考文件

1.《中华人民共和国药品管理法》（2019 年修订）.

2. 国家药典委员会. 中华人民共和国药典（2020 年版）〔M〕. 北京：中国医药科技出版社，2021.

3.《药品经营质量管理规范》（国家食品药品监督管理总局令第 20 号）.

4.《医疗机构药事管理规定》（卫医政发〔2011〕11 号）.

六、附件

附件一：温湿度记录表 YXB-A-012-F1/2.0

常温保存药品温温度记录表

年　　月

	1	2	3	4	5	6	7	8	9	10	11	12	13	14	15	16	17	18	19	20	21	22	23	24	25	26	27	28	29	30	31
	D E	D E	D E	D E	D E	D E	D E	D E	D E	D E	D E	D E	D E	D E	D E	D E	D E	D E	D E	D E	D E	D E	D E	D E	D E	D E	D E	D E	D E	D E	D E
42℃																															
40℃																															
38℃																															
36℃																															
34℃																															
32℃																															
30℃																															
28℃																															
26℃																															
24℃																															
22℃																															
20℃																															
18℃																															
16℃																															
14℃																															
12℃																															
10℃																															

续表

	1		2		3		4		5		6		7		8		9		10		11		12		13		14		15		16		17		18		19		20		21		22		23		24		25		26		27		28		29		30		31	
	D	E	D	E	D	E	D	E	D	E	D	E	D	E	D	E	D	E	D	E	D	E	D	E	D	E	D	E	D	E	D	E	D	E	D	E	D	E	D	E	D	E	D	E	D	E	D	E	D	E	D	E	D	E	D	E	D	E	D	E	D	E
8℃																																																															
6℃																																																															
4℃																																																															
处理措施																																																															
记录人																																																															

日期：　　　　　　签字：　　　　　　□正常　□异常、处理

日期：　　　　　　签字：　　　　　　□正常　□异常、处理

主管每周检查　　日期：　　　　　　签字：　　　　　　□正常　□异常、处理

日期：　　　　　　签字：　　　　　　□正常　□异常、处理

说明：1. D：早上8:30~10:30，E：下午17:30~19:30。2. 温度记录在表框以内，以"●"表示温度并用直线连接。3. 温度正常范围在10℃~30℃。若有温度异常时，需要寻找原因立即处理，通报及记录。4. 护士长/责任人每周一检查并登记情况，并在表框内打"√"，若存在异常，处理、温度异常，记录、处理、整理、消毒及温度情况，整理、消毒、检查清洁、检查清洁。

阴凉保存药品温度记录表

年　　月

	1	2	3	4	5	6	7	8	9	10	11	12	13	14	15	16	17	18	19	20	21	22	23	24	25	26	27	28	29	30	31
	D E	D E	D E	D E	D E	D E	D E	D E	D E	D E	D E	D E	D E	D E	D E	D E	D E	D E	D E	D E	D E	D E	D E	D E	D E	D E	D E	D E	D E	D E	D E
32℃																															
30℃																															
28℃																															
26℃																															
24℃																															
22℃																															
20℃																															
18℃																															
16℃																															
14℃																															
12℃																															
10℃																															
8℃																															
6℃																															
4℃																															
2℃																															
0℃																															
-1℃																															
-4℃																															
-6℃																															
处理措施																															
记录人																															

日期：　　　□正常　□异常，处理　　　签字：

日期：　　　□正常　□异常，处理　　　签字：

主管周检查

日期：　　　□正常　□异常，处理　　　签字：

日期：　　　□正常　□异常，处理　　　签字：

说明：1. D：早上 8:30~10:30，E：下午 17:30~19:30。2. 温度记录在表框以内，以"●"表示温度并用直线链接。3. 温度正常范围在 10℃~30℃。若有温度异常时，需要寻找原因立即处理、上报及记录。4. 护士长/责任人每周一检查温度情况，处理，记录，并在表框内打"√"，若存在异常，追踪、追综并签名。

243

冷藏保存药品温度记录表

年　月

	1	2	3	4	5	6	7	8	9	10	11	12	13	14	15	16	17	18	19	20	21	22	23	24	25	26	27	28	29	30	31
	D E	D E	D E	D E	D E	D E	D E	D E	D E	D E	D E	D E	D E	D E	D E	D E	D E	D E	D E	D E	D E	D E	D E	D E	D E	D E	D E	D E	D E	D E	D E
12℃																															
10℃																															
8℃																															
7℃																															
6℃																															
5℃																															
4℃																															
3℃																															
2℃																															
0℃																															
处理措施																															
记录人																															

日期：	□正常　□异常，处理	签字：
日期：	□正常　□异常，处理	签字：

主管每周检查

日期：	□正常　□异常，处理	签字：
日期：	□正常　□异常，处理	签字：

说明：1. D：早上 8:30~10:30，E：下午 17:30~19:30。2. 温度记录在表框以内，以 ● 表示温度并用首尾线链接。3. 温度正常范围在 10℃~30℃，若有温度异常时。需要寻找原因立即处理，通报及记录。4. 护士长/责任人每周一检查清洁、整理，消毒及温度情况，处理，记录，并在表框内打"√"，若存在异常，追踪并签名。

湿度记录表

年　月

	1	2	3	4	5	6	7	8	9	10	11	12	13	14	15	16	17	18	19	20	21	22	23	24	25	26	27	28	29	30	31
90%	D E	D E	D E	D E	D E	D E	D E	D E	D E	D E	D E	D E	D E	D E	D E	D E	D E	D E	D E	D E	D E	D E	D E	D E	D E	D E	D E	D E	D E	D E	D E
85%																															
80%																															
75%																															
70%																															
65%																															
60%																															
55%																															
50%																															
45%																															
40%																															
35%																															
30%																															
25%																															
20%																															
处理措施																															
记录人																															

日期：　　　　　　　□正常　□异常，处理　　　　　　签字：
日期：　　　　　　　□正常　□异常，处理　　　　　　签字：

主管每周检查
日期：　　　　　　　□正常　□异常，处理
日期：　　　　　　　□正常　□异常，处理　　　　　　签字：
　　　　　　　　　　　　　　　　　　　　　　　　　　签字：

说明：1. D：早上 8:30~10:30，E：下午 17:30~19:30。2. 温度记录在表框以内，以"●"表示温度并用直线链接。3. 温度正常范围在 10℃~30℃，若存温度异常时。需要寻找原因立即处理。通报及记录。4. 护士长/责任人每周一检查温度情况。若存任异常，并在表框内打"√"，处理、消毒及温度情况。整理、消毒及温度情况。处理、记录、温标并签名。

245

附件二：药品养护记录表 YXB-A-012-F2/2.0

序号	货位	药品名称	规格	单位	生产厂家	数量	批号	有效期	质量状况	采取措施	备注

附件三：近效、滞销药品登记表 YXB-A-012-F3/2.0

序号	货位	药品名称	规格	单位	生产厂家	数量	有效期 ≤3个月	有效期 ≤6个月	滞销	备注

药品效期管理制度

一、目的

加强非公医疗机构药品效期管理，确保药品质量与用药安全。

二、适用范围

适用于非公医疗机构药品的效期管理。

三、内容

（一）药品有效期定义及分类

药品有效期是指该药品被批准的使用期限，表示该药品在规定的储存条件下能够保证质量的期限。近效期药品是指距有效期小于6个月的药品。药品有效期表示方式有以下几种。

1. 直接标明有效期

（1）如某药品的有效期 2021年7月7日，表明该药品至2021年7月8日起便不得使用。

（2）如某药品的有效期 2021年7月，表明该药品至2021年8月1日起便不得使用。

2. 直接标明有效期至

（1）如某药品的有效期至 2021年7月7日，表明该药品可使用至2021年7月6日。

（2）如某药品的有效期至 2021年7月，表明该药品可使用至2021年6月30日。

3. 按批号和有效期确定 如标有"批号 200815""有效期
2 年",表明该药品可使用至 2022 年 8 月 14 日。

（二）短效期药品定义

短期有效药品是指已开启的、通常在打开后短时间（保质
期）内安全有效的药物。短期有效药品需根据打开时间在药品
瓶身标记失效期，以便知晓使用的结束日期。

剂型	有效期	备注
口服拆零药品及单剂量分包装药品	≤ 3 个月	硝酸甘油，20℃以下，3~6 个月；长期随身携带 ≤ 1 个月
口服溶液剂、混悬液、乳剂	≤ 2 个月	瓶口及瓶盖未受污染情况下
糖浆剂	≤ 1 个月	25℃以下
软膏剂	≤ 2 个月	出现明显颗粒、溶化、出水现象严重，有败油臭等，不宜使用
眼用制剂/鼻用制剂	在首次开封后使用时间不应当超过 4 周	吡诺克辛滴眼液溶解后在阴凉处保存，应连续使用，在 20 日内用完。利福平滴眼液待药片完全溶解后方可使用，滴眼液在室温可用一周，如发现浑浊变色，不能使用
含水的局部/皮肤黏膜液体或半固体制剂	开启后使用不超过 30 天	非无菌配置制剂
胰岛素	室温下保存 28 天	
有独立包装单元的药品	有效期同原包装	

备注：药品说明书中标注药品开启后保存有效期的参照药品说明书执行。已配置的成品输液根据配置后药品的稳定性确定药品有效期。

（三）药品效期管理

1.药学部原则上应采购有效期不少于6个月的药品，采购时应根据药品的有效期，在预测药品使用量的基础上合理采购，避免积压、浪费。采购近效期药品，应统计既往的平均用量，限额采购。距有效期少于3个月的药品不得采购，特殊情况必须采购的，应由药品使用科室做出使用计划，严格按计划采购药品。

2.药品库房及各调剂室严格执行入库验收制度，药品验收入库时必须查看药品有效期。一次入库多批号药品时，应分别检查批号和效期。

3.药品入库时必须录入药品批号和有效期等与效期管理有关的信息，信息填写必须及时、准确。

4.在库储存药品按品种、剂型、规格、批号分别码放，同品种不同批号的药品，应按效期远近依次码放。

5.药品出库、调剂和临床科室使用时，应遵守"先进先出，近效先出"的原则。

6.调剂近效期药品时，药学人员应向患者/护士说明药品的效期情况，叮嘱其按时使用，不要超效期保存，临床科室内不得存放过期药品。遇所调剂的药品在有效期内，但按照处方用法用量无法使用完毕时，应与医师沟通修改处方。

7.各调剂室每月查看药品效期情况，填写《近效期药品登记表》（附件一），上报至药品库房。在近效期药品相应位置粘贴近效期6个月的警示标识。如发现有效期小于3个月的药品，应联系退库（市面短缺或货源紧张的药品可用至效期到期的前一天退库）。中心药库联系供货商对近效期药品进行退回处理并做登记。

8.各临床科室应有专人负责科室药品管理，每月养护科室储备药品，检查药品效期，保证药品质量。距有效期 6 个月的药品临床科室及时填写《近效期药品更换表》（附件二）在药房更换。如药房无远效期药品临床科室应继续使用，填写《近效期药品登记表》并在药品相应位置粘贴近效期 6 个月的警示标识。有效期前 3 个月的药品无偿退回药房（市面短缺或货源紧张的药品可用至效期到期的前一天），无法退回药房必须使用的有效期为 3 个月的药品，应在相应位置粘贴近效期 3 个月的警示标识。

9. 药学部质量监控小组每月检查各部门及临床科室药品质量，并把检查结果反馈给科室，科室根据反馈情况进行整改。

四、表单

近效期药品登记表（附件一）。

五、参考文件

1.《中华人民共和国药品管理法》（2019 年修订）。

2.《中华人民共和国药品管理法实施条例》（2019 修订）。

3.《医疗机构药品监督管理办法（试行）》（国食药监安〔2011〕442 号）.

4.《药品说明书和标签管理规定》（国家食品药品监督管理局令第 24 号）。

六、附件

附件一：近效期药品登记表

序号	药品名称	规格	生产厂家	批号	有效期	单位	数量	备注

附件二：近效期药品更换表

药品名称	规格	生产厂家	数量	批号	有效期
护士长意见					
科主任意见					
药房负责人签字					
备注	此更换表适用于距有效期六个月以上的药品				

药品标识标签管理制度

一、目的

规范非公医疗机构药品标识标签管理，减少给药差错。

二、适用范围

适用于非公医疗机构内药品储存和使用时标识标签管理。

三、内容

（一）定义及分类

本制度涉及的药品标识标签包括，房屋标识、药品存放区域性标识、提供给患者的标签、药品名称标签、警示性药品标签、静脉用药输液标签、信息系统标识标签等。

1. 房屋标识 包括药库药房标识、周转库、常温库、冷藏库、阴凉库、大输液库等。

2. 药品存放区域性标识 包括待验药品区、合格药品区、不合格药品区、口服药品区、外用药品区、针剂药品区、口服药品分包间、药架/货架标签、冷藏药品区/柜、阴凉药品区/柜、麻醉药品柜、精神药品柜等。

3. 提供给患者的标签 包括患者用药指导单、冷藏药品温馨提示标签、单剂量口服分装药品标签、短效期药品标签等。

4. 药品名称标签 包括药学部和临床科室药品标签。

5. 警示性标签 包括高警示、易混淆（多规、看似、听似）、高浓度电解质、药品效期标签等。

6. 静脉用药输液标签 包括静脉用药调配中心和临床科室的静脉用药输液标签。

7. 信息系统标识标签 包括在医疗机构内 HIS 系统中提示的如高警示、基药、医保等标签符号。

8. 其他标识标签 包括批号不同、先进先出近效先出等。

（二）设计标准

药品标识标签版式由药学部设计制定，运维部采购或制作，本医疗机构内同质化管理。设计应简洁明了、信息完整、通俗易懂。标识要具有可视性，文字和背景色彩应有明显对比，一目了然。

1. 房屋标识 使用亚克力材质制作，中英文全称或简写标识。

2. 药品存放区域性标识 使用绿底白字，文字前方可根据特性配有易识别的图形。

3. 提供给患者的标签 根据标签的不同类型使用热敏打印或不干胶打印。使用白纸黑字，必要时字体加粗以示提醒。

4. 药品名称标签 药学部内部使用电子标签或磁吸式标签，病区临床科室储备药品标签使用绿底白字不干胶标签。

5. 警示性标签 主要以图形设计为主，简洁明了。药学部使用亚克力材质制作或采用磁吸式标签，反复使用卡在药品名称标签旁。临床科室使用不干胶制作。

6. 静脉用药输液标签 使用白底黑字不干胶打印标签，并带有如高警示、易混淆等特殊警示符号，必要时字体加粗以示提醒。

7. 信息系统标识标签 在医疗机构 HIS 系统中嵌入警示性药品图形或规定的特殊警示符号。可采用彩色显示，以示提醒。

8. 其他标识标签　使用蓝底白字亚克力材质制作，可直立在药架/货架上，以示提醒。

（三）管理和使用

药学部负责本医疗机构内所有涉及药品标识标签部门的指导和使用，在本医疗机构内同质化监督管理。

1. 房屋标识　安装在房屋门的一侧上三分之一处，简洁明了、易于辨识。

2. 药品存放区域性标识

（1）药品质量区域划分为待验药品区、合格药品区、不合格药品区，分别使用黄底白字、绿底白字、红底白字制作。

（2）按药品管理类别、储藏要求、剂型、药理作用类别进行区域划分粘贴标识。

（3）特殊管理药品（麻醉、精神、毒性、放射性）应使用国家规定的标识。

（4）药架编号按英文字母顺序编排，每层药架按阿拉伯字母顺序编排、药品位置按阿拉伯字母顺序编排即 A-1-1，粘贴标签，同时录入 HIS 系统，做到药品定点定位。

3. 提供给患者的标签：

（1）患者用药指导单主要信息包括日期时间、科室名称、患者姓名、ID 号、药品名称、生产厂家、规格、数量、用法用量、服用方法、温馨提示等信息；冷藏药品温馨提示标签药品标识贴在药盒空白处，但不得遮挡药品名称、规格等信息。

（2）单剂量口服分装药品标签　主要信息包括科室名称、患者姓名、ID 号、床号、医嘱类型、二维码、警示药品符号、药品名称、生产厂家、规格、剂量、数量、服用时间、分包时间、分包后保存时间等。

（3）短效期药品标签　主要信息包括日期时间、科室名称、患者姓名、ID 号、床号、药品名称、规格、药品开启人、开启时间、失效时间等。药品标识贴在药盒空白处，但不得遮挡药品名称、规格等信息。

4. 药品名称标签 药学部采用电子标签，与医疗机构 HIS 相关联，主要信息为：药品名称、规格、生产厂家、数量；临床科室药品标签主要信息为：药品名称、规格。药品分类分区摆放，不得混放药品，标签粘贴在对应的药品格挡处。急救车、急救箱药品，粘贴于急救车格挡上。

5. 警示性标签 粘贴顺序为高警示、高浓度电解质、多规、看似、听似（当同一药品同时具备三种特性时粘贴易混淆标签）、近效期，以示提醒。

6. 静脉用药输液标签 主要信息为：日期时间、科室名称、患者姓名、ID 号、床号、二维码、警示药品符号（非整支、危害药品、抗生素标识）、药品名称、生产厂家、规格、剂量、数量、用法、配置后保存时间、计划用药时间、开立医生、审方药师、排药药师、配药者、皮试药品批号等。

7. 信息系统标识标签 根据医疗机构警示性药品目录，在信息系统界面中显示该药品的警示性药品图形或规定的特殊警示符号，同时在医嘱、病历、处方等各类纸质标签中获取。

8. 其他标识标签 根据《药品效期管理制度》，同一药品，不同批号、效期不同，应按照批号、效期分开码放或摆放，同时在该药品前方摆放批号不同、先进先出近效先出等警示标识。

四、表单

药品标识一览表（附件一）。

五、参考文件

1.《中华人民共和国药品管理法》（2019 年修订）.

2.《中华人民共和国药品管理法实施条例》（2019 年修订）.

3.《中国高警示药品临床使用与管理专家共识（2017）》.

4.《医疗机构药事管理规定》（卫医政发〔2011〕11 号）.

5.《药品说明书和标签管理规定》（国家食品药品监督管理局令第 24 号）.

六、附件

附件一：药品标识一览表 YXB-A-023-F1/2.0

药品类别		药品标识	标识使用要求
高警示药品（即高危药品）		高危药品	贴于高警示药品专区存放处及标签旁
高浓度电解质		浓 必须稀释 Must be diluted	贴于高浓度电解质药品标签旁
避光药品		避光保存	贴于避光药品标签旁
易混淆药品	易混淆	易混淆药品 Confusable medicines	当统一药品同时具备多规、看似、听似药品特性时，贴于药品标签旁

药品类别		药品标识	标识使用要求
易混淆药品	多规	（多规标识）多规	贴于多规药品标签旁
	看似	（看似标识）看似	贴于看似药品标签旁
	听似	（听似标识）听似	贴于听似药品标签旁
麻醉、第一类精神药品		麻（麻醉药品）	贴于麻醉药品保险柜或麻醉药品智能存取柜外
第二类精神药品		精神药品	贴于第二类精神药品柜外
毒性药品		毒	贴于毒性药品存放柜外
近效期药品		近效期≤6个月 近效期≤3个月	贴于近效期药品标签旁

药品盘点制度

一、目的

加强药品资产管理，确保所有药品账物相符，真实地反映存货资产的结存及管理状况，规范药品资产盘点。

二、适用范围

适用于非公医疗机构在库药品盘点。

三、内容

（一）盘点要求

1. 各部门对药品盘点工作必须给予高度重视，并严肃认真地进行药品盘点工作。

2. 中心药库和各调剂室负责人负责对盘点工作的组织与落实，对盘点过程中存在的差异分析原因，提出改进措施。确保所有药品账物相符。

3. 盘点人员应在盘点过程中认真负责，确保填写的数据与实际相符。

4. 要求每次盘点账物相符率应 ≥ 99.5%；麻醉、精神、医疗用毒性、易制毒、贵重等特殊管理类药品每次盘点账物相符率应为 100%。中心药库盘点账务相符率 100%。

（二）盘点分类

药品盘点分为日盘点、月盘点、不定期盘点及年终审计盘点。

1.日盘点为每日两次班交接班盘点。包括：特殊管理要求的药品如麻醉、精神、医疗用毒性、贵重、易差错等药品；静脉用药调配中心每日盘点在库所有药品；急诊药房每日盘点消耗药品，确保账物相符。

2.月盘点为每月末1次在库药品盘点。包括中心药库与各调剂室每月末组织对在库所有药品盘点。

3.不定期盘点是指事先未规定日期，而是根据需要临时对在库药品所进行的盘点。

4.年终审计盘点为每年年末在审计部门的监督下组织的药品盘点。

（三）盘点方式

动态盘点（避开取药高峰期，不停工状态）与静态盘点（停止出库、取药等停工状态）。定期盘点与不定期盘点相结合，自盘与抽盘相结合。

1.日盘点　麻醉、精神、医疗用毒性、贵重药品固定目录的药品交接班本外，易差错药品目录应根据各调剂室情况实行不定期动态调整。消耗药品的盘点目录由HIS系统导出进行盘点。盘点方式采取动态盘点，由交接班双方共同完成，账物相符接班人方可接班。

2.月盘点　各库房、调剂室对所有在库药品进行盘点，并在财务部门的监督下完成。盘点方式采取动态盘点。盘点结束后应由调剂室负责人或财务指定专人对盘点结果进行抽查，抽查比例不得少于盘点品种的5%。

3.不定期盘点　包括出现账物异常情况下的组织盘点和医院或药学部临时下达的药品盘点任务；医院或科室质控小组检查账物相符时的抽查盘点；人员岗位变动交接工作时的盘点。

4.年终审计盘点　各库房、调剂室在审计部门的监督下对所有在库药品进行盘点。盘点方式主要以静态盘点为主，特殊情况下应根据各调剂室的情况采取动态盘点或静态盘点。盘点结束后应由审计部门指定专人对盘点结果进行抽查验证，抽查比例不得少于盘点品种的 5%。

（四）盘点准备

1. 对药库和调剂室进行药品整理。

2. 盘点开始前将未出、入库的单据处理完毕。

3. 如有破损、过期等药品应在月盘点和年终审计盘点前出库处理，该类药品不列入盘点差异范围内。

（五）盘点实施

1. 打印药品库存盘点表分发给本组盘点人员，分段或分区盘点。根据盘点表所列库位编码排序清点所有药品库存品种数量，逐一核对。

2. 盘点时采用盲盘方式，即两人一组。交接班时一人核对账目一人清点药品；月盘点和年终审计盘点时财务核对账目，药房工作人员清点药品。

3. 当一张盘点表盘完后，应对盘点表进行逐一核查，核查的内容包括有无漏盘、错盘等现象。核查无误后盘点人、监盘人在盘点表上签名。

（六）盘点总结

1. 盘点结束后，由各调剂室负责人将盘点结果录入到 HIS 系统中，并对账物差异进行分析，分析结果一式两份，一份留调剂室备查，一份报药学部主任审核并由药品会计留档。

2. 药房盘盈、盘亏金额应在 5‰之内，查明盈、亏原因，经药学部主任审查批准后，方可进行盘盈、盘亏处理；对盈亏在 5‰ 以上的应查找原因并说明理由，逐级上报经主管副院长审批后，方可进行盘盈、盘亏处理。

（七）监督管理

1. 调剂室出现盈亏金额大于 5‰ 或账物相符率超过 0.5% 的情况，调剂室负责人应负有管理责任，并在药学部绩效考核中体现。

2. 由个人原因如调剂差错、工作疏忽、管理不当等原因造成的药品差异，应由个人承担。

麻醉药品和精神药品管理制度

一、目的

加强和规范非公医疗机构麻醉药品和精神药品的使用与管理，保证麻醉药品和精神药品的合法、安全、合理使用，防止流入非法渠道。

二、适用范围

1. 适用于非公医疗机构麻醉药品和精神药品的采购、验收、入库、储存、调剂等全流程监督管理。

2. 麻醉药品是指对中枢神经有麻醉作用，连续使用、滥用或者不合理使用后，易产生生理依赖性和精神依赖性、能成瘾癖的药品。

3. 精神药品是指直接作用于中枢神经系统，使之兴奋或抑制，连续使用能产生依赖性的药品。依据人体对精神药品产生的依赖性和危害人体健康的程度，精神药品分为第一类精神药品和第二类精神药品。

4. 本制度所指麻醉药品和精神药品，是指列入麻醉药品目录、精神药品目录的药品。

三、内容

（一）机构与职责

1. 药事管理与药物治疗学委员会负责遴选、审核并确定本医疗机构麻醉药品和精神药品目录，监督麻醉药品和精神药品的使用及管理。

2. 医教部协同药学部负责相关培训的计划、组织、考核、授权、备案等。

3. 药学部负责麻醉药品和精神药品的采购、储存、调剂等日常管理工作。

4. 护理部指定专职人员负责各临床科室麻醉药品和精神药品的日常使用管理工作。

5. 执业医师取得麻醉药品和精神药品处方资格后，根据相关法律法规的规定合理开具处方。

6. 药师取得麻醉药品和精神药品调剂资格后，方可在本医疗机构调剂麻醉药品和精神药品。

（二）采购、验收及入库

1. 药品采购部门采购麻醉药品、精神药品时，应当凭印鉴卡向本省、市、自治区、直辖市行政区域内具有该类药品销售资质的定点供应商进行购买，药品供应商需提供该类药品销售相应资质证明文件，并加盖公司原印章。购买时应采取银行转账方式，禁止使用现金进行交易。

2. 麻醉药品、精神药品采购计划由各调剂部门依据临床用量及各库存情况制定，交中心药库负责人，经科主任审批后由采购员进行采购。

3. 麻醉药品、精神药品需在特殊管理药品库进行双人验收。麻醉药品、精神药品，货到即验，双人开箱查验至药品最小包装，逐一核对药品规格、批号、效期、生产企业等信息。

4. 药品验收记录应当包括到货日期、药品名称、规格、数量、购入价、生产企业、批号、验收日期、供应商、发票明细、生产日期、失效日期、验收结论、验收人等。麻醉药品、精神药品应建立专门验收记录，保存期限应当自药品有效期满之日起不少于 5 年。

5. 验收人员应对药品包装的标签与外观进行核查，大包装破损、污染、渗液、封条损坏等包装异常的药品，应开箱检查至最小包装，不符合质量要求的药品应当拒收。

（三）储存

1. 中心药库实行专库储存，安装专用防盗门；具有相应的防火设施；具有监控设施和报警装置，由监控中心 24 小时监控，报警装置应与公安机关报警系统联网。各调剂部门、各病区、手术室应配有专用保险柜，并具有监控设施，实行双人双锁管理。

2. 麻醉药品和第一类精神药品实行五专管理　专人负责、专柜加锁、专用账册、专册登记、专用处方。第二类精神药品应专区存放。

3. 中心药库对各调剂室发放麻醉药品和精神药品应由专人负责，对进出专库（柜）的麻醉药品、精神药品建立专用账册，并填写《麻醉、第一类精神药品入出库（柜）专用账册》（附件一），做到账、物、批号相符。专用账册的保存期限应当自药品有效期满之日起不少于 5 年。

4. 麻醉药品和精神药品储存各环节应当指定专人负责，明确责任，交接班应当有记录。

（四）使用

1. 处方开具

（1）本医疗机构应当按照卫生主管部门的规定，对执业医师进行有关麻醉药品和精神药品使用知识的培训、考核，经考核合格的，由医教部授予麻醉药品和精神药品处方资格，并在医教部和药学部签名留样及专用签章备案。执业医师取得相应处方资格后，按照临床应用指导原则，在本医疗机构开具麻醉药品和精神药品处方，但不得为自己开具。处方格式及单张处方最大限量按照《处方管理办法》执行（附件二）。

（2）开具麻醉药品和精神药品使用专用处方，专用处方必须符合规定的样式。麻醉药品和第一类精神药品处方的打印用纸为淡红色，处方右上角分别标注"麻""精一"，第二类精神药品的打印用纸为白色，处方右上角标注"精二"。

2. 处方调剂

（1）药师经有关麻醉药品和精神药品使用知识的培训、考核，经考核合格的，由医教部授予麻醉药品和精神药品处方调剂资格，并在医教部和药学部签名留样及专用签章备案。

（2）各调剂部门应当固定发药窗口，有明显标识，并由专人负责麻醉药品和精神药品调配。

（3）处方调剂前，应对处方进行审核，审方通过的调剂发药；对不符合规定的，应当拒绝发药。

（4）门、急诊药房调配麻醉药品注射剂时，不能直接发给患者，应有护士陪同方可发药，注射完毕后，将空安瓿交回对应药房。

3. 使用

（1）门（急）诊癌症疼痛患者和中、重度慢性疼痛患者需长期使用麻醉药品和第一类精神药品的，首诊医师应当亲自诊查患者，建立病历，要求其签署《麻醉药品、第一类精神药品使用知情同意书》。病历中应当留存下列材料复印件：二级以上医院开具的诊断证明；患者户籍簿、身份证或者其他相关有效身份证明文件；为患者代办人员身份证明文件。以上患者应每三个月复诊或者随诊一次。

（2）除需长期使用麻醉药品和第一类精神药品的门（急）诊癌症疼痛患者和中、重度慢性疼痛患者外，麻醉药品注射剂仅限于医疗机构内使用。

（3）科室对未使用完的麻醉药品、第一类精神药品残余量应有有效处理措施。处理时应双人在场证明，并记录《科室麻醉、第一类精神药品使用登记表》（附件三）。

（4）患者、各病区、手术室等使用麻醉药品、第一类精神药品注射剂或者贴剂的，应当要求将原批号的空安瓿或者用过的废贴交回对应药房，核对批号和数量，并填写《麻醉、第一类精神药品空安瓿及废贴回收登记表》（附件四）。

（五）管理

1. 处方保管、发放、回收、销毁由专人负责。麻醉药品处方、第一类精神药品处方至少保存 3 年，第二类精神药品处方至少保存 2 年。

2. 麻醉药品和精神药品应每日交班，并做好记录。

3. 各调剂室应对麻醉药品、第一类精神药品日清日结，做消耗统计账目，保持账物相符，并填写《麻醉、第一类精神药品账物交接表》（附件五）。专用账册保存至药品有效期满后不少于 2 年。

4. 调配过的麻醉药品、第一类精神药品处方，按年月日逐日编制顺序号并进行专册登记（附件六），专册登记的保存期限为 3 年。

5. 麻醉药品、第一类精神药品的采购、验收、储存、调配、发放、使用等环节实行批号管理，必要时可以及时查找或者追回。

6. 各调剂室、各临床科室每月对本部门的麻醉药品和精神药品进行自查，并填写《科室储备药品自查表》。

7. 各调剂部门对备有麻醉药品、精神药品的科室每月进行监督检查，对存在的问题及时进行分析、总结、反馈，提出整改建议。

7.手术室药房每月对各临床科室的麻醉药品和精神药品进行抽查，并填写《麻精药品检查表》（附件七）。

8.药学部质量控制小组定期组织相关人员对各调剂室、各临床科室的麻醉药品和精神药品进行监督检查，内容主要包括：急救车/箱药品定点专区存放，麻醉药品和精神药品的专柜存放，普通药品的储存，基数目录表、数量规格与备案一致、药品标签标示的粘贴、药品有效期；每日交接班记录、本科室药品自查表等。

（六）销毁

1.处方销毁　中心药库对各调剂室交回的麻醉药品和精神药品处方，应由专人计数，经药学部、医教部、安保部、主管院长审批后销毁，交由医疗废物回收人签字回收。

2.空安瓿销毁　中心药库对各调剂室交回的麻醉药品、第一类精神药品空安瓿和废贴应由专人计数，每半年销毁一次，并填写《麻醉、第一类精神药品空安瓿及废贴销毁登记表》（附件八）。经药学部、医教部、安保部、主管院长审批并监销，销毁时拍照片留存，最后由医疗废物回收人回收并签字。

3.过期、破损、无偿交回药品的销毁

（1）患者不再使用麻醉药品、第一类精神药品时，应当要求患者将剩余的麻醉药品、第一类精神药品无偿交回，按照规定销毁处理。

（2）对过期、损坏的麻醉药品、第一类精神药品，调剂部门报中心药库，损坏的需要拍照并填写情况说明，经科主任审批并经主管院长同意后，按规定向市卫生行政部门提出申请，在医教部、卫生行政部门人员监督下销毁，并作记录。

四、表单

1.麻醉、第一类精神药品入出库（柜）专用账册（附件一）。

2.麻醉药品和精神药品处方用量（附件二）。

3.科室麻醉、第一类精神药品使用登记表（附件三）。

4.麻醉、第一类精神药品空安瓿及废贴回收登记表（附件四）。

5.麻醉、第一类精神药品账物交接表（附件五）。

6.麻醉、第一类精神药品处方专册登记表（附件六）。

7.麻精药品检查表（附件七）。

8.麻醉、第一类精神药品空安瓿及废贴销毁登记表（附件八）。

五、参考文件

1.《中华人民共和国药品管理法》（2019年修订）.

2.《中华人民共和国药品管理法实施条例》（2019年修订）.

3.《麻醉药品和精神药品管理条例》（2016年修订）.

4.《处方管理办法》（中华人民共和国卫生部令第53号）.

5.《医疗机构麻醉药品、第一类精神药品管理规定》（卫医发〔2005〕438号）.

6.《麻醉药品、精神药品处方管理规定》（卫医发〔2005〕436号）.

六、附件

附件一：麻醉、第一类精神药品入出库（柜）专用账册

日期	凭证号	供货部门/领用部门	入库数量	出库数量	结存数量	批号	有效期	生产单位	收/发药人	复核人	领用人

附件二：麻醉药品和精神药品处方用量

药品类别	患者类别		注射剂型	其他剂型	控缓释剂型
麻醉药品和第一类精神药品	门急诊	普通患者	一次常用量	三日常用量	七日常用量
	门急诊	癌症患者 中、重度慢性疼痛患者	三日常用量	七日常用量	十五日常用量
	住院患者		一日用量	一日常用量	一日常用量
第二类精神药品	所有患者		七日用量	七日常用量	七日常用量

注：需要特别加强管制的麻醉药品，盐酸二氢埃托啡处方为 1 次常用量，仅限于本中心使用。第二类精神药品一般每张处方不得超过 7 日常用量；对于慢性病或某些特殊情况的患者，处方用量可以适当延长，医师应当注明理由。

附件三：科室麻醉、第一类精神药品使用登记表

日期	患者ID号	患者姓名	药品名称	规格	批号	处方量	使用量	残余量	处理方式	签字（双人）

附件四：麻醉、第一类精神药品空安瓿及废贴回收登记表

日期	科室	药品名称	规格	单位	数量	批号	交回人	药房回收人	备注

附件五：麻醉、第一类精神药品账物交接表

日期 药品	实物	账目	实物	账目	实物	账目	实物	账目	实物	账目	实物	账目	交班人	接班人

附件六：麻醉、第一类精神药品处方专册登记表

顺序号	处方日期	科室	处方编号	ID号	患者姓名	性别	年龄	身份证号	临床诊断	药品名称	规格	单位	数量	药品批号	处方医师	调配药师	复核/发药药师	领药人

附件七：麻精药品检查表

序号	检查内容	合格√ 不合格×	备注
特殊管理药品（毒性、麻醉、第一类精神、易制毒药品、放射性）	定点专区存放，储存环境干净整洁		
	"五专管理"专人负责、专柜加锁、专用账册、专册登记、专用处方（打开时及时遮掩防止泄露密码）		
	防盗报警措施完善		
	每日交接班本、账本、使用及残余液处理登记		
	特殊药品破损处理流程知悉度		
特殊管理药品（毒性、麻醉、第一类精神、易制毒药品、放射性）	空安瓶、废贴数量与使用登记匹配		
	基数目录表、数量规格与备案一致、账物相符率100%		
	药品标签标示粘贴正确		
	药品效期、批号实物与外包装盒标注一致		
	药品在效期内、近效期原因清备注处说明		

续表

序号		检查内容	合格√ 不合格×	备注
第二类精神药品		专柜存放、药品标签标示粘贴正确		
		基数目录表、数量规格与备案一致、账物相符率100%		
		药品效期、批号实物与外包装盒标注一致		
		药品在效期内、近效原因请备注处说明		
提问环节		麻精药品如何管理?		

检查人签字：

被检查人签字：

本次检查存在问题及整改方案：

其他存在问题：

附件八：麻醉、第一类精神药品空安瓿及废贴销毁登记表

部门	药品名称	规格	批号	单位	空安瓿及废贴数量	空安瓿及废贴数量合计	空安瓿及废贴数量总计

合计：

计数负责人：　　　　　　　　　核对人：

监销人——药学部：　　医教部：　　安保部：　　主管院长：

销毁人：

医疗废物回收人：

销毁地点：

销毁方式：

销毁时间：

销毁照片：

医疗用毒性药品管理制度

一、目的

规范医疗用毒性药品的管理，防止中毒和死亡事故发生，防止流入非法渠道，保障患者用药安全。

二、适用范围

1. 适用于医疗机构对医疗用毒性药品的临床应用监督管理。

2. 医疗用毒性药品是指毒性剧烈，治疗剂量与中毒剂量相近，使用不当会致人中毒或死亡的药品。包括毒性中药饮片和化学毒性药品。

三、内容

（一）目录的制定

药事管理与药物治疗学委员会负责遴选、审核，根据临床需求确定本医疗机构医疗用毒性药品目录，监督本医疗机构医疗用毒性药品的使用。

（二）采购、验收及入库

1. 购进毒性药品时应当从药品监督管理部门指定的药品生产企业与药品经营企业购进，留存相应资质材料。

2. 购进中药饮片必须从具有《药品生产许可证》的中药饮片生产企业或具有《药品经营许可证》的中药饮片经营企业采

购中药饮片。应当验证注册证并将复印件存档备查。

3. 毒性药品验收参照《药品验收制度》验收人员具有药师以上专业技术职称，实行双人查验至最小包装，逐一核对药品规格、批号、效期、生产企业等信息与药品随货同行单内容相符，查验药品质量证书中相关内容是否与到库药品相符，包装与说明书上必须印有规定的标识。

4. 冷链毒性药品验收时要查验药品运输温度是否符合储存要求，提供药品运输温度记录单、冷链药品交接单，并加盖供应商原印章。验收冷藏药品时应在脱离运输设备规定时间30分钟内验收完毕、冷冻药品应在15分钟内验收完毕，冷链药品验收记录应填写验收温度。

5. 毒性药品建立专用验收记录，验收记录包括到货日期、药品名称、规格、数量、购入价、生产企业、批号、验收日期、供应商、发票明细、生产日期、失效日期、验收结论、验收人等；验收记录保存期限应当自药品有效期满之日起不少于5年。一般情况下有效期不足6个月的拒绝验收，不得入库。

6. 中药饮片验收参照《药品验收制度》应具有中药师及以上专业技术职称，并具备中药饮片鉴别经验。按国家药品标准和省、自治区、直辖市药品监督管理部门制度的标准和规范进行验收，验收人员应当对品名、产地、生产企业、产品批号、生产日期、合格标识、质量检验报告书、数量、验收结果及验收日期逐一登记并签字。购进国家实行批准文号管理的中药饮片，应查验核对批准文号。毒性中药饮片的外包装上应增印毒性药品警示标识，标识为"毒"字样，圆形，底色为全黑色，字为白色。存在霉变、虫蛀、变色、泛油、风化、潮解溶化、粘连、腐烂等变异现象的中药饮片，一律不得入库。

（三）储存

1. 临床科室和各调剂部门毒性药品实行专人负责，按说明书要求的条件专柜加锁储存，并具有监控设施，实行双人双锁管理，存放位置粘贴毒性药品标识。

2. 中心药库储存毒性药品处安装防盗门，具有相应防火设施、监控设施及报警装置，由监控中心24小时监控，报警装置应与公安机关报警系统联网。购进冷藏毒性药品必须全程冷链管理，放置冷库内要有保险柜存放及监控设施和报警装置，确保毒性药品的质量和安全。

3. 毒性中药饮片专库储存，存放处安装防盗门、具有相应防火设施，监控设施及报警装置。中药房存放毒性中药饮片使用专用容器或专柜加锁，并具有监控设施，实行双人双锁管理，存放位置粘贴毒性药品标识。

4. 临床科室和各药房参照《药品储存养护制度》每月定期养护，包括外观、包装、数量及有效期。药品按批号和有效期远近依序存放，应"先进先出、近效先出"原则发药，有效期不足6个月的药品应记录在近效期药品登记表内，并粘贴近效期药品警示标识。

5. 毒性药品实行每日交接班盘点，确保药品账物相符。

（四）使用

1. 处方开具

（1）本医疗机构应当按照卫生主管部门的规定，对执业医师进行《处方管理办法》及相关知识的培训、考核，经考核合格后，由医教部授予处方资格，并在医教部及药学部留存签名样式。

（2）医师开具毒性药品需使用毒性药品专用处方，为白色处方右上角标有黑色"毒"字样，每张处方剂量不得超过两日极量。

（3）医师开具含毒性中药饮片的处方，按管理规定合理开具处方，每次处方剂量不得超过两日极量。

2. 处方调剂

（1）本医疗机构应当按照卫生主管部门的规定，药师及以上专业技术职称的人员进行《处方管理办法》及相关知识的培训并考试合格后，由医教部授予处方调剂资格，并在医教部及药学部留存签名样式。

（2）严格审方，对不合格处方可拒绝调配，如发现问题及时与医师联系，重新开具处方并签字后，再进行调配。

（3）调配毒性药品时认真履行"四查十对"，具有药师以上技术职称的复核人员双人签名无误后可发药。

（4）调配毒性中药饮片，调配人员应采取相应的防护措施，使用专用量具按方称取，一方多剂时必须等量称取，未标注"生用"的毒性中药饮片，调配时应付炮制品，二级以上医院由主管中药师以上专业技术人员双人复核，确保计量准确无误。如有特殊煎法必须向患者交代清楚。如发现处方有疑问立即与开方医师联系，经医师重新审定签字后，再进行调配。

3. 使用

（1）毒性药品（包含中药饮片）指定专人负责、专柜加锁、专账记录，专册登记，每日填写逐日消耗表，交接班记录，做到账物相符，处方单独存放，保存期限为2年。

（2）临床科室基数实行专人负责、单独存放、专柜加锁管理，存放处粘贴毒性药品标志。如需冷链保存，应放置在冰箱内存储，并加锁保管，保证药品的质量与安全；每日进行交接班记录，基数使用和领用要有记录。

（3）临床科室对使用完的毒性药品空安瓿，应当要求将原批号的空安瓿交回药房，核对批号和数量，并填写《毒性药品空安瓿回收登记表》。

（4）临床科室未使用完的毒性药品残余药量应有效处理措施，处理时应开方医师、治疗护士双人在场证明签字，并记录内容包括处理时间、药品名称、规格、批号，处理措施、双人签名。

（五）管理

1.药学部各部门及临床科室每月应自查毒性药品的基数是否一致、标签标识粘贴正确、空安瓿交回记录、残余量处理措施记录等情况。

2.药学部质量控制小组每月对药房及临床科室的毒性药品管理情况进行检查并分析存在的问题，有持续改进措施。

（六）销毁

1.处方销毁　中心药库对各调剂部门交回的毒性药品处方，应由专人计数、每两年销毁一次，销毁时填写呈批件，经药学部、医教部、保安部、主管院长审批，交由医疗废物回收人签字回收。

2.空安瓿销毁　中心药库对各调剂部门交回的毒性药品空安瓿由专人计数、每半年销毁一次，并填写《毒性药品空安瓿销毁登记表》。销毁时填写呈批件，经药学部、医教部、安保部、主管院长审批并监督，销毁时拍照片留存，最后由医疗废物回收人回收并签字。

3.过期、破损药品的销毁　对过期、损毁的毒性药品，调剂部门报中心药库，损坏的需要拍照并填写情况说明，经科主任审批并经主管院长同意后，按规定向市卫生行政部门提出申请，在医教部、卫生行政部门人员的监督下销毁，并记录。

四、表单

1. 毒性药品处方专册登记表（附件一）。
2. 毒性药品空安瓿回收登记表（附件二）。

五、参考文件

1.《医疗用毒性药品管理办法》（1988年）.

2.《卫生部药政局关于〈医疗用毒性药品管理办法〉的补充规定》（卫药政发〔90〕第92号）.

3.《关于加强亚砷酸注射液管理工作的通知》（国药管安〔1999〕257号）.

4.《关于将A型肉毒毒素列入毒性药品管理的通知》（国食药监办〔2008〕405号）.

5.《医院中药饮片管理规范》（国中医药发〔2007〕11号）.

六、附件

附件一：毒性药品处方专册登记表

处方日期	处方编号	ID号	患者姓名	性别	年龄	身份证号	临床诊断	药品名称	规格	单位	数量	药品批号	处方医师	调配药师	复核/发药药师	领药人

附件二：毒性药品空安瓿回收登记表

日期	科室	药品名称	规格	单位	数量	批号	交回护士	药房回收人	备注

药品类易制毒化学品管理制度

一、目的

规范药品类易制毒化学品的使用与管理，保障药品类易制毒化学品安全、合理使用，防止流入非法渠道。

二、适用范围

1. 适用于药品类易制毒化学品临床应用的监督管理。

2. 药品类易制毒化学品是指《易制毒化学品管理条例》中所确定的麦角酸、麻黄素等物质。

三、内容

（一）机构与职责

1. 药事管理与药物治疗学委员会负责遴选、审核并确定药品类易制毒化学品目录，监督本医疗机构药品类易制毒化学品的使用。

2. 医教部协同药学部负责相关培训的计划、组织、考核、授权、备案等。

3. 药学部负责药品类易制毒化学品的采购、储存、调剂等日常管理工作。

4. 护理部指定专职人员负责各临床科室药品类易制毒化学品的日常使用管理工作。

5. 执业医师根据药品类易制毒化学品相关法律法规的规定合理开具处方。

6. 药师取得药品类易制毒化学品调剂资格后，方可在本医疗机构调剂。

（二）采购、验收及入库

1. 药品采购部门采购药品类易制毒化学品时，应当凭印鉴卡向本省、市、自治区、直辖市行政区域内具有该类药品销售资质的定点供应商进行购买，药品供应商需提供该类药品销售相应资质证明文件，并加盖公司原印章。购买时应采取银行转账方式，禁止使用现金或者实物进行交易。

2. 药品类易制毒化学品采购计划由各调剂部门依据临床用量及各库存情况制定，交中心药库负责人，经科主任审批后由采购员进行采购。

3. 药品类易制毒化学品需在特殊管理药品库进行双人验收，货到即验，双人开箱查验至药品最小包装，逐一核对药品规格、批号、效期、生产企业等信息。

4. 药品验收记录应当包括到货日期、药品名称、规格、数量、购入价、生产企业、批号、验收日期、供应商、发票明细、生产日期、失效日期、验收结论、验收人等。药品类易制毒化学品应建立专门验收记录，保存期限应当自药品有效期满之日起不少于5年。

5. 验收人员应对药品包装的标签与外观进行核查，大包装破损、污染、渗液、封条损坏等包装异常的药品，应开箱检查至最小包装，不符合质量要求的药品应当拒收。

（三）储存

1. 中心药库实行专库储存，安装专用防盗门；具有相应的防火设施；具有监控设施和报警装置，由监控中心24小时监控，报警装置应与公安机关报警系统联网。各调剂部门、各病区、手术室应配有专用保险柜，专库和专柜实行双人双锁管理。

2. 药品类易制毒化学品实行五专管理　专人负责、专柜加锁、专用账册、专册登记、专用处方。

3. 中心药库对各调剂室发放药品类易制毒化学品应由专人负责，对进出专库（柜）的药品类易制毒化学品建立专用账册，进出逐笔记录，并填写《麻醉、第一类精神药品入出库（柜）专用账册》，做到账、物、批号相符。专用账册的保存期限应当自药品有效期满之日起不少于 5 年。

4. 药品类易制毒化学品储存各环节应当指定专人负责，明确责任，交接班应当有记录。

5. 药品类易制毒化学品的采购、验收、储存、调配、发放、使用等环节实行批号管理，必要时可以及时查找或者追回。

（四）使用

1. 本医疗机构应当按照卫生主管部门的规定，对执业医师进行有关《处方管理办法》等知识的培训、考核，经考核合格的，由医教部授予处方资格，并在医教部和药学部签名留样及专用签章备案。执业医师取得相应处方资格后，按照临床应用指导原则，在本院开具药品，但不得为自己开具。

2. 药品类易制毒化学品单张处方最大剂量按照麻醉药品、第一类精神药品用量使用。

3. 药师经有关药品类易制毒化学品使用知识的培训、考核，经考核合格的，由医教部授予相应的处方调剂资格，并在医教部及药学部留存签名样式。药品类易制毒化学品处方调剂后，由调剂人员及具有药师以上技术职称的复核人员在处方上签名后，方可发出。药品类易制毒化学品应每日交班，并做好记录。

4. 各调剂室应对药品类易制毒化学品日清日结，做消耗统计账目，保持账物相符，并填写《麻醉、第一类精神药品账物交接表》。专用账册保存至药品有效期满后不少于2年。

5. 患者、各病区、手术室等使用药品类易制毒化学品注射剂的，再次调配时，应当要求将原批号的空安瓿交回对应药房，核对批号和数量，并填写《麻醉、第一类精神药品空安瓿及废贴回收登记表》。

6. 调配过的药品类易制毒化学品处方，按年月日逐日编制顺序号并进行专册登记，专册登记的保存期限为3年。

7. 对过期、损坏的药品类易制毒化学品，调剂部门报中心药库，经科主任审批并经主管院长同意后，按规定向市卫生行政部门提出申请，在医教部、卫生行政部门人员监督下销毁，并作记录。

（五）管理

1. 各临床科室每月对本科室的药品进行自查，并填写《科室储备药品自查表》。

2. 药学部质量控制小组定期组织相关人员对各调剂室、各临床科室的药品类易制毒化学品进行监督检查，内容主要包括：药品的专柜存放，基数目录表、数量规格与备案一致、药品标签标示的粘贴、药品有效期；每日交接班记录、本科室药品自查表等。

四、参考文件

1.《药品类易制毒化学品管理办法》（卫生部令第72号）.

2.《中华人民共和国药品管理法》（2019年修订）.

3.《中华人民共和国药品管理法实施条例》（2019年修订）.

4.《麻醉药品和精神药品管理条例》（2016年修订）.

终止妊娠药品管理制度

一、目的

加强终止妊娠药品的监督管理，规范该类药物的临床应用，保障非公医疗质量和安全，保障妇女健康。

二、适用范围

1.适用于终止妊娠药品的遴选、采购、验收、储存与养护、临床使用等全流程管理。

2.终止妊娠药品是指用于怀孕妇女提前终止妊娠所用的药品，包括米索前列醇、米非司酮、依沙吖啶、催产素、卡前列甲酯等。用于紧急避孕的米非司酮制剂除外。

三、内容

1. 制定目录 依据《中华人民共和国人口与计划生育法》《中华人民共和国母婴保健法》《禁止非医学需要的胎儿性别鉴定和选择人工终止妊娠的规定》等相关文件，制定本医疗机构终止妊娠药品目录。

2. 采购验收入库

（1）医疗机构购进终止妊娠药品，必须严格按照国家药品监督管理部门相关要求，从具有经营资格的企业购进，不符合规定要求的，不得购进和使用。

（2）医疗机构购进终止妊娠药品时，必须向药品经营企业索取相关证明、复印件并加盖购货单位原印章并存档备查。

（3）购进的终止妊娠药品必须有完整的购货记录，建立并执行进货检查验收制度，验明药品合格证明。

（4）购进的终止妊娠药品必须逐批进行收货、验收，防止不合格药品入库。收货人员应当核实对照随货同行单（票）和采购记录，做到票、账、货相符。

（5）验收合格的药品应当及时入库登记；验收不合格的，不得入库。验收不合格的还应当注明不合格事项及处置措施。

3. 储存与养护

（1）终止妊娠药品在库应当集中存放并列入重点养护品种，对有疑问的终止妊娠药品应当及时进行质量管控。

（2）终止妊娠药品须按照包装标示的温湿度要求储存药品，包装上没有标示具体温度的，按照《中国药典》规定的贮藏要求进行储存。

4. 使用管理

（1）终止妊娠药品处方权限于本医疗机构获得相应资格的妇产科医生经医教部授权授予相应的处方权限。禁止非妇产科医生开具终止妊娠药品处方。

（2）终止妊娠药品仅限于在本医疗机构获准施行终止妊娠手术的妇产科医生指导和监护下使用，严禁流入社会。

（3）药师严格审核处方，如有疑问及时与临床医师沟通，防止终止妊娠药品滥用。

（4）临床科室使用终止妊娠药品应当建立真实完整的使用记录，并为终止妊娠药品使用者建立完整档案。

（5）终止妊娠药品实行专人管理，专柜或专区存放，专册登记，每日交接班。

（6）终止妊娠药品门诊处方必须单独保存，每月装订一次，处方保存1年。

（7）药学部定期对终止妊娠药品的临床使用情况进行监督检查。

四、参考文件

1.《中华人民共和国药品管理法》（2019 年修订）.

2.《中华人民共和国人口与计划生育法》（2015 年修正）.

3.《中华人民共和国母婴保健法》（2017 年修正）.

4.《禁止非医学需要的胎儿性别鉴定和选择性别人工终止妊娠的规定》（国家卫生和计划生育委员会令第 9 号）.

5.《药品经营质量管理规范》（国家食品药品监督管理总局令第 20 号）.

放射性药品管理制度

一、目的

加强非公医疗机构放射性药品管理，保障放射性药品安全使用。

二、适用范围

1. 适用于非公医疗机构放射性药品的使用与管理。

2. 放射性药品是指用于临床诊断或者治疗的放射性核素制剂或者其标记药物。

三、内容

（一）基本要求

1. 根据《中华人民共和国药品管理法》《放射性药品管理办法》等法律法规，医疗机构使用放射性药品必须取得《放射性药品使用许可证》，并按期申请审核换证，按照许可范围使用放射性药品，不得超范围使用。

2. 放射性药品实行特殊管理，在核医学科内使用，必须配备与其医疗任务相适应的并经核医学技术培训的技术人员。由取得相应资质的专人负责保管使用，存放于指定实验室，并有安全防护措施。非核医学专业技术人员未经培训，不得从事放射性药品使用工作。

（二）采购

1.核医学科根据放射性药品使用情况制定合理的采购计划，按照相关规定向有资质的生产企业订购有批准文号的放射性药品；药学部对放射性药品采购及使用相关工作进行监管，并由中心药库每月统一办理放射性药品在信息系统内的出、入库手续。

2.核医学科对购进的放射性药品由专人负责验收，验收内容包括：药品名称、规格、数量、生产批号、生产厂家、标记日期/比活度、外观质量、包装情况、进货价格等，核对准确无误后方可入库备用。如发现有不合格药品，须立即与厂家联系进行妥善处理。

3.验收合格后的药品需在专用记录本进行登记，内容包括：验收时间、生产厂家、药品名称、生产批号、剂量、质量状况、验收结论，登记核对后须双人签字。

（三）使用

1.放射性药品使用前，值班技师需检查标记药盒的种类和数量，确保当日购入的放射性药品可满足患者使用需求。

2.放射性药品使用时，应严格按照操作规程进行标记，做好质量控制，确保放射性药品活度符合使用要求，严格执行查对制度，做到给药准确无误。

（1）查对患者名称、ID号、性别、年龄、科别、床号等信息。

（2）查对准备使用的放射性药品名称、比活度、给药途径、标记日期等。

3.放射性药品给药途径包含：静脉注射、口服给药、腔内注射或植入、介入。

（1）注射用放射性药品在注射时须小心谨慎给药，防止药液外渗，并询问患者有无不适反应。

（2）口服放射性药品使用前需确认患者吞咽功能是否正常，可进行口服给药的患者，用药前应嘱咐其服药时不可漏在口外，并仔细观察患者是否将药物全部吞下，防止有撒漏、喷溅等事故发生。

4. 放射性药品根据使用活度，通过分装热室进行自动分装。

5. 当日未使用完的放射性药品，需根据药物特性，置于适宜的防护器皿内放入储源室，以保障药物活性，同时确保对人和环境的安全。

6. 放射性药品在收货、开罐、分装、使用过程中任一环节，均应有详细记录，以便复查及上级机关检查，不得擅自涂改，并妥善保管。

7. 核医学科负责本院放射性药品不良反应收集及上报工作。

（四）储存

1. 备用的放射性药品需放置在药物储源室内；使用后的放射性药品废液、残渣等按照要求放置在废物储源室铅垃圾桶内。

2. 储源室内放射性药品的放置应合理有序，分类摆放，并用标签识别。

3. 储源室外要有醒目的"电离辐射"标识。

4. 储源室由专职人员实行"双人双锁"管理。

5. 定期对储源室进行剂量监测。不可在储源室内直接打开储存放射源的容器取核素，以免污染容器及储源室。

（五）废弃药物处置

1. 放射性废弃物，按其形态分为固体废物、废液和气载废物，简称"放射性三废"。放射性废弃物不能以普通废弃物的方法进行处理，由核医学科按照国家相关规定根据废物的性状、体积、所含放射性核素的种类、半衰期、比活度情况相应处理，不使放射性物质对环境造成危害。

2. 不再使用的放射性药品，登记品种、批号、活度等信息后放置于专用铅垃圾桶进行衰变，铅垃圾桶内的放射性废物定期及时转移至专用的废物储存室进行衰变处理，10 个半衰期后可按普通医疗垃圾进行处理。

3. 放射性药品空容器放置于源库，联系厂家定期回收。

四、表单

1. 放射性药品验收记录（附件一）。

2. 放射性药物（分装）使用记录（附件二）。

3. 放射性废弃物处置登记表（附件三）。

4. 放射性药品自查表（附件四）。

5. 放射性药品检查表（附件五）。

五、参考文件

1.《放射性药品管理办法》(2022 年修订)。

2.《放射性废物安全管理条例》(2011 年)。

3.《中华人民共和国环境保护法》(2014 年修订)。

4.《中华人民共和国药品管理法》(2019 年修订)。

六、附件

附件一：放射性药物验收记录

生产厂家：									
日期	药品名称	生产批号	送药签名	接收剂量（mci）	质量状况	验收结论	验收时间	验收人	核对人

附件二：放射性药物（分装）使用记录

生产厂家：											
日期	患者姓名	患者ID号	诊疗项目	药物名称	药物批号	使用剂量	给药时间	不良反应	剩余剂量/时间	注射签名	核对签名

附件三：放射性废弃物处置登记表

生产厂家：										
收集日期	药品名称	半衰期	收集时活度	收集人员	收集容器编号	预处理日期	处理日期	处理时活度	处理人员	处理去向

附件四：放射性药品自查表

科室名称：		日期：		
序号	自查内容	检查标准	检查结果	备注（否注明原因）
1	放射性药品生产企业资质	放射性药品生产企业资质齐全，符合采购要求	是□ 否□	
2	放射性药品验收记录	放射性药品验收记录填写完整，双人签字	是□ 否□	
3	放射性药品使用（分装）记录	放射性药品使用（分装）记录填写完整，相关信息内容完全，时间记录详细	是□ 否□	
4	放射性药品验收人员资质	从业人员具有相关资质	是□ 否□	
上次检查问题是否整改：				
本次检查结论：				
整改措施：				
检查人签字：		被检查人签字：		

附件五：放射性药品检查表

科室名称：		日期：	
内容		检查结果	备注 （不合格注明原因）
检查项目	放射性药品生产企业资质齐全，符合采购要求	合格 □ 不合格□	
	放射性药品验收记录填写完整，双人签字	合格 □ 不合格□	
	放射性药品使用（分装）记录填写完整，相关信息内容完全，时间记录详细	合格 □ 不合格□	
	放射性药品验收人员具有相关资质	合格 □ 不合格□	
	放射性废弃物处置登记表填写完整	合格 □ 不合格□	
	放射性药品储存环境符合要求	合格 □ 不合格□	
	储源室防盗报警措施完善	合格 □ 不合格□	
	放射性废弃物分类放置	合格 □ 不合格□	
被检查人签字：		检查人签字：	
前期问题是否整改：			
本次检查存在问题及整改方案：			
其他存在问题：			

社会危害的非管制类药品管理制度

一、目的

加强社会危害的非管制类药品的管理，保障社会危害的非管制类药品的合法、安全、合理使用，防止流入非法渠道。

二、适用范围

1.适用于非公医疗机构对社会危害的非管制类药品临床应用的监督管理。

2.社会危害的非管制类药品指少量使用麻醉药时，会出现神经的兴奋期，如果大量消耗，人有可能陷入麻醉状态，可能导致呼吸循环的最终抑制，从而导致死亡。社会危害的非管制类药品主要包括吸入用七氟烷（120ml、250ml）、吸入用地氟烷（240ml）等。

三、内容

（一）目录的制定

药事管理与药物治疗学委员会负责遴选、审核并确定社会危害的非管制类药品目录，监督本医疗机构社会危害的非管制类药品的使用及管理。

（二）采购、验收与入库

药学部严格按照《中华人民共和国药品管理法》《中华人民共和国药品管理法实施条例》执行。购进药品时，应当建立

297

并执行《药品验收入库管理制度》，验收药品时，应检查药品包装标签，内容包括：生产企业名称、地址、药品通用名、规格、批准文号、产品批号、生产日期、有效期等，不符合规定要求的，不得购进和使用，验收记录必须保存至超过药品有效期1年，但不得少于3年。

（三）储存

1. 中心药库实行专柜储存，专柜加锁。

2. 各调剂部门、各病区、手术室应专柜或专区储存，实行双人双锁管理。出、入库的票据应单独保存。

（四）使用

1. 处方开具　本医疗机构应当按照卫生主管部门的规定，对执业医师进行有关《处方管理办法》知识的培训、考核，经考核合格的，由医教部授予处方资格，同时取得麻醉专业资质，并在医教部和药学部签名留样及专用签章备案。执业医师取得相应处方资格后，按照临床应用指导原则，在本医疗机构开具药品。

2. 处方调剂　依法经过资格认定的药师，取得药品调剂资格后方可调配社会危害的非管制类药品，调配药品时应当认真核对，对处方所列药品不得擅自更改或者代用。对有配伍禁忌或者超剂量的处方，应当拒绝调配，必要时，经处方医师更正或者重新签字后方可调配。药品处方调剂后，由具有药师以上技术职称的复核人员在处方上签名后方可发出。

3. 使用管理　各临床科室、手术室应当指定专人负责社会危害的非管制类药品的储存管理，每日进行交接班，并有交接记录（具体见附件一）。使用社会危害的非管制类药品时，应当做好使用登记（包括患者姓名、ID号、药品名称、规格、剂量等，具体见附件二）。

（五）管理

1.各临床科室每月对本科室的药品（包括社会危害的非管制类药品）进行自查，并填写《科室储备药品自查表》。

2.药学部质量控制小组定期组织相关人员对各调剂室、各临床科室的社会危害的非管制类药品进行监督检查，内容主要包括：药品的储存，基数目录表、数量规格与备案一致、药品标签标识的粘贴、药品有效期；每日交接班记录、本科室药品自查表等。

四、表单

1.社会危害的非管制类药品交接表（附件一）。

2.社会危害的非管制类药品使用登记表（附件二）。

五、参考文件

1.《中华人民共和国药品管理法》（2019年修订）.

2.《三级医院评审标准（2020年版）广东省专科医院实施细则（精神专科）》（粤卫办医函〔2021〕48号）.

六、附件

附件一：社会危害的非管制类药品交接表

日期	药品名称	规格	数量（瓶）	交班人	接班人	备注

附件二：社会危害的非管制类药品使用登记表

日期	患者姓名	ID 号	药品名称	规格	剂量	单位	使用人	核对人

高警示药品管理制度

一、目的

加强高警示药品管理，防范用药错误，提高医疗质量，保证患者安全用药。

二、适用范围

1. 适用于非公医疗机构高警示药品使用管理。

2. 高警示药品是指药物本身毒性大，不良反应严重，药理作用显著且迅速，使用不当极易发生严重后果甚至危及生命的药物，包括高浓度电解质。

3. 高浓度电解质是指浓度 ≥ 2mmol/ml 的氯化钾注射液、≥ 3mmol/ml 的磷酸钾注射液、> 0.9% 的氯化钠注射液、≥ 50% 的硫酸镁注射液。

三、内容

（一）目录遴选

参照中国药学会医院药学专业委员会发布的《中国高警示药品推荐目录》，药事管理与药物治疗学委员会负责遴选、审核并确定本医疗机构《高警示药品目录》，监督本医疗机构《高警示药品目录》的使用管理。药学部负责《高警示药品目录》的动态调整。

（二）警示标识

1. 标识粘贴　药学部和各临床科室存放高警示药品的区域

统一粘贴警示性标识，并进行同质化管理，具体参照《药品标识标签管理制度》执行（图3-1）。

图3-1 高警示药品警示标识

2.信息化管理 在HIS信息系统高警示药品前以红色"危"进行标识，起到警示作用。

（三）储存

1.药学部各部门及临床科室严格按照药品说明书储存要求进行存放，设置专门区域药柜存放，不得与其他药品混合存放，在专区存放的药柜上粘贴"红底黑字"高警示药品标示牌，并在药品摆放位置粘贴高警示药品警示标识。

2.临床科室储备高警示药品，由专人管理，专区专柜存放，实行基数管理，每日交接班，并粘贴高警示药品警示标志。

3.储存高浓度电解质的各调剂部门和临床科室参照《高浓度电解质药品管理制度》管理和使用，存放区域粘贴专用警示标识。

4.储存易混淆药品的各调剂部门和临床科室参照《易混淆药品管理制度》管理和使用。

（四）使用

1.处方开具 医师开具处方（医嘱）需要慎重，避免药物选择错误的发生，应保证处方适宜性，严格把握禁忌证，避免处方环节的临床用药失误的发生。高警示药品开具时在 HIS 系统以"⑥"标识提示。

2. 处方调剂

（1）药师调配高警示药品时 HIS 系统信息界面显示"⑥"，以示警示。药师应严格审方，认真履行"四查十对"，经双人复核确认无误后发药。对不合理处方可拒绝调配。

（2）护士给患者使用高警示药品时，严格查对制度，核对患者信息及药品名称、规格、剂型、剂量，给药速度，实行双人复核。输注高警示药品时密切关注患者不良反应表现，一旦发生应立即采取措施并及时上报。

（五）管理

1. 药学部质量控制小组每月对各调剂部门及各临床科室的高警示药品进行检查，分析存在的问题，总结反馈，有持续改进措施。

2. 各调剂部门和临床科室每月自查高警示药品的储存、警示标识粘贴等情况。

3. 加强对高警示药品不良事件监测，发现异常及时处置并上报，总结分析，减少药害事件的发生。

四、参考文件

1.《中国药学会医院药学专业委员会高警示药品推荐目录》（2019 版）.

2.《高警示药品用药错误防范技术指导原则》（2017 版）.

3.《中国高警示药品临床使用与管理专家共识》（2017 版）.

高浓度电解质药品管理制度

一、目的

规范高浓度电解质药品临床应用管理，防范因使用不当导致的不良事件，保障患者用药安全。

二、适用范围

1. 适用于非公医疗机构高浓度电解质药品的使用管理。

2. 高浓度电解质是指浓度 ≥ 2mmol/ml 的氯化钾注射液、≥ 3mmol/ml 的磷酸钾注射液、> 0.9% 的氯化钠注射液、≥ 50% 的硫酸镁注射液。

三、内容

（一）目录遴选

1. 药学部参照中国药学会医院药学专业委员会发布的《中国高警示药品推荐目录》，结合本医疗机构情况，确定本医疗机构高浓度电解质药品目录，上报药事管理与药物治疗学委审批。

2. 经医院药事管理与药物治疗学委员会审批通过后的《高浓度电解质药品目录》原则上不再变动。确需调整目录时，须经药事管理与药物治疗学委员会审批通过后方可调整。

（二）警示标识

1. 标识粘贴 药学部和各临床科室存放高浓度电解液药

品的区域统一粘贴警示性标识，并进行同质化管理，具体参照《药品标识标签管理制度》执行（图 3-2）。

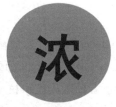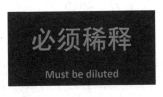

图 3-2 高浓度电解质药品警示标识

2. 信息化管理 在 HIS 信息系统对高浓度电解质药品以"浓""危"进行标识，起到警示作用。

（四）储存

1. 原则上临床科室不得储备高浓度电解质。除各 ICU、CCU、心脏内科、心脏外科、麻醉手术中心、急救中心、120 救护车、血液净化中心外，其他科室不得存放未经稀释的高浓度电解质。如上述科室有储备高浓度电解质需求，需由科主任或护士长签署储备药品申请单，并提交药学部、医教部审批，按基数储备，由专人负责管理，执行每日交接班，专区存放并粘贴警示标识。

2. 储存高浓度电解质药品的各临床科室，应严格按照药品说明书储存要求进行存放，设置专门区域、药柜存放，不得与其他药品混合存放，不得随意改变位置。由专人负责储存养护及基数管理，使用后及时登记补充，做好交接记录，所储备的品种、数量与药学部备案一致。高浓度电解质药品放置处统一粘贴警示标识："高警示药品""浓""必须稀释"。

3. 各调剂部门储存高浓度电解质药品应严格按照药品说明书储存要求存放，专区专柜存放，不得与其他药品混合放置，不得随意改变位置，由专人负责药品储存养护管理，定期盘点，确保账务相符，存放处统一粘贴警示标识。

（五）使用

1. 处方开具　医师在开具高浓度电解质药品医嘱时应确保用药适宜性，严格按照说明书用药。若医师要开具超说明医嘱，须通过合理用药系统经审方药师人工审核。

2. 调配

（1）住院患者使用高浓度电解质药品由受过相应培训的药学专业技术人员在静脉用药调配中心集中配置。药师在配置高浓度电解质药品时严格执行"四查十对"及"双人复核"，确保配置准确性。对超说明规定的医嘱及时与临床医师沟通，对不符合规定的医嘱药师可拒绝调配。

（2）储备高浓度电解质药品的临床科室，护士在给患者使用时应严格执行查对制度，认真核对患者姓名、性别、年龄、药品名称、规格、剂型、用法用量，准确记录用药起始时间、给药速度、结束时间，并双人复核，现用现配，剩余药液按照医疗废弃物处理。

（六）管理

1. 药学部各部门及临床科室每月应自查高浓度电解质药品的储存、警示标识粘贴等情况。

2. 药学部质量控制小组每月对各调剂部门及各临床科室的高浓度电解质药品进行检查并分析存在的问题和隐患，确保高浓度电解质药品使用安全、规范。

3. 加强对高浓度电解质药品不良事件监测，发现异常及时处置并上报，总结分析，减少药害事件的发生。

四、参考文件

1.《中国药学会医院药学专业委员会高警示药品推荐目录》（2019 版）.

2.《高警示药品用药错误防范技术指导原则》（2017 版）.

3.《中国高警示药品临床使用与管理专家共识》（2017 版）.

易混淆药品管理制度

一、目的

加强易混淆药品的管理，减少因混淆药品所造成的用药差错，保障患者用药安全。

二、适用范围

1. 适用于非公医疗机构易混淆药品的使用管理。

2. 易混淆药品指药品在调剂、配置和使用过程中因外观相似（看似）、读音相似（听似）和同一通用名多种规格（多规）而容易混淆发生差错的药品。包括：①多规药品：药品成分相同，但规格不同或生产厂家不同的药品；②看似药品：外包装或药品颜色的外观与其他药品相似的药品；③听似药品：药品通用名或商品名与其他药品相似的药品。

三、内容

（一）目录的制定

药学部根据本医疗机构《基本用药目录》，制定本医疗机构《易混淆药品目录》，本医疗机构《易混淆药品目录》如有新增和删除品种，应实时动态调整。

（二）警示标识

1. 标识粘贴 药学部和各临床科室存放药品的区域统一粘贴药品警示性标识，并进行同质化管理，具体参照《药品标识标签管理制度》执行（图 3-3）。

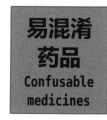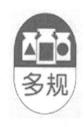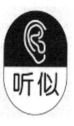

图 3-3　易混淆药品警示标识

2. 信息化管理　医疗机构《易混淆药品目录》中的药品在 HIS 系统中以"混"标识，起到警示作用。

（三）储存

1. 易混淆药品应间隔、错层摆放，避免同层相邻放置。摆放位置粘贴相应警示标识，避免调剂差错。确需调换存放位置或新增易混淆药品时，应告知本部门所有人员。

2. 当同一药品同时具备多规、看似、听似三种特性时粘贴易混淆标签；当同一药品同时具备多规、看似时粘贴警示标识顺序为多规、看似；当同一药品同时具备多规、听似时粘贴警示标识顺序为多规、听似；当同一药品同时具备看似、听似时粘贴警示标识顺序为看似、听似。

3. 临床科室药品专管人员应熟悉易混淆药品目录，正确粘贴警示标识，全院同质化管理。

（四）使用管理

1. 临床医师开具易混淆药品医嘱时应仔细核对药品名称、规格、剂型，确认无误后方可开具。

2. 药师调配易混淆药品时认真履行"四查十对"，仔细核对药品名称、规格、剂型、厂家，双人复核无误后发药，避免差错发生。

3.临床科室给患者使用易混淆药品时，应反复仔细核对药品名称、规格、剂型、厂家，确认无误后使用。

4.药学部每月盘点在库药品应重点关注易发生差错品种，保证账务相符。

（五）专项检查

1.药学部各部门及临床科室每月应自查易混淆药品的存放、警示标识粘贴等情况。

2.药学部质量控制小组每月对药房及临床科室的易混淆药品管理情况进行检查并分析存在的问题，有持续改进措施。

四、参考文件

1.《推荐的四个药品管理标识》（中国药学会医院药学专业委员会，2012年）.

2.《中国药学会医院药学专业委员会高警示药品推荐目录》（2019版）.

急救车/急救箱药品管理制度

一、目的

加强非公医疗机构急救车/急救箱药品管理，确保抢救患者时能够迅速、及时、准确的使用急救药品。

二、适用范围

适用于急救车/急救箱药品的监督管理。

三、内容

（一）目录制定

1.药学部、护理部、医教部及临床相关专家按临床必需、疗效确切、品种及数量合理的原则初步遴选出本医疗机构《急救车药品目录》及《急救箱药品目录》，上报药事管理与药物治疗学委员会审批，审批通过后形成本医疗机构《急救车药品目录》及《急救箱药品目录》。

2.全院急救车/急救箱中药品品种、数量统一，同质化管理，经医院药事管理与药物治疗学委员会审批通过后原则上不再变动，因临床需要，确需调整品种及数量时，须经药事管理与药物治疗学委员会审批通过后方可调整。

3.医教部负责确定医疗机构急救车/急救箱存放的科室及区域，药学部负责监管急救车/急救箱药品。

（二）药品请领

1. 各临床科室按照《急救车药品目录》及《急救箱药品目录》填写《科室急救药品申请表》，经科主任或护士长签字，由药学部发放。

2. 住院药房负责各病区护理单元急救药品的请领；门、急诊药房负责门、急诊检查室、辅助检查科室等急救药品的请领。

（三）药品管理及使用

1. 急救车/箱统一放置指定区域，不准随意挪用或借用。

2. 急救车/箱外配有药品、物品目录一览表，科室急救药品放置于急救车/箱内，按全院统一定位放置。急救箱统一贴封条，急救车使用一次性锁扣，并有封条开启记录及一次性锁扣使用记录。

3. 高警示药品粘贴相应标识，易混淆药品粘贴易混淆药品相应的标识。

4. 近效期的急救药品管理按照本医疗机构《药品效期管理制度》执行。

5. 急救药品如有沉淀变色、标签模糊、破损、过期等质量异常情况，由临床科室急救药品负责人填写《科室报损药品登记表》，将质量异常药品与登记表交回药房，并持《科室储备/消耗药品申请表》重新申领。

6. 近效期急救药品及时登记，临床科室急救药品负责人定期检查近效期药品的使用情况，并根据使用情况及时进行更换。

7. 急救车/箱保持封锁状态，仅限于危急重症患者抢救时使用，科室备用急救药品使用后，由当班护士负责补充，双人核对后封存，保证急救所需。

（四）检查

1. 临床各科室指定专人管理，熟悉急救车/箱内药品的品种和位置，根据要求每月对急救车/箱进行检查并记录。急救车/箱每天交接，交接护士检查一次性锁扣及封条是否处于完整状态，检查一次性锁扣的编号，记录并签名。科室护士长每月检查本科室急救药品专管护士管理药品情况，检查药品的使用、管理和登记情况，填写《科室储备药品自查表》。

2. 药学部药品质量监控小组人员每月检查科室急救药品的使用和管理情况，对存在问题的科室提出整改意见，并监督检查整改意见落实情况。

3. 根据每月巡查结果、复苏抢救药物使用情况，进行急救药物储存的风险评估，来确定和实施急救药物的有效管理，以提高紧急复苏期间的用药效率和准确性。

四、流程

临床科室急救药品申领流程（附件一）。

五、表单

1. 科室急救药品申请表（附件二）。
2. 科室储备药品无偿退回登记表（附件三）。

六、参考文件

《中华人民共和国药品管理法》（2019 年修订）.

七、附件

附件一：临床科室急救药品申领流程

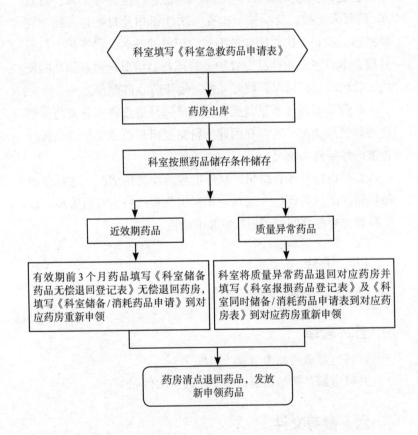

附件二：科室急救药品申请表

申请部门：　　　　　　年　月　日

药品名称	规格	单位	数量	备注

科主任/护士长：

药房负责人：　　　　　　　经发人：　　　　　　　经领人：

附件三：科室储备药品无偿退回登记表

药品名称	规格	生产厂商	数量	批号	有效期
护士长意见					
药房负责人签字					
备注	退回科室：　　　　　　　退回人：				

危害药品管理制度

一、目的

规范非公医疗机构危害药品管理，加强职业防护，减少药品不良反应，保证用药安全。

二、适用范围

1. 适用于非公医疗机构危害药品的监督管理。

2. 本制度危害药品是指能产生职业暴露危险或者危害的药品，即具有遗传毒性、致癌性、致畸性，或对生育有损害作用以及在低剂量下可产生严重的器官或其他方面毒性的药品。

三、内容

（一）危害药品的储存

1. 危害药品应当专区存放，专人管理，存放区域应有明显标识（如高警示药品标识等），药品名称、规格、外包装相似的危害药品应当贴有易混淆药品、看似、听似标识。并配备有害物质溢出处理箱，以便于危害药品发生破损、泄漏时的应急处理。

2. 需冷藏的危害药品应当置于冷库、冰箱或药品冷藏箱内。需冷藏的危害药品在冷库中应分区存放。条件具备的情况下，需冷藏的危害药品应尽量不与其他冷藏药品置于同一冰箱或药品冷藏箱中。

3. 管理人员在脱包、上架危害药品时，应当戴一次性手套，脱包后经双人核对确认无误后，按照"先进先出，近效先出"的原则上架。使用过的一次性手套与无纺布等，应按照医疗废物处理规定处置。

4.临床科室原则上不应储备危害药品，如确需储备危害药品的，应分区域存放并配备危害药品溢出处理箱。

（二）危害药品处方及医嘱的开具、审核

1.有相应处方权的医师可开具危害药品处方及医嘱，应严格按照危害药品的适应证、用法用量、用药途径等规范开具处方或医嘱。

2.对于医师开具的危害药品处方或医嘱，审方药师需对药品的合理性、合法性、适宜性进行严格审核，如发现处方或用药医嘱不规范，应及时与医师有效沟通。

（三）危害药品的调配

1.经药师审核通过的危害药品处方或医嘱方可进行调配。

2.静脉用危害药品应在医疗机构静脉用药调配中心集中配置，其他场所不得配置静脉用危害药品。

3.危害药品调配基本要求

（1）危害药品混合调配应与抗生素调配操作隔开，设置独立单元的配置操作间。

（2）静脉用危害药品须在Ⅱ级A2型生物安全柜内配置，不得在开放环境中配置。

（3）从事危害药品混合调配的工作人员，应接受危害药品特点、负压调配技术、调配实践技能及安全防护措施等的培训，考核合格后方可从事危害药品混合调配工作。

（4）从事危害药品混合调配的药学专业技术人员，应根据医疗机构实际情况定期进行岗位轮换，每年进行体检，备孕

期、妊娠期及哺乳期妇女应暂停从事危害药品混合调配工作。

4.危害药品的混合调配 危害药品的混合调配前准备工作、混合调配操作规范、成品输液核查、成品输液打包、运送与发放可参照医疗机构《静脉用药调配中心危害药品配置标准操作规程》执行。

（四）危害药品的临床使用

1.危害药品给药的基本要求

（1）发疱性药物外渗后可以引起局部组织坏死，建议中心静脉输入，其他危害药品使用外周静脉输注时，应选择粗且弹性较好的静脉，并要有计划地使用静脉和选择合适的输液器。

（2）治疗操作必须有经过科室专门培训的注册护士执行，穿刺的护士要取得本医疗机构静脉留置针技术准入资格，静脉穿刺技术娴熟、准确率高。

（3）认真执行医嘱制度及查对制度，输注危害药品时需经双人核对患者姓名、ID号、用药剂量、用药途径、给药时间及要求等信息，并双签名。

2.危害药品治疗过程的要求

（1）护士必须了解患者病情及治疗方案，熟悉药物的分类、给药方法和给药速度、药物的作用及不良反应等。联合化疗时，应注意所用化疗药物的先后顺序。

（2）护士操作前必须向患者及家属解释治疗程序、注意事项及可能出现的不良反应等。

（3）输注时必须用0.9%氯化钠注射液或5%葡萄糖注射液做引导，确认管路在血管后，方可注入危害药品。先输注等渗或刺激性弱药物，后输注高渗或刺激性强药物，两种药物之间用0.9%氯化钠注射液或5%葡萄糖注射液冲洗管道。

（4）输液期间加强巡视，原则上30~60分钟巡视一次，注意倾听患者主诉，密切观察管路是否通畅，输注局部有无肿胀、疼痛及全身反应。

（5）输注完毕后，必须用0.9%氯化钠注射液或5%葡萄糖注射液静脉冲管，拔针后按压进针处5~10分钟，甚至更长时间，并继续观察穿刺血管有无异常情况。

（6）执行静脉输注操作时，应有专人负责护理，从药物的核对、穿刺到用药结束，尽量在当班内完成，如需交班，应严格执行床边交接，并详细记录。

（7）建立定期随访制度，治疗结束患者出院时，必须提供详细的出院指导，出院后还要定期随访，了解患者的恢复情况，为患者提供必要的指导。

3. 危害药品外渗的处理

（1）危害药品外渗后立即停止输液或静脉注射，保留穿刺针头，利用此针头尽量回抽漏在皮下的药液。

（2）抬高患肢，避免剧烈活动，避免患者局部受压，外涂多磺酸粘多糖乳膏或双氯芬酸二乙胺乳胶剂。

（3）冷敷可使血管收缩，减少药液向周围组织扩散。外渗24小时内可以用冰袋局部冷敷，冷敷期间应加强观察，防止冻伤。

（4）及时按照医疗机构不良事件管理制度上报不良事件。

（5）加强随访观察。

4. 重视危害药品相关不良反应 危害药品的相关毒副作用发生率较高，也容易产生罕见的毒副作用，临床医师应当充分认识并密切随访患者的用药相关毒副作用，施治前应有相应的救治预案，毒副作用一旦发生，应及时处理，并按照医疗机构药品不良反应报告制度及时上报不良反应。

（五）危害药品的溢出处理措施

1. 凡涉及危害药品调配全流程的各个部门、场所，均应配备溢出处理包，由专人负责，定期检查，便于随时取用。溢出处理包中应备有纱布、无纺布、吸水纸巾、海绵、一次性防护服、一次性鞋套、防水靴套、一次性手套、一次性口罩、护目镜、防护面屏、专用垃圾袋、小铲子、镊子、剪刀、75% 乙醇、含氯消毒液等。

2. 凡涉及可能接触危害药品的工作人员，均应进行危害药品的溢出处理培训，培训合格后方可从事与危害药品相关的工作。

3. 危害药品生物安全柜外溢出与生物安全柜内溢出参照医疗机构《静配用药调配中心应急预案》中危害药品溢出应急预案执行。

4. 配置及调剂人员意外接触危害药品处理

（1）如药液溅到工作服或口罩上，应立即更换工作服或口罩。

（2）如不慎皮肤接触到危害药品，反复冲洗皮肤污染区域。若情况较严重，紧急处理后必须立即就医。

（3）如眼睛内溅入，立即用洗眼器冲洗眼睛，注意无菌操作和保护角膜，必要时立即就医。

（4）加强随访观察，有不适情况及时就医做进一步处理。

5. 患者化疗后排泄物、呕吐物处理　在处理患者化疗后排泄物（尿液、粪便）、呕吐物时，必须戴手套以免沾染皮肤。水池、马桶用后，应反复用水冲洗。

四、参考文件

《静脉用药调配中心建设与管理指南（试行）》（国卫办医函〔2021〕598 号）.

贵重药品管理制度

一、目的

加强非公医疗机构贵重药品使用和管理，保护患者权益，促进临床规范用药。

二、适用范围

适用于非公医疗机构贵重药品的使用和管理。

三、内容

（一）定义

本制度贵重药品是指价格较高，单价大于 500 元的药品。

（二）目录制定

药学部根据本医疗机构《基本用药目录》，参照药品单价，制定本医疗机构《贵重药品目录》。本医疗机构《贵重药品目录》如有新增和删除品种，应实时动态调整。

（三）储存养护

1.麻醉药品、第一类精神药品、第二类精神药品、医疗用毒性药品、放射性药品、冷链药品等特殊管理的药品或者特殊储存条件保存的药品外，其他贵重药品实行专人负责、专柜存放。

2.贵重药品应列入本医疗机构重点养护品种，养护内容包含药品的储存条件、外观质量，特别注意药品的效期和滞销情况。对重点养护品种每月养护并填写养护记录，每周监控一次。

（四）管理与使用

1.加强对贵重药品的验收，不符合规定要求的，不得入库。验收贵重药品时应验收到该药的最小包装。一般情况下有效期不足 6 个月的拒绝验收，不得入库。具体参照《药品验收制度》执行。

2.药学部药品调剂部门应掌握贵重药品使用情况，合理储存、保障供应、避免积压。

3.贵重药品应每日盘点，账物符合率达 100%，对账物不符的药品应及时上报，进行原因分析，并做好记录。

4.口服贵重药品原则上不拆零单剂量摆药，应整盒发放。

5.贵重药品在储存、养护、使用等过程中发生的内在质量变化（如变质、失效、过期等）或外观质量变化（如外包装破损、字迹不清、污染等）的，按《药品报损销毁制度》执行。

6.因个人管理失职导致药品过期失效、丢失或账物不符的，由个人承担药品经济损失。

（五）监测与预警

1.临床医师须严格按照药品说明书、临床指南和医疗保险有关规定使用贵重药品。对使用费用较高的贵重药品，应告知患者或代办人。自费贵重药品应填写《自费药品知情同意书》。

2.药学部每月按药品的使用金额、数量进行监控，对使用量异常增长的贵重药品进行合理性分析评价，重点监控单品种使用金额月增长幅度较大的部分品种进行合理用药分析，对存在不合理现象将纳入质量考核。并将结果反馈至临床，促进合理用药。

3. 药学部对使用过程中出现异常波动且存在过度使用的药品实行超常预警。

（1）药品使用量增长速度过快有可疑促销行为的品种，药学部对其进行分析评价，如若为药品配送企业或生产企业进行警告，必要时予以限量或暂停采购。

（2）对药品使用量连续增长幅度过大、每月排名前 10 位并且临床又必须使用的品种，视情况责成临床限量使用。

（3）对连续三个月用量排名前 3 位的药品；频繁超适应证、超剂量使用、对主要目标细菌耐药率超过 75% 的抗菌药物，药学部分析认为其不合理用药情况，暂停使用。

（4）对开具过度用药处方的医生医教部提出警告，必要时予以限制处方权或取消处方权等处罚。

冷链药品管理制度

一、目的

规范非公医疗机构冷链药品的购进、验收、入库、储存、使用等环节，确保药品质量。

二、适用范围

适用于非公医疗机构冷链药品的全流程闭环管理。

三、内容

（一）定义

冷链药品是指生产、运输、储藏、使用等各环节采取有效可行的管理方法，始终处于符合药品生物特性要求的储存温度环境之中的药品，包括冷藏药品和冷冻药品；冷藏药品是指温度符合 2~8℃的储藏运输条件的药品。冷冻药品指温度符合 −10~−25℃的储藏运输条件的药品。

（二）目录制定

药学部根据本医疗机构《基本用药目录》，参照《药品说明书》贮藏要求，制定本医疗机构《冷链药品目录》。本医疗机构《冷链药品目录》如有新增和删除品种，应实时动态调整。

（三）验收入库

冷链药品根据储存要求在冷藏药品待验区进行验收，各药品库环境应符合温湿度要求及卫生要求。冷链药品验收时，应提供药品运输温度记录单及冷链药品交接单。运输温度记录单内容包含储存设备、启运时间、送达时间、启运温度、送达温度等内容；冷链药品交接单需填写运输时间及温度，并加盖供应商原印章。发现不符合要求的，应拒绝接收药品。冷藏药品应在 30 分钟内，冷冻药品应在 15 分钟内验收完毕。冷藏药品的收货、验收记录应保存至超过冷藏药品有效期 1 年。

（四）储存养护

冷藏药品储存的温度应符合冷藏药品说明书上规定的储藏温度要求。储存冷藏药品时应按照冷藏药品的品种、批号分类码放，做到"先进先出、近效先出"。储存冷链药品的环境和设备应配备 24 小时温湿度电子监控和报警装置，温湿度监控记录留存至少一年备查。每月进行一次冷链药品养护检查并记录。

（五）使用管理

1.中心药库配送冷链药品应配备电子监控转运箱，并指定工作人员负责药品的发货、拼箱、装车和运送工作，并选择合适的运输方式。拆零拼箱应在冷藏药品规定的储藏温度下进行。装载冷藏药品时，冷藏药品转运箱应预冷至符合药品储藏运输温度。冷藏药品应在 30 分钟内，冷冻药品应在 15 分钟内由库区转移到符合储藏要求的储藏设备中。

2.各调剂室接收药库送来的冷链药品时，应规范交接填写冷链药品交接单，冷链药品交接内容包含启运时间、送达时间、启运温度、送达温度等，并签字确认及时入库。发现不符合要求的，应拒绝入库。

3. 住院药房药师调剂冷链药品时，需与其他药品分开调配，由一站式服务中心配送人员使用电子监控转运箱单独配送。自调剂冷藏药品至配送到科室应在 30 分钟内完成，冷冻药品应在 15 分钟内完成。药房、一站式服务中心、临床科室交接冷链药品时应填写冷链药品交接单，查看温度监控记录，交接内容包含启运时间、送达时间、启运温度、送达温度等，并签字确认。调配出院带药时，如包含冷链药品，需放置冰箱专区待发，并粘贴"冷藏药品的标签"。

4. 静脉用药调配中心药师在冷链药品排药后，如不是立刻配送，则需放置在冰箱内。

5. 门急诊药房药师在调剂冷链药品时，需在药盒上粘贴冷藏药品标签，并做用药指导。

6. 冷链药品一经发出不予退药，具体参照《退药管理制度》执行。

（六）质量监测

1. 冷藏药品温湿度监测应配备 24 小时智能化监控，温度记录间隔时间设置不得超过 30 分钟/次。温度报警装置应能在临界状态下（超过正常范围 30 分钟以上）报警，报警方式采用手机短信方式。应有专人及时处置，并做好温度超标的报警情况的记录，具体参照本书《药学部突发事件应急预案》执行。

2. 自动温度监测记录数据保存 1 年。

3. 运维部负责对全院冷链药品储存、报警等的温度监测设备进行校验（每年校正一次）和维修保养等管理，保持准确完好，正常使用，并进行记录。

4. 运维部确保冷链中央监控系统正常运行，如有异常及时处理。

5. 运维部、药学部每年进行一次冷链报警测试演练，对整个机制和流程进行质量控制。

6. 从事冷藏药品收货、验收、储藏、养护、发货、运输等工作的人员，应接受药学部组织的关于冷藏药品的储藏、运输、突发状况应急处理等业务培训。

7. 药学部对本医疗机构冷链药品进行全程质量检查。药学部质量控制小组每月检查各部门及临床科室药品质量，并把检查结果反馈给科室，科室根据反馈情况进行整改。

四、参考文件

1.《中华人民共和国药品管理法》（2019 年修订）.

2.《药品经营质量管理规范》（国家食品药品监督管理总局令第 20 号）.

临床科室储备药品管理制度

一、目的

规范非公医疗机构临床科室储备药品的使用管理，保证备用药品质量，确保患者用药安全。

二、适用范围

适用于非公医疗机构内各临床科室。

三、内容

（一）定义

临床科室储备药品是指为方便临床工作，保障患者特殊情况用药及时性，按照各临床科室的实际需要储存于临床科室（病区）供临床急救和周转的必备药品。

（二）目录的制定

储备药品目录中的品种与数量由各临床科室根据本科室的疾病特点与实际需求制定，原则是既能保证临床患者的紧急使用，又可避免积压失效过期。以科室储备药品基数表的形式一式两份，一份保存至科室，一份备案于药学部。由于特殊情况，基数表中数目需要增加或减少时，需提出书面说明，重新备案于药学部，保证药学部与科室的基数表完全一致。

急救车、急救箱的药品目录需经药事管理与药物治疗学委员会审批通过，目录中品种和数量医疗机构内应保持一致，具体管理参照《急救车/急救箱药品管理制度》。

（三）储备药品的申请

1. 科室储备的普通药品，护士可通过医疗机构院内 HIS 系统申请，护士长审核同意后在药房领取。

2. 科室储备的麻醉、精神类药品，护士需填写纸质版《科室储备/消耗药品申请表》（附件二），经科室主任、护士长、医教部主任、药学部审批签字后，在药房领取。

（四）储备药品的使用管理

1. 科室储备药品，只能供住院患者按医嘱使用，急救车、急救箱药品为患者急救时使用，其他人员不得使用，用完后及时补齐基数。

2. 临床科室指定专人负责科室储备药品的基数管理与记录，保证药品账物相符。

3. 储备药品专区存放。将针剂、口服、外用等剂型不同的药品分区存放。

4. 科室储备药品必须按照说明书储存要求保管，以确保药品质量，存放区域有规范的温、湿度监测记录，冷藏设备需有温、湿度报警装置。

5. 所有储备药品摆放整齐、有序；按规定粘贴药品标签。高警示、多规、看似、听似药品粘贴全院统一标识。

6. 对于开启包装多次使用的药品，应在包装外部标明开启时间、开启人、失效日期，对开启时间超过保存期限的药品，不得使用。如没有铝塑板等包装的拆零口服药品，拆零后有效期为三个月。

7. 储备药品按照效期"左进右出"原则依次摆放，做到"先进先出、近效先出"。

8. 储备药品有交接班记录，高警示药品、贵重药品、麻精药品需要班班交接，确保药品账物相符。

9. 除有资质的功能科室外，其他科室不得储备造影剂。

（五）科室储备的麻醉、精神类等特殊管理

药品参照本书《麻醉、第一类精神药品管理制度》《第二类精神药品管理制度》《毒性药品管理制度》等管理。麻醉、精神药品破损、丢失时，参照本书《应急预案制度》《药品丢失被盗制度》执行，并立即上报不良事件。

（六）储备药品的养护

临床科室参照《药品储存养护制度》每月对储备药品定期养护，包括药品数量、效期、批号、外观、形状。

1. 近效期药品在近效期药品登记本上进行登记，包括时间、药品名称、效期、数量及处理结果。效期小于 6 个月的药品粘贴近效期小于 6 个月的警示标识，并填写《临床科室近效期药品登记表》（附件三）及时到药房进行效期更换；效期小于 3 个月的药品粘贴近效期小于 3 个月的警示标识，并无偿退回至药房。

2. 药品出现过期失效、沉着变色、标签模糊等质量问题，由科室填写《科室报损药品登记表》（报损药品需拍照留资料）（附件四），并将原药品退回药房统一登记、销毁，同时持《科室储备/消耗药品申请表》再次请领。

（七）储备药品的持续改进

1. 临床科室护士长为科室储备药品管理第一责任人。每月至少全面检查一次，并填写《科室储备药品自查表》（附件五）。

2. 药学部质量监控小组每月检查科室储备药品管理情况，

填写《科室储备药品检查表》(附件六),一式两份,由药学部与科室分别留存。对存在问题的科室,督促整改。

四、流程

临床科室储备药品申领流程(附件一)。

五、表单

1.科室储备/消耗药品申请表(附件二)。

2.临床科室近效期药品登记表(附件三)。

3.科室报损药品登记表(附件四)。

4.科室储备药品自查表(附件五)。

5.科室储备药品检查表(附件六)。

六、参考文件

1.《中华人民共和国药品管理法》(2019 年修订).

2.《麻醉药品和精神药品管理条例》(2016 年修订).

七、附件

附件一：临床科室储备药品申领流程

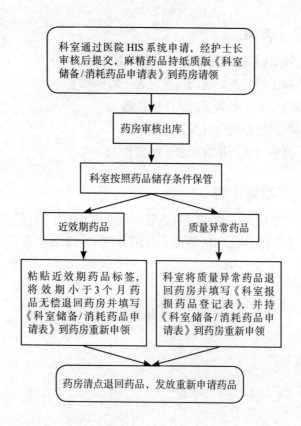

科室通过医院 HIS 系统申请，经护士长审核后提交，麻精药品持纸质版《科室储备/消耗药品申请表》到药房请领

药房审核出库

科室按照药品储存条件保管

近效期药品　　质量异常药品

粘贴近效期药品标签，将效期小于 3 个月药品无偿退回药房并填写《科室储备/消耗药品申请表》到药房重新申领

科室将质量异常药品退回药房并填写《科室报损药品登记表》，并持《科室储备/消耗药品申请表》到药房重新申领

药房清点退回药品，发放重新申请药品

附件二：科室储备/消耗药品申请表

申请部门：　　　　　　　　申请日期：

药品名称	规格	单位	请领量	实发量	备注

注：麻精药品需医教部、科主任、护士长签字，其他药品只需要护士长签字，无护士长的科主任签字，其他不需签字部分请画"/"。

医教部：　　　　　　　科主任：　　　　　　护士长：

药房负责人：　　　　　经发人：　　　　　　经领人：

附件三：临床科室近效期药品登记表

科室：　　　　　　　　年份：

月份	药品名称	规格	生产厂家	批号	有效期	单位	数量	记录人

附件四：科室报损药品登记表

科室：　　　　　　　　日期：

序号	药品名称	规格	单位	数量	批号	生产厂家	报损原因

护士长：　　　　　　当事人：

交回人：　　　　　　药房负责人：

报损药品照片粘贴处

附件五：科室储备药品自查表

科室名称：　　　　　　日期：

序号	自查内容	检查标准	检查结果	备注（否注明原因）
1	是否专区存放	药品按规定专区存放	是□　否□	
2	易混淆药品分隔存放	外观相似的药品有区隔存放	是□　否□	
3	是否有专用标签	药品存放区域有相应标签	是□　否□	
4	品种、数量是否一致	数量与备案数量相符	是□　否□	
5	是否每日交班	有交班记录，且每日交接	是□　否□	
6	药盒标注批号、效期与实物是否一致	药品效期、批号实物与外包装盒标注一致	是□　否□	
7	是否在有效期内	在效期范围	是□　否□	
8	药品温湿度是否符合要求	常温库 10~30℃、阴凉库不高于 20℃、冷藏 2~8℃，相对湿度保持在 35%~75%	是□　否□	
9	麻、精一药品是否"五专管理"	专人负责、专柜加锁、专用账册、专册登记、专用处方	是□　否□	
10	精二药品管理	精二药品专区管理	是□　否□	
11	急救车封条是否完好	封条完好	是□　否□	

续表

序号	自查内容	检查标准	检查结果	备注 （否注明原因）
12	高浓度电解质是否和其他高警示药品分开存放	高浓度电解质和其他高警示药品分开存放	是□　否□	
上次检查问题是否整改：				
本次检查结论：				
整改措施：				

附件六：科室储备药品检查表

科室：　　　　　　　检查日期：

序号	检查内容	合格√　不合格×	备注
急救车/箱药品	定点专区存放、储存环境干净整洁		
	急救车/箱封条是否完好，启封状态登记启封原因		
	1.储存温湿度达标：常温 10~30℃；湿度：35%~75% 2.温湿度登记本记录规范		
	基数目录表、数量规格与备案一致		
	药品标签标识粘贴正确		
	药品效期、批号实物与外包装盒标注一致		
	药品在效期内，近效原因请备注处说明		
	每日交接班、有交接班记录		
	急救药品自查表，每月一次，护士长签字		
治疗室温湿度	1.储存温湿度达标：常温 10~30℃；湿度 35%~75% 2.温湿度登记本记录规范（治疗室温湿度包括麻精普通药品的温湿度）		
特殊管理药品（毒性、麻醉、精神一类、易制毒药品、放射性）	定点专区存放、储存环境干净整洁		
	"五专管理"专人负责、专柜加锁、专用账册、专册登记、专用处方（打开时及时遮掩防止泄露密码）		
	防盗报警措施完善		

续表

序号	检查内容	合格√　不合格 ×	备注
特殊管理药品（毒性、麻醉、精神一类、易制毒药品、放射性）	每日交接班本、账本、使用及残余液处理登记		
	特殊药品破损处理流程知悉度		
	空安瓿、废贴数量与使用登记匹配		
	基数目录表、数量规格与备案一致		
	药品标签标识粘贴正确		
	药品效期、批号实物与外包装盒标注一致		
	药品在效期内，近效原因请备注处说明		
精神二类药品	专柜存放、基数目录表、数量规格与备案一致		
	药品标签标识粘贴正确		
	药品效期、批号实物与外包装盒标注一致		
	药品在效期内，近效原因请备注处说明		
一般储备药品（常温、冷藏）	1.冰箱储存温湿度达标：冷藏2~8℃，湿度：35%~75% 2.温湿度登记本记录规范		
	储备基数目录表、数量规格与备案一致（冰箱、常温基数药品有一项不符合即不合格）		
	药品标签标识粘贴正确		
	药品效期、批号实物与外包装盒标注一致		
	药品在效期内，近效原因请备注处说明		

序号	检查内容	合格√ 不合格 ×	备注
治疗室药品管理	治疗室药品定位放置，与备用急救药品区别放置、遮光药品遮光		
	需冷藏药品，如暂不使用，30分钟内放入冰箱保存		
	在用药品需标识患者信息，减少差错		
	已启封药品应在启封有效期内		
	病区患者使用自备药品，需交护士站统一管理，须标明患者身份识别信息，并签署《患者自备药品使用申请表》，做患者好服药记录		
	病区患者使用自理药品由病区统一管理，须标明患者身份识别信息，护士负责对患者的自行用药进行充分的用药指导并监督和记录		
	治疗室不得出现无任何信息源（合法来源）的药品		
治疗室药品管理	注射药品于注射时再抽取使用，已抽取药品若未马上使用，须标明患者身份识别信息及药品效期		
提问环节	1.麻精药品如何管理？ 2.科室储备近效期药品怎么管理？		

被检查人签字： 　　　　　　　　　检查人签字：

本次检查存在问题及整改方案：

其他存在问题：

患者自备药品管理制度

一、目的

规范患者自备药品的管理与使用，尊重患者用药选择权，保证临床用药治疗合理有效，保障患者用药安全，防止用药意外。

二、适用范围

适用所自备药品的使用环节。

三、内容

（一）定义

指患者在本医疗机构住院治疗期间使用本人或家属带入本医疗机构，而非本医疗机构药学部供应的药品。

（二）自备药品使用原则

1.原则上不允许住院患者使用自备药品，若病情需要，但本医疗机构院药学部无法提供该药品时，临床医师进行病情评估后，酌情使用患者自备药品。

以下药品不得作为自备药品在本医疗机构使用：

（1）麻醉药品、精神类药品，毒性药品等特殊管理的药品不得作为自备药品使用；

（2）分装药品、高警示药品、血液制品、国内未上市的药品不得作为自备药品使用；

（3）药品包装不完整、来源和标识不明的药品不能作为自备药品使用；

（4）根据说明书需要特殊储存条件如冷藏、冷冻、避光等，但患者并未按要求贮藏保存的。

2.自备药品使用前，医师应告知患者药品适应证、用法用量、用药可能出现的不良反应和注意事项等。患者应仔细阅读并签署《患者自备药品使用申请表》（附件二）和《自备药品使用知情同意书》。

3.临床医师评估可以使用，科室负责人批准同意，方可开具用药医嘱，备注"自备"，并在病例中记录用药情况，护士按医嘱执行并记录。

4.医护人员需在患者入院前进行自备药品用药宣教，住院患者不得私自使用自备药品，医护人员发现后应及时制止，并告知主管医师。

5.患者因私自使用自备药品发生意外情况，医护人员应秉持人道主义原则，积极履行救治义务。

（三）自备药品的使用管理

1.主管医生首先评估患者病情是否需要使用自备药品，对于需要使用自备药品的患者进行用药宣教，并填写《患者自备药品使用申请表》，详细记录自备药品名称、规格、数量、效期、批号等信息；患者或委托家属确认无误后在《自备药品使用知情同意书》上签字。

2.主管医生应仔细阅读自备药品说明书，了解药品配伍禁忌、相互作用、疗效等相关内容。负责自备药品的医嘱（自备）开具并做好病历记录。

3.家属需要提供自备药品的来源渠道，购买发票及储存情况。

4.护士验收药品合格后，在自备药品瓶身粘贴患者身份信息及用药信息。

5.患者提供的自备药品仅限患者本人使用，其他人员不得使用。

6.住院院患者使用的自备药品由病区统一管理，由护士以患者为单位在"患者自备药品专区"存放，并每日记录存放区域的温湿度。需冷藏、冷冻特殊保管的药品应在病区冰箱内与储备药分开存放。

7.自备药品严格需按医嘱（自备）执行，并做好使用记录。

8.《患者自备药品使用申请表》及使用记录纳入病例归档保存。

（四）自备药品的监督管理

1.药学部审方中心对所有自备药品医嘱进行前置审核，对存在配伍禁忌，用法用量等有异议的医嘱，应与主管医生及时联系，确保医嘱的适宜性。

2.药学部对于各临床科室指定专门药师作为科室药品联络员，每月对于科室自备药品的管理与使用进行指导监督，并把检查结果详细记录在科室药品检查表中，一式两份，一份留存科室，一份备案于药学部。

3.药学部对于在科室检查过程中发现的有关自备药品管理问题，科室未及时整改的，有权报至医教部进行质控处罚。

四、流程

患者自备药品使用流程（附件一）。

五、表单

患者自备药品使用申请表（附件二）。

六、参考文件

《中华人民共和国药品管理法》（2019 年修订）.

七、附件

附件一：患者自备药品使用流程

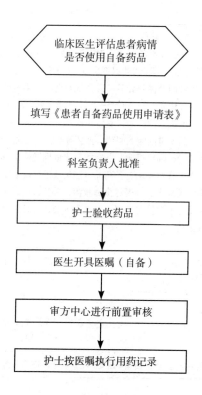

附件二：患者自备药品使用申请表

姓名		性别		年龄		ID 号	
诊断							
药品名称： 规格： 批准文号： 生产批号： 生产企业： 有效期：			用药目的： 用法用量： 预计使用时长： 药品来源： 发票号码： 医师签名： 年　　月　　日　　时　　分				
患者使用自带药品须知	患者从个人利益角度出发要求使用自备药品。但任何药物均具有风险，在根据患者病情，切实按药品说明书规范认真使用自备药品的情况下，仍有可能发生以下难以避免的使用自备药意外及并发症： （1）患者因个体差异等特殊情况对药物发生过敏、中毒等不良反应，导致休克、心跳呼吸骤停、严重多脏器功能损害等。 （2）其他难以预料的并发症和意外。 （3）药品质量问题如假药、劣药等造成的危害。 上述情况医师已讲明，并对我提出的问题作了详细的解答。经慎重考虑，我对使用自备药品可能出现的风险表示充分的理解，本人相信医护人员将竭尽全力救治，并积极配合医生治疗，由该药品引发的上述情况责任自负。本人要求并授权医院为我使用上述自备药品，签字为证。 患者或家属签字： 年　　月　　日　　时　　分					
审批意见	科主任签字（盖章） 年　　月　　日　　时　　分						
备注：为确保患者用药安全，自备药品原则上不允许在本医疗机构使用。							

含兴奋剂药品管理制度

一、目的

规范非公医疗机构含有兴奋剂药品的管理，确保在举行重大体育赛事期间或承担区域性医疗卫生任务中，保障赛事顺利进行和运动员身心健康。

二、适用范围

1. 适用于医疗机构含兴奋剂药物的使用管理。

2. 兴奋剂是指《兴奋剂目录》所列的禁用物质等。兴奋剂目录由国务院体育主管部门会同国务院食品药品监督管理部门、国务院卫生主管部门、国务院商务主管部门和海关总署制定、调整并公布。

三、内容

（一）含兴奋剂目录制定

药学部依据《兴奋剂目录》初步制定本医疗机构的含兴奋剂药品目录，并根据实际使用情况定期调整（具体时限参照国家体育总局等部门官网通知执行），上报药事管理与药物治疗学委员会审核通过后，由医疗机构公示。

（二）采购与供应管理

1. 药学部严格按照要求统一采购供应含兴奋剂药品。同一通用名称药品品种，注射剂型和口服剂型各不得超过 2 种，处方组成类同的复方制剂 1~2 种。因特殊诊疗需要使用其他剂型和剂量规格药品的情况除外。

2. 在承担各类体育赛事或区域性医疗保障任务期间，药学部应保障运动员常用药品及含兴奋剂药品替代品种的充足供应。

（三）临床使用管理

1. 医师在开具含兴奋剂药品处方前，要充分核实是否为运动员身份，特别在承担各类体育赛事或区域性医疗保障任务期间，对运动员应当首选不含《兴奋剂目录》所列禁用物质的药品。

2. 因病情特殊确需使用的，应当充分告知药品性质和使用后果，并签署知情同意书后使用（危重症患者由监护人或负责人代签）。

（四）调剂与处方管理

1. 承担各类体育赛事或区域性医疗保障任务期间，药学调剂部门应对所有含兴奋剂药品粘贴（盖）红色"运动员慎用"标识；对需要进行分包的含兴奋剂药品口服剂型，在分包袋上打印"运动员慎用"标识。

2. 加强对处方的审核，调剂含兴奋剂药品处方须确认患者是否为运动员身份，告知含兴奋剂药品，并提供详细的用药指导。

3. 医疗机构只能凭依法享有处方权的执业医师开具的处方向患者提供含兴奋剂药品。

（五）其他

1. 医院处方前置审核系统应当建立患者运动员身份和药品

含兴奋剂类别的信息关联，实时弹出警示信息。

2. 对于《兴奋剂目录》中所列物质属于麻醉药品、精神药品、医疗用毒性药品和易制毒化学品的，应依照《药品管理法》和有关行政法规对其实行特殊管理。

四、参考文件

1.《反兴奋剂条例》(中华人民共和国国务院令第 398 号，2018 年修订).

2.《卫生部办公厅关于加强医疗机构含兴奋剂药品使用管理的通知》(卫办医发〔2008〕61 号).

3.《医疗机构含兴奋剂药品规范管理专家共识》(2019).

4.《2022 年兴奋剂目录公告》(第 56 号).

第四章

药品保障供应与药库管理

药品供应保障制度

一、目的

加强药品管理，建立协调机制，保障临床用药安全、有效、可及，避免短缺药情况的出现。

二、适用范围

适用于非公医疗机构药品供应保障的监督管理。

三、内容

（一）部门及职责

1. 药事管理与药物治疗学委员会负责医疗机构药品的遴选工作，监督管理药品供应保障实施情况。

2. 药学部协调处理药品使用过程中的各项问题。中心药库负责医疗机构药品采购、入库、储存、出库、发放等工作，根据药品消耗情况进行药品储备，保证临床用药。各调剂部门负责医疗机构临床用药配制、调剂、发放工作，动态监测药品消耗情况，根据临床治疗需求，及时汇总短缺药品信息，并与中心药库进行沟通协调，保障临床治疗的用药需求。

（二）药品保障

1. 常规药品供应保障

（1）中心药库工作人员根据本医疗机构科室设置情况及临床治疗需求，结合药品在一定周期内的使用情况、库存结余等因素，并综合考虑季节及气候变化等情况制定合理的采购计划，对于用量激增的药品应适当加大储备量。

（2）采购人员及时对接供应商，根据药品采购需求发送采购计划，并督促供应商在规定时间完成药品配送工作，确保医疗机构药品供应保障工作正常进行，防止出现药品短缺现象。

（3）各调剂部门组长根据一定周期内临床科室的实际用药情况，设定本调剂部门药品储存下限，实行动态调整，并及时汇总临床科室用药需求，反馈相关信息至中心药库进行药品储备。

（4）各调剂部门指定专人每日根据库存上下限设置情况，查看药品是否存在短缺，并及时向中心药库申领库存不足的药品。

2. 特殊管理药品供应保障

（1）中心药库特殊管理药品的管理人员，每周查看本医疗机构特殊管理药品库存结余数量，根据临床储备及药品消耗情况，制定采购计划，由采购人员通过麻精药品印鉴卡平台发起采购计划。

（2）各调剂部门特殊管理药品的管理人员，对于用量激增及突发滞销的药品，应及时与临床科室进行沟通，了解用药需求变化情况，将用药变化情况反馈至中心药库特殊管理药品的管理人员，中心药库根据临床用药变化及时进行药品储备量的调整。

（3）特殊管理药品应严格按照相关法律法规进行管理，储备合理库存数量保障临床用药，一般情况不得出现药品短缺或退回；如出现药品短缺应按照《突发事件应急预案》的相关规定进行处理；特殊管理药品退回，应按照相关规章制度的流程进行并留存资料。

3. 短缺药品供应保障

（1）中心药库工作人员应及时关注本医疗机构内各药品库存下限，对于出现预警的药品积极协调药品供应商和生产企业，确认药品供应情况，对于短期内可能出现短缺的药品应及时寻找可替代品规或生产企业并按照规定进行上报审批，如无可替代品种应及时按照流程和临床做好沟通解释工作。

（2）各调剂部门在药品发放过程中，需及时收集临床用药信息，汇总临床药品用量情况，对于可能出现短缺的药品，及时反馈至中心药库进行协调处理，以保障临床用药稳定性。

（3）药学部各部门每月对临床出现短缺的药品信息进行汇总、分析，根据分析结果优化药品供应保障方案，减少临床用药短缺情况。

4. 急救药品供应保障

（1）中心药库应保证医疗机构急救药品正常供应，并且储备满足正常医疗救治工作所需的药品量。

（2）各调剂部门对于急救药品应及时领用，并按照药品用量需求进行储备。每月对临床科室急救药品储备情况进行督导检查。

（3）临床用量小，且不常使用的急救药品，在保证用药需求的同时，需加强药品效期管理，避免药品过期失效。

（4）如急救药品供应出现异常，药学部需立即按照规定，上报至医疗机构相关管理部门及分管领导，适时启动急救药品短缺应急预案。

5. 罕用药品供应保障

（1）罕用药品是市场需求量小，研发费用昂贵，用于治疗罕见疾病，且无同类常见药品可替代的药品。医疗机构罕用药品供应保障是医疗急救的重要组成部分。

（2）药学部各部门在收到临床科室罕用药品使用需求时，

应立即联系中心药库工作人员进行沟通，对于已通过用药审批的罕用药品采购需求，中心药库立即联系供应商或生产企业进行药品供应，以保障临床治疗工作。

（3）临床所需的罕用药品如不能供应，应第一时间告知临床科室药品不可供原因，避免造成治疗延误。

四、参考文件

1.《基本医疗卫生与健康促进法》.

2.《国家短缺药品清单管理办法（试行）》（国卫办药政发〔2020〕5号）.

3.《国家医药储备管理办法》（2021年修订）.

医院基本用药供应目录管理制度

一、目的

加强非公医疗机构《基本用药供应目录》的规范管理，建立合理的药品遴选制度。

二、适用范围

适用于非公医疗机构《基本用药供应目录》的遴选及更新管理。

三、内容

（一）职责

1. 药事管理与药物治疗学委员会　医疗机构药事管理与药物治疗学委员会，负责本医疗机构《基本用药供应目录》的遴选、审核，新引进药品临床使用评审，药品目录更新及日常管理等工作。

2. 药品遴选专家组

（1）《基本用药供应目录》遴选专家组由高级专业技术职务任职资格的药学、临床医学、护理学、临床微生物学等人员组成。

（2）专家组负责药品目录的遴选，以及新药引进、品种替换、淘汰的评价工作。

3. 药学部

（1）负责收集整理各临床科室用药目录意见。

（2）依据药品管理相关法律法规、临床诊疗指南、药品说明书等汇总形成本医疗机构《基本用药供应目录》草案，上报药品遴选专家组进行评价。

（二）遴选原则

1.医疗机构根据药品管理的相关政策法规要求，制定《基本用药供应目录》。

2.医疗机构《基本用药供应目录》应按照防治必需、安全有效、价格合理、使用方便、中西药并重、满足临床治疗需求的原则，结合诊疗科目，确定药品品种、剂型和数量，力求结构合理，比例恰当。

3.《基本用药供应目录》中的药品，优先选择国家基本药物、医保目录内药物、通过一致性评价药物及国家医保局组织的集中带量采购药物等。

4.《基本用药供应目录》的品种数应遵照国家三级医院评审标准 ≤ 1500 品规（不包括自制制剂），其中西药 ≤ 1200 品规、中成药 ≤ 300 品规；医疗机构基本药物品种数应占《国家基本药物目录》品种数的 70% 以上；列入《基本用药供应目录》的药品品种每年调整不应超过 5%。

5.《基本用药供应目录》中药品品种的选择执行相关规定，即同一通用名称药品的品种，注射剂型和口服剂型各不得超过 2 种，处方组成类同的复方制剂 1~2 种。因特殊诊疗需要使用其他剂型、剂量、规格药品的情况除外。

6.依据《抗菌药物临床应用管理办法》及三级医院等级评审标准要求，严格控制医疗机构抗菌药物供应目录的品种数量，确保抗菌药物品种、品规结构合理。

7.《基本用药供应目录》优先选择治疗用药，辅助性治疗用药的选择依据药品说明书、临床相关诊治指南及循证医学证据严格遴选。

8.《基本用药供应目录》内药品由药学部统一采购，所有药品优先选择疗效确切、质量稳定、价格合理、主流品牌及市场流通量大的生产企业进行供应。

（三）遴选流程

1. 药学部以医保目录、药品阳光采购平台挂网目录、国家基本药物目录等为基础，整理形成供本医疗机构各临床科室遴选的药品目录，由各临床科室根据诊治需求进行初步遴选。

2. 药学部根据《基本用药供应目录》遴选原则及临床用药需求，整理汇总临床科室初步遴选后的药品目录，并将汇总后的药品目录形成文件由临床科室进行确认签字，形成本医疗机构《基本用药供应目录（初稿）》。

3. 药学部将《基本用药供应目录（初稿）》上报药事管理与药物治疗学委员会进行审议，将审议通过的药品品规汇总，形成本医疗机构《基本用药供应目录》。

（四）目录更新

1. 药品调整

（1）医疗机构药事管理与药物治疗学委员会每年度定期组织召开药品遴选会议，综合分析各临床科室基本用药情况，根据临床救治需求及国家药品管理相关政策对本医疗机构《基本用药供应目录》进行全面审核及调整。

（2）药品品种替换，是指药品生产企业或供应商因各种原因不能向医疗机构正常供应《基本用药供应目录》中的药品，或医疗机构因上述各种原因暂停购进某些药品，但无同类可替代药品且确因临床救治需要，暂时替换购进其他生产企业、其他剂型或其他规格的同一通用名药品品种。

（3）药品替换由药学部提出申请，列出所有可供货的候选品种，按照流程进行审批。

（4）因药品替换原因造成缺药或暂停使用的药品，中心药库应及时通知各调剂室并列出同类可替代药品目录，由调剂室按照规定告知临床科室供药情况。

2. 药品淘汰

（1）药品淘汰是指医疗机构使用的药品出现下列情况之一，应从《基本用药供药目录》中淘汰：①药品监督管理部门、卫生行政管理部门公布停止使用的药品或生产企业被吊销相应证书的药品；②发生严重不良反应的药品；③出现明显的质量问题、影响医疗安全的药品；④经药事管理与药物治疗学委员会论证，可被风险效益比或成本效益比更优的品种所替代的药品；⑤在充分考虑临床用药的实际情况下，连续六个月内仍无人或少人使用的滞销药品；⑥经查实，违反医疗机构有关规定，使用不正当手段进行临床促销的药品；⑦医疗机构药事管理与药物治疗学委员会根据临床治疗需求、诊疗指南等认为应当淘汰的其他情况。

（2）药品目录内品种淘汰，由药学部收集、提供有关资料，填写《拟淘汰药品目录》，报医疗机构药事管理与药物治疗学委员会进行讨论，由专家组进行评估，审批通过后正式停止购进和使用，并从医疗机构《基本用药供应目录》中剔除。

3. 新药引进

（1）新药引进是指医疗机构根据临床治疗用药需求引进《基本用药供应目录》以外的新的药品或新的品规。因各种不良事件停用一年以上的药品亦需按新药引进管理。

（2）《基本用药供应目录》内已有药品（按药品通用名计）如需增加剂型、规格或其他生产企业，应按照新药引进流程进行审批。此类药品，同等情况下优先考虑国家基本药物目录、医保目录的品种，并综合考虑药品质量、用药安全、生产企业规模、价格、品牌等因素，原则上不超过"一品两规"，如有特殊临床需求，有多种剂型和规格时，优先考虑临床常用剂型和规格，兼顾特殊人群（老人、孕妇、儿童）用药安全性。

（3）新药引进需满足以下条件任意一项：①近年批准的国家级新药或进口新药，优先考虑国家一类新药和专利期内的原研药品；②具有先进剂型的品种；③本医疗机构尚未有同类产品，临床救治需要引进；④本医疗机构已有同类产品，但品规较少不能满足临床用药需求的；⑤本医疗机构已有较多类似品种，但新的药品在安全性、适宜性、经济性等方面有显著特点。

（4）不得作为新药进行引进的条件：①上次申请未通过的药品（隔年可以再申请）；②同一品种已申请两次未获得通过；③已被本医疗机构淘汰的药品；④近年来发生过药品销售违规或不正当竞争行为药品；⑤近年发生过严重质量事件的药品；⑥国家或省市药品监管部门、卫生行政管理部门禁止使用的药品；⑦不符合本医疗机构诊疗需求的药品。

（5）新药引进程序：①临床科室申请新药必须由科室主任按照流程提出新药购入申请，按要求填写《新药申请表》，并尽可能详细写明申请理由；②药学部临床药学人员对临床科室提出的新药品种进行药学相关内容评估，并在《新药申请表》中填写意见；③药学部负责《新药申请表》的收集与整理上报；④药事管理与药物治疗学委员会定期召开会议，对临床科室的新药申请进行讨论审议，由药品遴选专家组成员对新药申请逐一审议讨论并进行实名制投票，投票通过后可纳入医疗机构《基本用药供应目录》；⑤新药引进评审专家会议讨论结果一式两份，集体签名，药事管理与药物治疗学委员会秘书进行存档保管；⑥药学部对引进的新药信息及时更新，并告知各临床科室。

四、流程

新药申请流程（附件一）。

五、表单

新药申请表（附件二）。

六、参考文件

1.《处方管理办法》（中华人民共和国卫生部令第 53 号）.

2.《抗菌药物临床应用管理办法》（卫生部令第 84 号）.

3.《医疗机构药事管理规定》（卫医政发〔2011〕11 号）.

4.《药品采购供应质量管理规范》.

5.《国家基本药物目录》.

6.《中国国家处方集》.

七、附件

附件一：新药申请流程

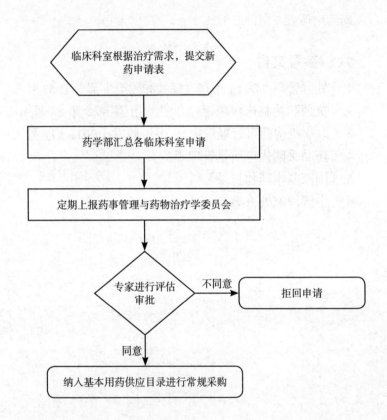

临床科室根据治疗需求，提交新药申请表

↓

药学部汇总各临床科室申请

↓

定期上报药事管理与药物治疗学委员会

↓

专家进行评估审批 ——不同意——→ 拒回申请

↓同意

纳入基本用药供应目录进行常规采购

附件二：新药申请表

申请科室：　　　　　　　　　编号：

通用名（中文名和英文名）：	
商品名：	
批准文号/注册证号：	是否专利药品：□是　□否
剂型： 规格： 单位：	挂网入围情况： □是　□否　□新药 挂网 ID 号：
是否国家基本用药目录药物：□是　□否	是否医保药物： □是　□否
生产厂家：	
本院在用同类品种：	
是否有可替代品种：	
申请理由：（包括但不限于：该药是否在诊疗指南中被推荐使用？对专科疾病治疗在疗效、安全性、价格、药物经济学等方面的价值，特别是与本院在使用同类品种相比较的优势；能否替代在用的同类品种？）	
申请医师（高级职称）签名：	科室管理小组成员签名：
主任签名：	会议日期：　　年　　月　　日
专科院长签名：	
同类药品：□有　□无　如有请填写以下同类药品的信息	

通用名：	商品名：
规格：	单位：
价格（元）：	生产厂家：
挂网入围 ID 号：	供货价（元）：
挂网入围情况：□是　□否　□新药　□医保　□基药	

临床药师意见：（新药的有效性、安全性、稳定性、可流通性及经济性等方面的比较。所引用的数据需注明文献出处）

签名：
年　　月　　日

药学部主任：
年　　月　　日

医教部主任：
年　　月　　日

经医院药事管理与药物治疗学委员会　　年　　月　　日召开的会议讨论，（□同意、□不同意）该品种进入医院基本用药供应目录。

主任委员签名：　　　　年　　月　　日

注：1. 新药申请需由科室主任组织召开科室管理小组会议集体讨论决定。不得申请主要为其他专科使用的药物。

　　2. 本表经小组成员签字后由科室递交药学部。

中心药库管理制度

一、目的

规范中心药库工作流程，加强药品质量安全管理，确保临床用药安全有效。

二、适用范围

中心药库管理工作的监督管理。

三、内容

（一）基本要求

1. 人员管理

（1）严格落实各项药政法规和规章制度，遵守本医疗机构劳动纪律，不迟到早退。

（2）建立以患者为中心的药学服务模式，不断提高服务质量。

（3）严禁个人、集体以任何形式向药品供应单位索取、收受药品回扣。

（4）严格落实医疗机构员工服务礼仪及规范要求，着工作服，佩戴工号牌，注意文明礼仪。

（5）非中心药库工作人员未经许可严禁进入库房内部区域。

2. 资质要求

（1）中心药库负责人应当具有主管药师及以上专业技术职

务任职资格，同时具有 3 年以药品库房管理经验。

（2）药品采购人员应具备主管药师及以上专业技术职务任职资格。

（3）药品库房管理人员应具有药学或药学相关专业本科以上学历，或具有药师以上专业技术职称。

3. 环境管理

（1）库房区域保持干净整洁。

（2）办公区域按照 6S 管理规定进行物品存放。

（3）温湿度应符合药品储存要求。

（4）医疗垃圾、生活垃圾分类存放，并及时按照相关规定处理。

（5）工作场所严禁吸烟。

4. 设备管理

（1）设备应定期检修、维护，并有记录。库房设备未经允许不得擅自外借。

（2）消防器材置于显眼位置，严禁挪用消防器材，并做好消防设施维护管理。

5. 安全管理

（1）库房区域严禁烟火。

（2）库房管理人员离开时，应做好关门关窗及切断水、电开关等工作。

（3）库房管理人员做好药品库房内的防火防盗等安全工作。

（二）中心药库管理

1. 药品采购

（1）药品采购需通过有合法资质的供应商进行，确保药品质量安全及其合法性，与供应商签订质保协议。

（2）首次购进的药品，应根据要求建立药品首营资料。

（3）根据医疗机构制定的《基本用药供应目录》进行药品采购。

2. 药品验收

（1）购进药品需严格执行查验制度。按照药品验收要求，核查各项内容及资料，符合收货标准的药品进行确认收货，对于不符合收货标准的药品，予以拒收。

（2）麻醉药品及第一类精神药品，需进行双人验收，并查验至最小包装。

（3）冷链运输药品，需在冷藏药品库进行验收，并查验运输过程中的温度是否符合药品储存要求。

（4）药品有效期在六个月之内的予以拒收（临床急需且无远效期的药品除外）。

3. 药品入库

（1）符合收货标准的药品，进行药品入库，通过HIS系统录入相关药品信息，由双人进行入库制单及审核工作，确保药品规格、数量、生产企业、价格、批号、效期等信息的准确性。

（2）新购进药品，需根据要求完成HIS系统药品信息字典建立，并通知相关调剂室进行药品维护。

4. 药品储存

（1）药品储存与保管实行分类管理，按储存条件分别储存于冷藏库、阴凉库、常温库、特殊管理药品库，做好各药品库房温度、湿度、通风、光线等条件控制，防止变质失效，具体参照《药品储存养护制度》执行。药品储存应当按照色标管理，合格药品为绿色，不合格药品为红色，待确定药品为黄色。在库药品应当按批号堆码，不同批号的药品不得混垛，垛间距不小于5cm，与库房内墙壁、屋顶、温度调控设备及管道等设施距离不小于 30cm，与地面间距不小于 10cm。

（2）麻醉药品、第一类精神药品、毒性药品必须按照规定进行专人负责、专柜加锁、专用处方、专用账册、专册登记管理。

（3）药品效期严格按照药品效期管理的原则进行管理，避免过期失效。

（4）每日进行各药品库房的温湿度登记，定期完成相关设施设备的养护管理，确保药品储存环境安全，保障药品质量。

（5）每月末进行药品盘点养护，做到账物相符，相符率100%。

5. 药品出库

（1）根据调剂室请领需求，按照药品效期管理的原则，进行药品发放，药品发放时认真核对，药品名称、规格、数量、生产厂家等信息，防止错误发生。

（2）药品出库应当严格按照批号管理。

（3）药品出库时，需查看结余数量，对于库存不足的品种，做好登记，及时反馈缺药信息至药品采购人员进行采购，对于临床急需用药，验收入库后应立即出库并联系调剂室进行领用。

四、表单

1.《药品盘点表》（附件一）。

2.《药品养护记录表》（附件二）。

3.《重点养护药品记录表》（附件三）。

五、参考文件

1.《中华人民共和国药品管理法》（2019 年修订）.

2.《药品经营质量管理规范》（国家食品药品监督管理

总局令第 28 号).

3.《中华人民共和国会计法》(2017 年修正).

六、附件

附件一：药品盘点表

序号	药品名称	规格	单位	生产厂家	实盘数量	备注

盘点人：　　　　　　复盘人：　　　　　　监盘人：

审核人：　　　　　　盘点日期：

附件二：药品养护记录表

药品名称	生产厂家	规格	单位	数量	批号	失效日期	质量状况	采取措施

养护人：　　　　　　养护日期：

附件三：重点养护药品记录表

药品 名称	生产 厂家	规格	单位	数量	存放 位置	批号	失效 日期	质量 状况	采取 措施
养护人：			养护日期：						

中药库房工作制度

一、目的

规范中药库房工作流程，确保在库中药饮片及中药配方颗粒质量安全，保障患者用药安全、有效。

二、适用范围

1.适用于非公医疗机构中药库房管理工作的监督管理。

2.本制度中所述中药库房是指储存中药饮片与中药配方颗粒的库房。

三、内容

（一）基本要求

1.人员管理

（1）严格落实各项药政法规和规章制度，遵守本医疗机构劳动纪律，不迟到早退。

（2）按照医疗机构服务时间，提前做好服务准备工作。

（3）严格落实医疗机构员工服务礼仪及规范要求，着工作服，佩戴工号牌，仪表端庄、谈吐适当、稳重专业。

（4）非中药库房工作人员未经允许严禁进入库房内部区域。

2.资质要求

（1）中药库房负责人应当具有中药学主管药师及以上专业技术职务任职资格，同时具有3年以上中药饮片及中药配方颗粒调剂工作经验或中药库房管理经验。

（2）负责中药饮片采购工作人员，应具有中药学药师及以上专业技术职务任职资格。

（3）负责中药饮片验收的工作人员，应当具有中药学药师及以上专业技术职务任职资格，同时具有中药饮片鉴别经验。

（4）负责中药饮片养护的工作人员，应当具有中药学药士及以上专业技术职务任职资格。

（5）直接接触中药饮片、颗粒的工作人员应当进行岗前及年度健康检查，并建立健康档案。患有传染病、皮肤病或其他可能污染中药饮片、颗粒疾病的，不得从事直接接触药品的工作。

3. 环境管理

（1）卫生干净整洁，工作区域不得存放与工作无关用品。

（2）保持安静，不得高声喧哗和打闹，严禁吸烟。

（3）通道利于通行，消防器材置于显眼位置，严禁挪用消防器材，并做好消防设施维护管理。

（4）温湿度应符合药品储存要求。

（5）医疗垃圾、生活垃圾分类存放，并及时按照相关规定处理。

4. 设备管理

（1）设备应定期检修、维护，并有记录。

（2）未经中药库房负责人批准，中药库房设备不得擅自外借。

（3）严禁在冰箱内存放食物。

（4）凡损坏设备者，均应主动说明原因并详细记录情况，根据具体情况和相关规定进行处理。

（二）中药库房管理

1. 中药库房应当具有与使用量相适应的面积，具备通风、调温、调湿、防潮、防霉、防虫、防鼠、防污染、防火、防盗等条件与设施设备。

2. 中药库房应当每日监测并记录温湿度，有条件的医疗机构应当安装自动监测设施。

3. 中药库房应当具有相应面积的养护工作场所，以便于对在库中药饮片进行养护。

4. 中药饮片、颗粒的出入库应当有完整记录。中药饮片、颗粒入库前必须经过验收合格方可入库。具体验收标准参照相关制度执行。中药饮片、颗粒出库前应当严格进行检查核对，不合格的应当封存并申请销毁。

5. 中药库房应当按照色标管理，合格药品为绿色，不合格药品为红色，待确定药品为黄色。

6. 中药饮片、颗粒应当按批号堆码，不同批号的饮片不得混垛，垛间距不小于5cm，与库房内墙壁、屋顶、温度调控设备及管道等设施距离不小于30cm，与地面间距不小于10cm。

7. 特殊管理的中药饮片、颗粒应当按照相关规定储存。

8. 应当定期进行中药饮片、颗粒养护检查，并记录检查结果。对易变质失效的中药饮片，应当列为中药饮片重点养护品种，每周检查养护。在养护中发现质量问题，应当及时上报并采取相应措施。对霉变、虫蛀、变质、走油的中药饮片应当按照不合格药品处理。

9. 储存饮片、颗粒的货架等设施应当保持清洁、整齐，无杂物堆放。

10. 饮片、颗粒储存区域不得存放与储存管理无关的物品。

11. 每月对中药饮片、颗粒进行盘点，对短缺药物及时制定采购计划补充库存。

四、表单

1.《中药饮片/颗粒盘点表》（附件一）。

2.《中药饮片/颗粒养护记录表》（附件二）。

3.《中药饮片重点养护品种养护记录表》（附件三）。

五、参考文件

1.《中华人民共和国药品管理法》（2019年修订）.

2.《医院中药饮片管理规范》（2007年版）.

3.《药品经营质量管理规范》（国家食品药品监督管理总局令第28号）.

六、附件

附件一：中药饮片/颗粒盘点表

序号	药品名称	批号	有效期	盘点	账上库存	备注
盘点人：				监盘人：		

附件二：中药饮片/颗粒养护记录表

中药饮片/颗粒养护记录表						年　　月	
序号	药品名称	批号	有效期	数量	外观（正常打√，异常打×）	备注	养护人

附件三：中药饮片重点养护品种养护记录表

中药饮片重点养护品种养护记录表						年　　月	
序号	药品名称	批号	有效期	质量状况（根据质量状况相应划"√"）	处理意见	养护员	备注
				生虫 泛油 变色 失去气味 升华风化 潮解霉变 良好			
				生虫 泛油 变色 失去气味 升华风化 潮解霉变 良好			
				生虫 泛油 变色 失去气味 升华风化 潮解霉变 良好			
				生虫 泛油 变色 失去气味 升华风化 潮解霉变 良好			
				生虫 泛油 变色 失去气味 升华风化 潮解霉变 良好			

药品采购制度

一、目的

加强非公医疗机构药品采购供应管理，规范药品采购行为，强化监督机制，切实做到阳光采购，保证购进药品质量合格。

二、适用范围

适用于非公医疗机构药品采购的监督管理。

三、内容

（一）资质审核

1. 药品采购工作必须坚持公正、公平、公开的原则，要选择证照齐全、药品质量可靠、服务周到、价格合理的药品供应商并签署《药品购销合同》《药品质量保证协议》。

2. 药品采购部门应当要求药品供应商提供《营业执照》《药品经营许可证》《GSP 证书》、企业法人授权的销售人员的授权委托书、资格证明、身份证复印件（首次提供时必须与原件对照）等相关资料，提供资料均需加盖公司原印章。审查时需注意上述证照的经营方式与范围，不得从超范围经营或异地经营的企业采购药品。

3. 药品采购部门应当要求药品供应商提供各药品生产企业的《营业执照》《药品生产许可证》，审核合格后将复印件存档备查，提供资料均需加盖公司原印章。

4.药品采购部门采购进口药品时，应当要求药品供应商提供该药品的《药品注册批准通知书》以及口岸药检所出具的《进口药品检验报告书》复印件，提供资料均需加盖公司原印章。

5.药品采购部门采购麻醉药品、精神药品、药品类易制毒化学品时，应当凭印鉴卡向本省、市、自治区、直辖市行政区域内具有该类药品销售资质的定点供应商进行购买，药品供应商需提供该类药品销售相应资质证明文件，并加盖公司原印章。

6.药品采购部门采购医疗用毒性药品时，应当从药品监督管理部门指定的药品生产企业与药品经营企业购进，并由药品供应商提供相应的资质证明文件，提供资料均需加盖公司原印章。

7.药品采购部门采购放射性药品时，应当按照相关规定向有资质的生产企业订购有批准文号的放射性药品，并由药品供应商提供相应证明文件，提供资料均需加盖公司原印章。

8.中药饮片必须从具有《药品生产许可证》的中药饮片生产企业或具有《药品经营许可证》的中药饮片经营企业采购。购进国家实行批准文号的中药饮片，还应当验证注册证书并将复印件存档备查，提供资料均需加盖公司原印章。

（二）药品采购

1.采购计划

（1）医疗机构各调剂部门根据药品实际消耗情况，制定本部门药品领用计划，汇总上报至药品采购人员。

（2）采购人员汇总各调剂部门的领用计划，查看采购周期内本医疗机构的药品总消耗情况，根据季节变化、市场供应率，制定合理的采购计划。

2. 采购原则

（1）医疗机构药品采购工作需由指定部门或由专人负责，药品采购人员应定期进行药品管理相关法律法规的培训，并严格按照规定进行药品采购工作。

（2）药品采购应坚持主渠道采购，同种药品应优先采购国家基本药物目录内、医保目录内及阳光采购挂网平台中选品规，临床常规使用且评价高的药品亦可优先采购。

（3）首次购进的药品，药品供应商及生产企业应按照规定提供相应首营资料。

（4）中药饮片及其制剂的采购，坚持公开、公平、公正的原则，严禁擅自提高饮片等级、以次充好，为个人或单位谋取不正当利益。医疗机构应当定期对药品供应商供应的中药饮片质量进行评估，并根据评估结果及时调整药品供应商和供应方案。

（三）药品临时采购

临床各科室因诊疗方案需要，使用医疗机构《基本用药供应目录》外的药品时，按照药品临时采购相关规定进行药品审批购进。

四、参考文件

1.《中华人民共和国药品管理法》（2019年修订）.

2.《中华人民共和国药品管理法实施条例》（2016年修订）.

3.《医疗机构药品监督管理办法（试行）》（国食药监安〔2011〕442号）.

4.《药品经营质量管理规范》（国家食品药品监督管理总局令第28号）.

5.《医院中药饮片管理规范》（国中医药发〔2007〕11号）.

6.《麻醉药品和精神药品管理条例》(2016 年修订).

7.《医疗用毒性药品管理办法》(1988 年).

8.《中华人民共和国中医药法》(2016 年).

药品验收制度

一、目的

加强非公医疗机构药品验收管理，确保入库药品质量合格、数量无误，防止不合格的药品在医疗机构内流通使用，确保患者用药安全。

二、适用范围

适用于非公医疗机构药品验收的监督管理。

三、内容

（一）人员资质

1. 药品验收岗位人员应具有药学或药学相关专业本科以上学历，或具有药师以上专业技术职称。

2. 中药饮片验收人员，应具有中药师及以上专业技术职称，并具备中药饮片鉴别经验。

3. 药品验收岗位人员应进行岗前体检与年度健康检查，患有传染病、皮肤病或其他可能污染药品疾病的人员不得从事药品验收工作。

（二）药品验收程序

1. 验收环境　药品根据储存要求在对应药品库待验区进行验收，各药品库环境应符合温湿度要求及卫生要求。

2. 常温药品验收

（1）常温药品在阴凉库待验区进行验收，验收人员需核对到库药品名称、规格、数量、生产企业、批号、生产日期、失效日期是否与药品随货同行单内容相符，查验药品质量证书中相关内容是否与到库药品相符。

（2）药品质量证书需有生产企业质量管理人员签名及生产企业公章、经销企业公章；随货同行单、质量证书均需加盖供应商原印章。

（3）药品验收一般应在到货当日完成，如有特殊原因不能进行验收的药品，应根据临床用药情况酌情处理。

3. 冷链药品验收

（1）冷链药品在冷藏库待验区进行验收，查验药品运输温度是否符合储存要求。

（2）冷链药品验收时，应提供药品运输温度记录单及冷链药品交接单。运输温度记录单内容包含储存设备、启运时间、送达时间、启运温度、送达温度等内容；冷链药品交接单需填写运输时间及温度，并加盖供应商原印章。

（3）冷链药品验收应在药品脱离运输设备规定时间内完成，其中冷藏药品应在30分钟内、冷冻药品应在15分钟内验收完毕，以保证药品质量安全。

4. 特殊管理药品验收

（1）麻醉药品、精神药品、毒性药品需在特殊管理药品库进行双人验收。

（2）麻醉药品、精神药品、药品类易制毒化学品，货到即验，双人开箱查验至药品最小包装，逐一核对药品规格、批号、效期、生产企业等信息。

（3）放射性药品验收参照《放射性药品管理制度》执行。

5. 中药饮片验收

（1）医疗机构对所购的中药饮片，应当按照国家药品标准和省、自治区、直辖市药品监督管理部门制定的标准和规范进行验收，验收人员应当对品名、产地、生产企业、产品批号、生产日期、合格标识、质量检验报告书、数量、验收结果及验收日期逐一登记并签字。

（2）购进国家实行批准文号管理的中药饮片，还应当检查核对批准文号。发现假冒、劣质中药饮片，应当及时封存并报告当地药品监督管理部门。

6. 其他验收要求

（1）进口药品根据《中华人民共和国药品管理法》《进口药品管理法》等法律法规要求，需提供含国家药品监督管理局公章、生产企业公章、经销企业公章的《进口药品注册批件》《进口药品通关单》等资料并加盖供应商原印章。进口麻醉药品、精神药品还应提供《麻醉及精神药品进口批件》。

（2）生物制品、血液制品根据《生物制品管理规定》《生物制品批签发管理办法》提供盖有生产企业公章的《生物制品批签发》并加盖供应商原印章。

7. 药品抽样验收标准

（1）验收人员应对药品包装的标签与外观进行核查，大包装破损、污染、渗液、封条损坏等包装异常的药品，应开箱检查至最小包装，不符合质量要求的药品应当拒收。

（2）药品外包装无明显异常时，同一批号的药品至少检查一个最小包装，但生产厂家有特殊质量控制要求或打开最小包装可能影响药品质量的，可不打开最小包装。

（3）验收人员应对抽样药品的外观、包装、标签、说明书以及相关的证明文件进行逐一检查、核对，验收结束后，将抽取的完好样品放回原包装箱。

8. 验收人员查验药品的质量、数量符合要求后，填写《药品验收记录表》（附件二），将合格的药品按照药品货位进行定位存放，由库管员签字确认收货并办理入库手续。不合格的药品放入不合格药品区，退回供应商拒绝入库。

（三）药品验收质量标准

1. 西药、中成药、中药配方颗粒验收标准

（1）药品外包装应印有药品名称、规格、生产批号、生产日期、有效期、储藏条件、包装规格、批准文号、运输注意事项及其他专用标识。药品包装箱应牢固、干燥，封签封条应当无破损，包装箱应无渗液、污损等。

（2）药品整件包装中应含有产品合格证，合格证的内容一般包括药品通用名、规格（含量及包装）、生产企业、生产批号、化验单号、检验依据、出厂日期、包装人、检验部门与检验人员签章。

（3）药品最小包装中必须印有或者贴有标签并附说明书、标签和所附说明书应包含生产企业的名称、地址、药品通用名、规格、批准文号、产品批号、生产日期、有效期、药品成分、适应证或功能主治、用法用量、禁忌证、不良反应、注意事项和储存条件等内容。无生产批号或生产批号不符合规定的药品以及内外包装生产批号不一致的药品不得验收入库。一般情况下有效期不足 6 个月的拒绝验收，不得入库。

（4）特殊管理药品、外用药品的包装与说明书上必须印有规定的标识和警示说明，非处方药的包装上应有国家规定标识。

（5）进口药品的标签应以中文注明药品名称、主要成分、进口药品注册证号、药品生产企业名称等，并有中文说明书，进口预防性生物制品、血液制品应有《生物制品进口批件》复印件。

（6）药品外观应无挤压变形、开裂、熔（溶）化、变色、结块、沉淀、浑浊、霉变、污染等异状，药品应无异味、串味。摇晃药品包装盒内应无异常撞击声。

2. 中药饮片验收标准

（1）中药饮片的质量验收一般采用三级验收，首先由保管员与质检员验收，如有疑问请上级药师检验，如还不能确定饮片质量是否合格的，应送报药检室（所）检验。

（2）装入包装箱中的经包装封口的中药饮片，应有装箱单、出厂检验合格证、包装日期与成品检验员签章。装入外包装袋的中药饮片，应有出厂检验合格证、包装日期与成品检验员签章。

（3）中药饮片的包装材料应为符合国家药品、食品包装质量标准的材料，不得使用麻袋、竹筐、塑料编织袋及其他不利于药品安全保管的包装材料与容器。直接接触中药饮片的包装材料为一次性使用，不得回收重复利用。

（4）毒性、挥发性、有污染、刺激性强的饮片外包装应为可密封的材料。

（5）中药饮片的包装纸箱与无纺布袋上应标识生产厂家的名称、地址、电话、采用的炮制规范、生产许可证号、品名、编号、净重、生产日期、生产批号等，并在外包装箱或外包装袋上印有防潮、防热、防压等警示标识。毒性中药饮品的外包装上还应增印毒性药品警示标识，标识为"毒"字样，圆形，底色为全黑色，字为白色。

（6）中药饮片的质量要求标准应符合《中华人民共和国药典》《全国中药炮制规范》《地方炮制规范》及国家中医药管理局关于《中药饮片质量标准通则（试行）》的通知要求。

（7）中药饮片各品种的色泽、特性、气味应符合该品种规定。

（8）中药饮片的炮制品色泽均匀，虽经切制或炮制，但仍应具有原本的气和味，不应带异味或气味消失。

（9）购进国家实行批准文号管理的中药饮片及颗粒剂，还应当检查核对批准文号。

（10）凡存在霉变、虫蛀、变色、泛油、风化、潮解溶化、粘连、腐烂等变异现象的中药饮片，一律不得入库。

（四）药品验收记录

1. 应当建立真实、完整的药品验收记录，不得撕毁或任意涂改。

2. 药品验收记录应当包括到货日期、药品名称、规格、数量、购入价、生产企业、批号、验收日期、供应商、发票明细、生产日期、失效日期、验收结论、验收人等；冷链药品验收记录还应填写验收温度。

3. 验收记录必须保存至超过药品有效期 1 年，不得少于 3 年。

4. 麻醉药品、精神药品、医疗用毒性药品、药品类易制毒化学品应建立专门验收记录，保存期限应当自药品有效期满之日起不少于 5 年。

四、流程

药品验收流程（附件一）。

五、表单

《药品验收记录表》（附件二）。

六、参考文件

1.《中华人民共和国药品管理法》（2019 年修订）.

2.《中华人民共和国药品管理法实施条例》（2016 年修订）.

3.《医疗机构药品监督管理办法（试行）》（国食药监安〔2011〕442 号）.

4.《药品经营质量管理规范》（国家食品药品监督管理总局令第 28 号）.

5.《医院中药饮片管理规范》（国中医药发〔2007〕11 号）.

6.《麻醉药品和精神药品管理条例》（2016 年修订）.

7.《医疗用毒性药品管理办法》（1988 年）.

七、附件

附件一：药品验收流程图

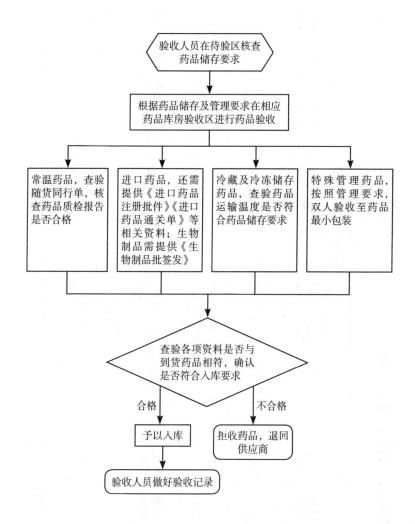

附件二：药品验收记录表

药品验收记录表（常温）

到货时间	药品名称	规格	数量	购入价	生产企业	批号	验收日期	供应商	发票明细	生产日期	失效日期	验收日期	验收人

药品验收记录表（冷链）

到货时间	药品名称	规格	数量	购入价	生产企业	批号	验收日期	供应商	发票明细	生产日期	失效日期	验收日期	验收温度	验收人

药品短缺处理制度

一、目的

规范短缺药品处理流程，满足临床用药需求，避免因药品短缺对患者治疗造成影响。

二、适用范围

1. 适用于医疗机构短缺药品的应对处置。

2. 短缺药品是指临床必需且不可替代或者不可完全替代，在一定区域内不能满足临床当前或者预期用量需求，或因供应不充分极易产生短缺风险的药品，包括用量不确定、药品集中采购、药品中标价格变更、生产企业不能正常生产以及不可抗因素造成的在本区域供应短缺的药品。

三、内容

（一）职责

1. 药学部　各调剂部门负责短缺药品信息收集，中心药库负责短缺药品信息整合、采购与储备管理工作。

2. 药事管理与药物治疗学委员会　负责替代药品的遴选。

3. 临床科室　加强医患沟通，履行知情告知义务，在替代药品使用过程中对患者做好必要的监护。

（二）短缺药品供应管理

1. 设置短缺药品预警　根据药品实际消耗情况，中心药库设定库存药品上下限。

2. 短缺药品信息收集

（1）因临床用药量突然增加造成在库药品库存不足时，各调剂部门应及时反馈药品短缺信息至中心药库，信息包括：药品名称、规格、厂家、目前剩余库存以及历史用量。对应调剂部门的库管员将信息提交到采购部门处，进行药品采购。

（2）因药品集中采购、药品中标价格变更、生产企业不能正常生产以及不可抗因素造成药品短缺时，中心药库与供应商保持良好的沟通，收集此类药品短缺信息，包括中标流水号、药品名称、规格、厂家、短缺原因以及预计短缺时间。

3. 短缺药品信息确认与采购　采购部门对短缺药品信息进行整合确认，包括：药品短缺原因，受影响的主要患者群体，该药品进销存，估计受影响的持续时间，拟用替代药品及供应情况等。信息确认后，填写缺货登记，联系供应商进行药品采购，短缺药品再次到库后，中心药库及时通知各调剂部门进行药品领用。如短缺药品 24 小时内不能到库，中心药库应通知各调剂部门在第一时间采取有效的措施告知临床医师。

4. 替代药品的遴选　药学部中心药库根据药品短缺情况，上报药事管理与药物治疗学委员会进行替代药品的遴选。若替代药品不在常用药品供应目录内，药事管理与药物治疗学委员会应当启动应急采购，并及时在院内通报替代药品信息，在替代药品使用过程中应当加强医患沟通，对患者做好必要的监护；若无可替代药品，应当积极采取其他治疗措施，及时进行内部通报并按规定上报。

5. 短缺药品汇总分析　药学部各部门每月对临床出现短缺的药品进行汇总、分析，根据分析结果优化药品供应保障方案，减少临床用药短缺情况。

四、参考文件

《中华人民共和国药品管理法》（2019 年修订）.

药品召回管理制度

一、目的

加强药品的安全监管，实现缺陷药品的可溯源性，以全面及时地召回缺陷药品，提高药品召回的可操作性，保障公众用药安全及健康权益。

二、适用范围

1. 适用于非公医疗机构缺陷药品的召回及其监督管理。

2. 缺陷药品是指由于研发、生产、储运、标识等原因导致存在质量问题或者其他安全隐患的药品。

三、内容

（一）定义

医疗机构的药品召回是指按照规定的程序收回已上市销售的缺陷药品的行为。本制度针对因质量原因不合格，或其他原因导致不宜临床使用的缺陷药品召回过程的管理。

有下列情形时实施药品召回。

1. 国家和省市药品监督管理部门强制召回的违法药品　质量不合格药品、假药、劣药以及其他不符合国家药品标准规定的药品。

2. 生产企业或供应商主动召回的药品　在有效期内发现产品质量不稳定，可能有质量隐患的药品；由于印刷校对等原因，且生产过程未发现，造成产品包装、标签及说明书不符合国家标准的药品；怀疑无明显疗效、不良反应超过说明书界定范围的药品。

3. 医院确认存在严重安全隐患及其他因素需要召回的药品 有证据证实已被污染的药品；调剂、发放错误的药品；已过期失效的药品；因患者投诉或药品使用过程中被发现并证实为不合格的药品等。

（二）药品召回的等级

根据药品安全隐患的严重程度，药品召回分为三级。

1. 一级召回 对使用该药品可能引起严重健康危害的。

2. 二级召回 对使用该药品可能引起暂时的或者可逆的健康危害。

3. 三级召回 对使用该药品一般不会引起健康危害，但由于其他原因需要召回的。

（三）药品召回的时限

1. 一级召回应在 24 小时以内全面展开药品召回工作。

2. 二级召回应在 48 小时以内全面展开药品召回工作。

3. 三级召回应在 72 小时以内全面展开药品召回工作。

（四）药品召回的程序

当有本制度药品召回范畴内须召回药品时，医院应按规定确定召回等级，制定召回计划并发放召回通告，按规定时限开展召回工作，规范处理召回药品，及时整理药品召回报告并按规定上报。

1. 接到问题药品通报或药品监督管理部门、药品生产企业或供应商的药品召回通知，中心药库应及时通知各科室停止使用该药品，在 HIS 管理系统的库存管理中予以"暂停使用"处理，召回该药品，封存，等待处理。

2. 在医院发现使用的药品存在安全隐患，应及时停止使用，并通知药品供应商，必要时向药品监督管理部门报告。具体操作步骤如下。

（1）临床科室给药时，发现药品有质量问题或严重不良反应，应及时与药学部联系。

（2）药学部派临床药师第一时间赶到临床科室查看情况，封存该药品，并在全院范围内暂时使用该药品，对药品不良反应初步进行分析、评价。

（3）如确定为不良反应时，应填写《药品不良反应登记表》，并上报到药品监督管理部门药品不良反应监测中心。

（4）如系药品质量问题引发的不良事件，应填写《不良事件报告单》，药学部通知供应商，再由供应商通知药品生产厂家。

3. 调配错误的药品紧急召回

（1）门诊药房人员发现药品调配发错，第一时间联系患者本人，通知其停止使用该药品，返回药品并办理退药手续。

（2）住院药房或静配中心人员发现药品调配发错，应立即通知病区护士，停止给患者使用该药品，护士应尽快将调配发错的药品退回住院药房或静配中心。

（3）各调剂室将发错的药品清点数量后退回中心药库。

4. 召回药品退回到中心药库后，中心药库库管员填写药品召回登记表，将召回药品清点数量并妥善存放在指定位置，联系供应商按程序处理药品。

四、流程

药品召回流程（附件一）。

五、表单

药品召回登记表（附件二）。

六、参考文件

1.《药品召回管理办法》（2022 年第 92 号）.

2.《药品不良反应报告和监测管理办法》（卫生部令第 81 号）.

七、附件

附件一：药品召回流程

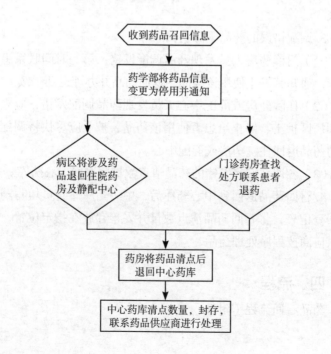

附件二：药品召回登记表

召回日期	药品名称	规格	生产厂家	召回数量	批号	效期	召回级别	召回原因	科室负责人签字	备注

药品临时采购制度

一、目的

规范药品临时采购管理，满足患者的用药需求。

二、适用范围

适用于非公医疗机构临时采购药品的监督管理。

三、内容

（一）定义

临时采购药品是指患者因治疗特殊需要，使用医疗机构基本用药供应目录外的药品。

（二）原则

1. 临时采购的目录外药品，原则上为一名患者一个治疗周期的药品用量，不得超量采购。

2. 临床急救急需的治疗用药（涉及突发事件、危及患者生命），在确保药品质量的前提下，可先购进，事后应及时补办审批手续。

3. 临时采购药品原则上只能由所申请的患者专人专用，不得用于其他患者。如遇特殊情况所申请的患者未用完临时采购药品，其他患者使用时需完成药品临时采购流程，审批同意后方可使用。临床科室有义务将所申请临时采购的药品使用完，如有临时采购药品积压，调剂部门应及时通知申请科室使用，由申请医师负责。

4.同种药品临时采购超过 5 例次，应当上报药事管理与药物治疗学委员会，讨论是否纳入本医疗机构基本用药供应目录。

（三）药品临时采购的程序

1.主管医师根据患者诊疗需要填写《药品临时采购申请表》，经科室主任签字审批后提交到药学部。

2.药学部临床药师对患者用药的合理性进行审核，审核通过提交到药学部采购部门处。

3.采购部门对一品双规、标外采购、中标情况等进行合规性审核，审核通过后提交到药学部主任处。

4.药学部主任对临床药学室和采购部门审核内容进行复核，复核通过后提交到医教部审核。

5.医教部审核通过后交由主管院领导批示。

6.主管院领导审批通过后返回到药学部采购部门处备案，进行采购。

四、流程

药品临时采购流程（附件一）。

五、表单

药品临时采购申请表（附件二）。

六、参考文件

1.《中华人民共和国药品管理法》（2019 年修订）.

2.《中华人民共和国药品管理法实施条例》（2016 年修订）.

七、附件

附件一：药品临时采购流程

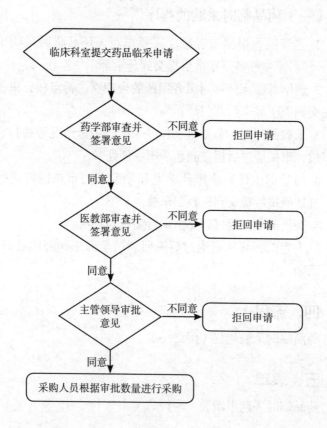

附件二：药品临时采购申请表

申请科室		申请日期	
药品通用名称		商品名	

规格		单位		数量	

申请理由	申请理由需写明：
科室主任签字	

临床药学室意见		药学部采购部门意见	

药学部主任意见	
医教部主任意见	
主管院领导批示	

中心药库退药管理制度

一、目的

加强药品管理，规范退药行为，有效预防因"退药退费"造成医疗纠纷和药害事件的发生。

二、适用范围

1. 适用于非公医疗机构购进退出和领入退回药品的管理。

2. 本制度所指退回药品包括购进退出和领入退回的药品。

（1）购进退出的药品包括药品验收时发现不符合验收规定而拒收的药品和在库药品中非质量原因（如滞销或近效期）退回原供应商的药品。

（2）领入退回的药品是指各调剂部门从中心药库请领后又退回到中心药库的药品。

三、内容

（一）购进退出药品的管理

1. 需直接拒收的情形

（1）验收过程中发现药品包装、标签或说明书有破损，文字标识模糊不清，缺少规定内容或文字内容错误等不规范情况。

（2）验收过程中发现近效期药品，除临床急需外。

2. 需办理退药的情形

（1）入库过程中发现药品价格超过国家限价、招标价等情况应立即退药。

（2）在库药品中非质量原因的药品滞销或近效期时，与供应商联系协商后，办理退药事宜。

3. 退药手续

（1）医疗机构确认退回的药品，中心药库及时通知各调剂部门，清点各部门库存药品，并退回中心药库，填写《退药登记表》，经中心药库负责人和科主任批准后，通知供应商办理退药。

（2）供应商凭退货单取走退回药品，双方确认无误后签字。在 HIS 系统中进行药品采购退回，生成采购退回清单。

（3）采购退回清单经药学部主任签字后，转财务部门。

（4）退药记录、票据应保存三年。

（二）领入退回药品的管理

1. 需领入退回的情形

（1）滞销或近效期药品。

（2）发生群体不良反应的药品。

（3）其他需退回的药品。

2. 退回药品应符合的条件

（1）各调剂部门退回中心药库的药品必须是批号等药品信息与中心药库原始验收记录相一致的药品。

（2）退回药品应包装完整、清洁、字迹清楚，封口密封完整。

（3）有特殊储存要求（如需冷藏、冷冻）的药品可证实其保存条件符合要求。

3. 退药手续

（1）退药部门提交退库申请单，按要求准确无误的清点所退药品，签字后将药品连同退库申请单一起交给中心药库，并填写《退药登记表》。

（2）中心药库库管员按退库申请单清点退回药品，符合退药条件的办理退药冲账手续。

（三）分析总结

中心药库每月对退回药品进行分析总结，根据分析结果优化药品供应保障方案，减少退药情况的发生。

四、表单

退药登记表（附件一）。

五、附件

附件一：退药登记表

退药日期	药品名称	规格	数量	退药原因	退药部门	退药人	接收人	备注

药品报损销毁制度

一、目的

加强报损药品的监管，规范药品报损、销毁行为，防止不合格药品流通，保障用药安全。

二、适用范围

适用于非公医疗机构不合格药品的报损及销毁。

三、内容

（一）报损药品的范围

1. 在运输、储存、养护、使用等过程中发现药品内在质量（变质、失效、过期等）或外观质量（外包装严重破损、字迹不清等）发生变化，不能继续使用且无法退换的药品。

2. 国家公布的质量不合格药品或明令禁止销售的药品。

3. 药品监督管理部门抽检不合格的药品。

（二）药品报损程序

1. 各临床科室每月统计本科室急救、备用药品的报损情况，填写《科室药品报损审批表》，经部门负责人签字后，将报损药品及《科室药品报损审批表》交对应调剂部门审核，符合报损条件的药品由各调剂部门交至中心药库。

2. 各调剂部门每月统计本部门的药品报损情况，填写《破损药品登记表》交由中心药库审核，不符合报损条件的退回，符合报损条件的签署意见后报药学部主任审批。

3. 药学部主任审批同意后，各调剂部门按照审批内容将报损药品交至中心药库。

（三）药品销毁

1. 一般管理药品，经报损审批完成后由中心药库负责统一销毁。

2. 销毁的药品做好记录，记录内容为：药品名称、规格、生产厂家、销毁数量、批号、失效日期、销毁原因、销毁日期、执行部门、经办人等。

3. 在进行药品销毁时，必须至少有两人在场，及时在药品销毁登记表上签字，归档。

4. 对麻、精、毒等特殊管理药品的销毁由药学部上报医教部及卫生行政管理部门，在医教部、卫生行政部门人员监督下销毁，由监销人和执行人签字，质量管理员登记。原始记录、凭证和报告由质量管理员建档保存，保存期 3 年。

5. 不允许按常规方法销毁或需在特殊条件下销毁的药品，应通知供应商回收，并监督销毁。

四、表单

1. 科室药品报损审批表（附件一）。

2. 破损药品登记表（附件二）。

3. 药品销毁记录表（附件三）。

五、附件

附件一：科室药品报损审批表

报损部门				报损时间			
序号	药品名称	规格	批号	有效期	数量	报损原因	备注
小组负责人意见							
药学部主任意见							
主管院长意见							

附件二：破损药品登记表

日期	药品名称	规格	单位	数量	生产厂家	破损原因	上报部门	经办人	审核人	处理意见	备注

附件三：药品销毁记录表

药品名称	规格	生产厂家	销毁数量	批号	失效日期	销毁原因	销毁日期	执行部门	经办人	备注

捐赠药品管理制度

一、目的

规范捐赠药品的管理，保证患者用药安全。

二、适用范围

1. 适用于非公医疗机构内捐赠药品的管理。

2. 捐赠药品是指药品生产企业或其他机构因某项目（如慈善项目，但不包括药物临床研究项目）向医院特定患者免费提供的、国内已上市的合格药品。麻醉药品、精神药品等特殊管理药品不能作为捐赠药品。

三、内容

（一）捐赠药品的要求

1. 捐赠的药品，必须是经国家药品监督管理部门批准生产或进口、获得批准文号或进口许可且符合质量标准的品种，有效期原则上应在 6 个月以上。

2. 捐赠药品的来源具有可追溯性，符合捐赠和受赠双方的质量标准。

（二）捐赠药品的审批与接收流程

1. 药品生产企业或慈善机构提出捐赠意向后，药学部按照法律法规要求，对捐赠目的、药品用途、临床意义和捐赠方资质等进行评议，评议合格后由药学部填写《捐赠药品申报审批表》交医教部审批同意后接受捐赠药品，双方签署捐赠协议。

2.药学部对捐赠药品相关质量文档（包括捐赠方药品生产许可证、营业执照、捐赠批次药品的药检合格单、药品说明书、药品质量标准等）进行验收和审核，合格后方可接收。

3.中心药库按照药品验收制度接收捐赠药品，验收完毕双方签字。

4.医教部和药学部应当建立严格的资质审查要求、验收制度和发放记录，并指导、监督使用部门使用。

（三）捐赠药品的储存、发放及使用管理

1.捐赠药品的验收入库：中心药库验收人员按照清单，对实物进行清点和签收。对需冷链管理的捐赠药品要做好温度记录。主要核对并记录的内容有：药品来源、生产厂家、药品名称、规格、数量、批号和有效期等。审批表、捐赠协议、送货单等文件作为药学部及财务等部门审查的凭证。验收完毕进行药品字典维护，在系统中录入相应药名，为与其他药物区别，在药品名称后应附"（捐赠）"字样，价格为0。

2.受赠药品应按照其储存条件保存，然后按协议要求发放使用。

3.涉及高危药品、化疗药品的受赠药品，参照医疗机构《高警示药品管理制度》及《危害药品管理制度》执行。

4.临床医生应严格把握药品适应证合理使用药品，用药前进行知情告知，患方签署知情同意书。

5.医生如欲开具捐赠药品医嘱，可按正常医嘱途径选择药名（捐赠），其他流程与正常医嘱相同。

6.使用捐赠药品时，如发生不良反应，应及时上报，具体参照《药品不良反应报告制度》。

（四）注意事项

1.捐赠药品免费使用，如需要溶媒，溶媒应正常收费。用药过程中其他非协议捐赠的相关费用亦应正常收费。

2.未经医院审批备案，任何临床科室不得私下接受、使用捐赠药品。确有临床治疗需求，须严格按照医院规定的流程和要求执行。

四、流程

捐赠药品管理与使用流程（附件一）。

五、表单

捐赠药品验收记录单（附件二）。

六、附件

附件一：捐赠药品管理与使用流程

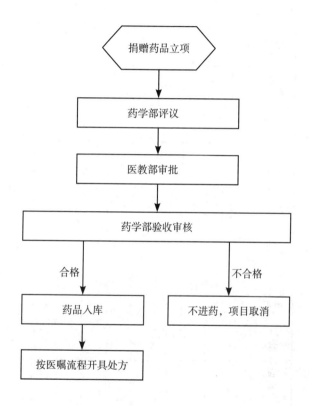

附件二：捐赠药品验收记录单

通用名称	生产厂家	规格	剂型	批号	生产日期	有效日期	批准文号	捐赠单位	数量	捐赠日期	验收日期	验收结论	验收人	复核人

HIS 系统药品信息管理制度

一、目的

加强药品信息维护，保障数据安全有效，实现药品流通各个环节的全程追溯管理。

二、适用范围

适用于非公医疗机构 HIS 系统药品信息的管理和维护。

三、内容

（一）药品信息的维护

1.药学部指定专人负责药品信息的维护。

2.药品信息维护模块包括药品基本信息、处方权限、药事管理数据信息、药品警示标识、医保信息、库存管理等信息的维护。具体如下。

（1）药品基本信息包含药品编码、药品名称、包装规格、剂型、生产厂家、批准文号、药品类别（西药/成药/草药）、基本单位（片/粒/支/瓶/盒/袋/丸/枚等）、箱包装量、药品价格、用法分类（口服/外用/注射/大输液/其他）、是否基本药物、药品来源分类（国产/进口/合资）、费用分类（西药费/中成药费/中草药费）等。其中药品编码应体现层次化，按大类、亚类、小类的层次，以药理、作用、用途等分类，同时编码要符合 HIS 系统的要求。

（2）处方权限信息包括抗菌药物分类（一线/二线/三线）、

抗肿瘤药物分类（普通使用级/限制使用级）、是否终止妊娠药物、毒麻分类（麻醉药品/一类精神药品/二类精神药品/易制毒化学品/毒性药品/放射性药品）等。

（3）药事管理数据信息有药品采购类型（国谈/招标/集采）、抗菌药物DDD值、滴速、是否包药机发药、是否互联网医院用药、是否质子泵抑制剂、是否重点监控药品等。

（4）药品警示标识的维护包括高警示药品、高浓度电解质、易混淆药品等信息。

（5）医保信息维护包括甲类、乙类、自费三种类别。

（6）药品库存管理信息维护需增加存储货位、库存上下限的信息。

3.药品信息一旦建立，不允许随意修改；如必须修改，则务必保证药品信息库的一致性和完整性。

（二）药品入库信息录入

药品到货，经中心药库药品管理员验收合格后，药品信息管理员根据发票和随货同行上的药品数量、规格、厂家、批号、效期以及挂网价做药品入库信息录入。

（三）药品开放权限的管理

新增药品入库后，药品信息管理员需要通知各调剂部门人员在HIS系统中对该药品进行仓库物品维护，然后提交药品申领计划。

（四）药品出库管理

各调剂部门根据药品存量和药品使用情况做请领计划并通过HIS系统提交至中心药库，中心药库审核出库。若申领的药品库存不足时，系统会显示红色，库管员将该药品报至采购部门，联系药品供应公司配送。

（五）药品信息的日常维护

1.药品信息管理员负责 HIS 系统所有药品相关信息的日常维护工作。

2.药品信息（包括药品价格、药品医保信息等）有变动时，药品信息管理员根据药品采购部门的通知，及时对药品相关信息进行录入、修改、调整。

药品价格管理制度

一、目的

规范非医疗机构药品价格行为，加强非公医疗机构药品价格管理，保护患者用药的合法权益。

二、适用范围

适用于非公医疗机构药品价格的监督管理。

三、内容

（一）实施原则

1. 医疗机构应严格执行国家及省市价格主管部门制定的药品价格政策，按照相关法律法规要求做好医疗机构药品价格管理工作，认真执行省市医保、药品招标采购等相关规定，做到因病施治，合理用药，保持药品价格相对稳定，切实维护患者的合法利益。

2. 医疗机构所用药品价格遵循公开、透明的原则，按照规定实行招标采购。

3. 医疗机构药品价格由物价管理部门进行监督管理，药学部专人负责协调处理。

（二）价格管理

1. 医疗机构《基本用药供应目录》内所有药品，实施政府定价的品种，均应按照挂网中标价格进行采购；对于实施政府指导价的品种，采购价格不得超过其挂网最高限价；麻醉和第一类精神药品按照国家相关法律法规规定，实施政府指导价。

2. 国家和省级所列的短缺药品清单品种，允许经营者自主报价、直接挂网，医疗机构按挂网价格采购或进行议价采购。省级药品集中采购平台上无企业挂网或没有列入本省份集中采购目录的短缺药品，医疗机构按照规定自主备案采购。

3. 挂网平台外品种确需采购的，按照医疗机构相关规定报批审核通过后，根据市场行情，实行市场调节价进行议价采购。

4. 中药饮片及其颗粒剂价格按照物价主管部门制定的作价原则制定零售价格，加价比例不得高于购入价的 25%。

5. 医疗机构自制制剂的价格，应按照省级物价主管部门的相关作价规定进行定价。

（三）调价

1. 医保部门及财务部门接收到上级药品价格调整文件时，通知药学部，并由药品价格管理人员按照规定进行药品价格调整，相关材料存档备查。

2. 药学部接收到政府部门相关药品调价文件时，通知药品价格管理人员汇总调价药品明细，形成汇报材料报主管领导按流程审批后进行价格调整，相关材料存档备查。

3. 药学部接收到药品生产企业、药品供应商提供的药品调价函件时，需按照相关规定进行审核，符合调价规定的药品，由药品价格管理人员按照流程上报审批进行调价，不符合调价规定的药品不得进行价格调整。

（四）公示及监管

1. 价格公示

（1）医疗机构内销售的药品，其名称、产地、规格、剂型、价格，都应在电子屏幕进行滚动公示。

（2）医疗机构应无偿向患者提供所使用药品名称、数量和价格等药品消费明细清单。

2. 监管督查

（1）医疗机构药品价格接受患者监督，上级部门随时检查和监管。

（2）药品价格管理实行部门负责制，药品价格出现差错，视情况给予相关部门负责人及直接责任人批评和经济处罚。

四、流程

药品调价流程（附件一）。

五、参考文献

1.《中华人民共和国药品管理法》（2019年修订）.

2.《中华人民共和国价格法》（1997年）.

3.《药品价格管理办法（征求意见稿）》（2010年）.

4.《推进药品价格改革的意见》（2015年）.

5.《改革药品和医疗服务价格形成机制的意见》（2009年）.

6.《关于深化医药卫生体制改革的意见》（2009年）.

7.《关于做好当前药品价格管理工作的意见》（医保发〔2019〕67号）.

8.《中华人民共和国消费者权益保护法》（2013年修正）.

六、附件

附件一：药品调价流程

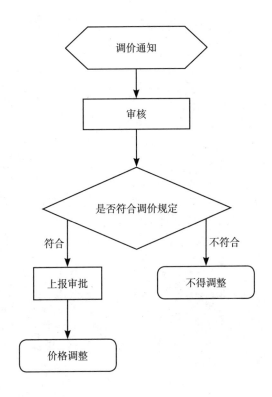

第五章

药房管理与药品调剂

门急诊西药房工作制度

一、目的

加强门急诊西药房管理，规范门急诊西药房操作流程，防止用药差错发生，确保患者用药安全。

二、适用范围

适用于非公医疗机构药学部门诊、急诊药房工作管理。

三、内容

（一）人员管理

1. 在药学部主任领导下，严格执行《中华人民共和国药品管理法》《医院处方管理制度》等相关法律法规、医疗机构各项规章制度和操作规程，认真完成门急诊药房工作。

2. 门急诊药房工作人员必须具有为患者服务的思想和职业道德，增强责任意识、优化服务流程，保障优质药学服务。

3. 门急诊药房工作人员应提前到岗，做好准备工作。不准擅自调班，不得擅离岗位，不得无故脱岗，工作时间认真负责，不做与工作无关的事情，认真履行本岗位职责。

4. 门急诊药房工作人员工作期间佩戴工牌，着装干净整洁、举止端庄大方、态度细致亲和、语言文明亲切。

（二）药品管理

1. 药品请领

（1）门急诊药房按照药品消耗情况，每周做好药品计划，请领补充药品。

（2）药房储备的药品品种和数量，应以保证临床需求，不积压药品库存，库存量维持在十日周转量为原则。

（3）领回药品应及时验收核对，核对药品名称、规格、生产厂家、数量、有效期、包装情况无误后完成入库。若验收发现不符或有质量问题，及时与库房人员核实解决。

2. 药品摆放

（1）门急诊药房药品应分类摆放，按照药品储存条件放置于对应常温药架、阴凉药品柜、冷藏药品柜、冷冻药品柜。

（2）药品按照内服、外用、针剂等分类存放。

（3）西药、中成药分开存放。

（4）同一作用类别药品放置于统一区域，包装和名称相似、易混淆药品应隔开摆放。

（5）在 HIS 信息系统维护药品货位信息，实行药品信息化管理。

（6）药品上架应按批号摆放，遵照"先进先出，近效先出"原则。

3. 粘贴对应药品标签，按照本医疗机构药品目录粘贴高警示、看似、听似、多规、易混淆药品警示标识。

4. 药品养护

（1）门急诊药房人员每月对所有药品进行养护，包括但不限于药品外观、包装、储存等情况的检查；有效期较短的品种应重点养护。同时填写养护记录，对近效期和滞销药品进行汇总。

（2）近效期药品应填写近效期药品登记表，粘贴近效期药品标识，联系使用量大的药房调拨，保证近效期药品及时周转。药品效期小于3个月时应根据情况做退库处理。

（3）滞销药品联系使用量大的药房进行调拨，根据药品使用量调整计划量和库存量，提高药品周转率。

5. 药品盘点

（1）门急诊药房人员每月对所有药品进行盘点，核对药品账物，填写盘点表。

（2）每日对麻醉药品、精神药品、易制毒类药品、医疗用毒性药品、贵重药品及需要重点监测的品种进行盘点，核对药品账物，填写交接班本。

6. 不合格药品处理，有破损药品、存在质量问题药品时，及时联系药库人员，按照要求处理。

7. 麻醉药品、精神药品、易制毒类药品、医疗用毒性药品的管理按照《医疗机构麻醉药品、第一类精神药品管理规定》执行。

（三）调剂管理

1. 具有药师以上专业技术任职资格，同时具有3年及以上药品调剂工作经验，接受过处方审核专业知识培训并考核合格的人员负责处方的审核；具有药师以上专业技术任职资格的人员负责药品核对、发药以及安全用药指导；具有药士专业技术任职资格的人员负责处方调配工作。

2. 急诊处方和抢救用药保证立即调剂，确保急诊患者及时用药。

3. 药师应对处方/医嘱进行合法性、规范性、适宜性审核。审核通过后方可调剂。

4. 遵照"四查十对"原则对处方进行调剂：查处方，对科别、姓名、年龄；查药品，对药名、剂型、规格、数量；查配伍禁忌，对药品性状、用法用量；查用药合理性，对临床诊断。

5. 认真核对患者信息及处方信息，核对无误后逐一发放药品。若特殊情况需要发出近效期药品时，应提前告知患者，经患者同意后再发放使用。

6. 对患者进行用药交代，用药时间、药物使用的正确方法、注意事项、用药禁忌、药品贮存方法、药品不良反应信息等。

7. 做好处方分类统计登记工作，各类处方分别存放，定期上报，按规定销毁。

（四）二级库管理

1. 二级库药品应分品种、按批号堆放，不同批号的药品不得混垛，垛间距不小于5cm，药品与库房内墙、顶、温度调控设备及管道等设施间距不小于30cm，与地面间距不小于10cm；药品按剂型、用途及储存要求分类摆放。

2. 二级库药品应按批号管理，遵照"先进先出，近效先出"原则。

3. 根据本药房药品消耗量，设定药品库存上下限，使库存量在合理范围内，监测药品周转率，科学合理制定采购计划。

4. 二级库配备防盗、防火、防潮、防腐、防虫、防鼠、防污染等设施，确保药品质量。

（五）交接班管理

1. 值班人员做好交接班工作，认真填写交接班记录本及各类登记工作。

2. 交接班时必须说明本班次工作情况，主要内容应在交班本上记录，包括：交接时间、班次（白班、夜班或连班）、特殊管理药品使用情况、退药情况、借药情况、近效期药品情况，有无缺药情况、安全问题、电脑操作系统的问题等。

3.接班人员认真核对麻醉药品、精神药品、易制毒类药品、医疗用毒性药品、贵重药品及需要重点监测的品种，做到账物相符，交接班人员双方签字。

4.接班人员及时补充急诊药房夜间药品消耗数量，及时处理其他未尽和应特别注意的事宜。

5.按时进行交接班，接班者必须提前10分钟到达科室，查看当天的交班报告、必要的口头交代，在接班者未到来或未交接清楚之前，交班者必须坚守工作岗位，不得离开。

6.接班者如发现物品、药品等交代不清楚时，应当立即查问，接班时发现问题，应由交班者负责，接班后发现问题，则应由接班者负责。交接班完毕时，双方应当在交接班记录本上签名。

7.交班人下班前应检查水、电、门、窗，注意防火防盗。

8.及时传达院周会、医院及药学部的重大决策。

（六）环境、设备设施管理

1.门急诊药房内应保持干净整洁，工作区域不得存放与工作无关物品。为开展工作提供适宜的环境。

2.门急诊药房所用设施设备应定期维护，确保运转正常。

3.调剂所用计量器具应按照规定每年进行检查效验，确保计量准确可靠。

4.确保药品储存温湿度符合要求，如温湿度不符合要求时，立即采取措施进行处理。

5.下班前整理药架，将药品摆放整齐，保持调配区、台面、地面整洁、卫生，为次日工作做好准备。

四、参考文件

1.《医疗机构药事管理规定》(卫医政发〔2011〕11 号).

2.《处方管理办法》(中华人民共和国卫生部令第 53 号).

发热门诊药房工作制度

一、目的

加强发热门诊药房管理，规范发热门诊药房操作流程，控制感染性疾病传播，确保发热门诊药房工作正常有序进行。

二、适用范围

适用于非公医疗机构药学部发热门诊药房工作管理。

三、内容

（一）人员管理

1. 在药学部主任领导下，严格执行《中华人民共和国药品管理法》和《医院处方管理制度》等相关法律法规，认真执行本医疗机构各项规章制度和操作规程，认真负责地完成发热门诊药房工作。

2. 发热门诊药房工作人员必须具有为患者服务的思想和职业道德，对工作认真负责、增强责任意识、优化服务流程，保障患者安全用药、得到优质药学服务。

3. 发热门诊药房工作人员应提前到岗，做好准备工作。不准擅自调班，不得擅离岗位，不得无故脱岗，工作时间认真负责，不做与工作无关的事情，认真履行本岗位职责。

4. 发热门诊药房人员工作期间佩戴工牌，着装干净整洁、举止端庄大方、态度细致亲和、语言文明亲切。

（二）感控管理

1. 环境要求

（1）发热门诊药房应加强通风，每日至少 4 次，每次不少于 30 分钟。

（2）药房室内使用空气消毒机进行消毒，每日 2~3 次，每次 1 小时。

（3）发热门诊药房环境表面使用 500~1000mg/L 含氯消毒液拖擦消毒，每日 2~3 次，必要时增加消毒频次，遇污染随时消毒。

2. 人员防护

（1）发热门诊药房人员应严格落实医院预防感染的各项规章制度，遵守各项医院感染预防控制措施，严格执行无菌操作规程，并按要求做好个人防护。

（2）发热门诊药房人员按清洁区、潜在污染区和污染区要求穿戴防护用品，从医务人员通道进入工作区域。

（3）发热门诊药房人员应定期进行培训，掌握医院感染预防与控制及职业防护的相关知识，在工作过程中实施标准预防，严格执行手卫生。

（4）如遇疑似或确诊的特殊传染病患者，执行相应的消毒隔离措施，并做好个人防护。

（5）医务人员穿防护服标准

①按照"七步洗手法"操作进行手卫生。

②戴医用防护口罩，检查防护口罩包装是否破损，是否在有效期内；打开包装，将防护口罩罩住口鼻，挂上系带（挂耳式）；塑形，双手指置于鼻夹处，从中间位置开始，向内按压鼻夹，并向外部和两侧移动；检查密合性，双手完全盖住防护口罩，快速呼气 2 次，口罩不露气，说明密合性良好。

③戴一次性工作帽,将头发完全包裹。

④戴内层手套,检查手套是否破损,戴好手套。

⑤穿鞋套,完全包裹鞋子。

⑥穿防护服,检查规格、型号、有效期等;打开防护服,检查有无破损;将拉链拉至合适位置,先穿下肢,后穿上肢及帽子,将拉链拉至胸部,密封拉链口。

⑦穿靴套,靴套必须完全包裹第一层鞋套(连脚防护服不需要戴第二层靴套,直接穿防护服即可)。

⑧戴手套,检查手套规格型号、有效期、有无破损等;将防护服袖口拉向手掌部固定,将手套反折部分紧套于防护服袖口。

⑨戴护目镜或面屏,检查护目镜是否有破损等,将护目镜置于眼部合适部位,调节舒适度。

⑩全面检查防护用品穿戴情况,确保符合规范要求。

(6)医务人员脱防护服标准

①按"七步洗手法"操作消毒外层手套,双手提拉后侧系带摘除护目镜或防护面屏,手避免触碰护目镜镜面或防护面屏屏面,放入医疗废物桶内。

②按"七步洗手法"操作步骤消毒外层手套,撕开粘条,解开拉链,向上提拉帽子,使帽子脱离头部,从内向外向下反卷,动作轻柔,将防护服、手套及靴套一并脱除,放入医疗废物桶内。

③按"七步洗手法"操作步骤消毒内层手套,单手上提脱掉帽子,放入医疗废物中;脱专用工作服,放入织物收集桶内。

④按"七步洗手法"操作步骤消毒内层手套,脱鞋套,脱内层手套,放入医疗废物桶内。

⑤按"七步洗手法"操作步骤执行手卫生,脱防护口罩,

放入医疗废物桶内。

⑥按"七步洗手法"操作步骤执行手卫生，戴医用外科口罩。

⑦彻底洗手，沐浴更衣。

3. 物品消毒

（1）尽量使用一次性用品，重复使用的物品按要求清洁消毒（附件一）。

（2）无菌物品做到一人一用一灭菌，消毒用品做到一人一用一消毒，一次性使用医疗用品不得重复使用。

（3）无菌物品、消毒物品和污染物品应分区存放。

（4）发热门诊药房人员使用后的口罩、帽子、手套、鞋套均按感染性废物处置，使用双层黄色医疗废物包装袋进行收集。

（三）药品管理

1. 药品请领

（1）发热门诊药房按照药品消耗情况，每周做好药品计划，请领补充药品。

（2）药房储备的药品品种和数量，应以保证临床需求，不积压药品库存，库存量维持在十日周转量为原则。

（3）领回药品应及时验收核对，核对药品名称、规格、生产厂家、数量、有效期、包装情况无误后完成入库。若验收发现不符或有质量问题，及时与库房人员核实解决。

（4）领回药品可存放于发热门诊药房二级库，每日根据药品使用消耗情况，为药房补充相应品种。

2. 药品摆放

（1）发热门诊药房药品应分类摆放，按照药品储存条件放置于对应常温药架、阴凉药品柜、冷藏药品柜、冷冻药品柜。

（2）药品按照内服、外用、针剂等分类存放。

（3）西药、中成药分开存放。

（4）同一作用类别药品放置于统一区域，包装和名称相似、易混淆药品应隔开摆放。

（5）在 HIS 信息系统维护药品货位信息，实行药品信息化管理。

（6）药品上架应按批号摆放，遵照"先进先出，近效先出"原则。

（7）自助发药机内药品加入原则为"先进先出，近效先出"。

3. 粘贴对应药品标签，按照本医疗机构药品目录粘贴高警示、看似、听似、多规、易混淆药品警示标识。

4. 药品养护

（1）发热门诊药房人员每月对所有药品进行养护，包括但不限于药品外观、包装、储存等情况的检查；有效期较短的品种应重点养护。同时填写养护记录，对近效期和滞销药品进行汇总。

（2）发热门诊药房药品一经领回，原则上不得再调拨到其他药房或者退回库房。特殊情况，需做好药品外包装消毒后再流转到其他区域。

5. 药品盘点

（1）发热门诊药房人员每月对所有药品进行盘点，核对药品账物，填写盘点表。

（2）每日对麻醉药品、精神药品、易制毒类药品、医疗用毒性药品、贵重药品及需要重点监测的品种进行盘点，核对药品账物，填写交接班本。

6. 不合格药品处理，有破损药品、存在质量问题药品时，及时联系药库人员，按照要求处理。

7. 麻醉药品、精神药品、易制毒类药品、医疗用毒性药品的管理按照《医疗机构麻醉药品、第一类精神药品管理规定》执行。

（四）调剂管理

1. 具有药师以上专业技术任职资格，同时具有 3 年及以上药品调剂工作经验，接受过处方审核专业知识培训并考核合格的人员负责处方的审核；具有药师以上专业技术任职资格的人员负责药品核对、发药以及安全用药指导；具有药士专业技术任职资格的人员负责处方调配工作。

2. 药师应对处方进行合法性、规范性、适宜性审核。审核通过后方可调剂。

3. 遵照"四查十对"原则对处方进行调剂：查处方，对科别、姓名、年龄；查药品，对药名、剂型、规格、数量；查配伍禁忌，对药品性状、用法用量；查用药合理性，对临床诊断。

4. 认真核对患者信息及处方信息，核对无误后逐一发放药品。若特殊情况需要发出近效期药品时，应提前告知患者，经患者同意后再发放使用。

5. 对患者进行用药交代，用药时间、药物使用的正确方法、注意事项、用药禁忌、药品贮存方法、药品不良反应信息等。

6. 做好处方分类统计登记工作，各类处方分别存放，定期上报，按规定销毁。

（五）二级库管理

1. 发热门诊药房可根据需求设立二级库，二级库应设立于清洁区域。

2. 二级库药品应分品种、按批号堆放，不同批号的药品不得混垛，垛间距不小于 5cm，药品与库房内墙、顶、温度调控设备及管道等设施间距不小于 30cm，与地面间距不小于 10cm；药品按剂型、用途及储存要求分类摆放。

3. 二级库药品应按批号管理，遵照"先进先出，近效先出"原则。

4. 根据本药房药品消耗量，设定药品库存上下限，使库存量在合理范围内，监测药品周转率，科学合理制定采购计划。

5. 二级库配备防盗、防火、防潮、防腐、防虫、防鼠、防污染等设施，确保药品质量。

（六）交接班管理

1. 值班人员做好交接班工作，认真填写交接班记录本及各类登记工作。

2. 交接班时必须说明本班次工作情况，主要内容应在交班本上记录，包括：交接时间、班次（白班、夜班或连班）、特殊管理药品使用情况、退药情况、借药情况、近效期药品情况，有无缺药情况、安全问题、电脑操作系统的问题等。

3. 接班人员认真核对麻醉药品、精神药品、易制毒类药品、医疗用毒性药品、贵重药品及需要重点监测的品种，做到账物相符，交接班人员双方签字。

4. 接班人员根据药品消耗数量及时从二级库补充药品；按照"先进先出，近效先出"原则将补充药品加入自助发药机内。

5. 及时处理其他未完成和应特别注意的事宜。

6. 按时进行交接班，接班者必须提前 10 分钟到达科室，查看当天的交班报告、必要的口头交代，在接班者未到来或未交接清楚之前，交班者必须坚守工作岗位，不得离开。

7.接班者如发现物品、药品等交代不清楚时，应当立即查问，接班时发现问题，应由交班者负责，接班后发现问题，则应由接班者负责。交接班完毕时，双方应当在交接班记录本上签名。

8.交班人下班前应检查水、电、门、窗，注意防火防盗。

9.及时传达院周会、医院及药学部的重大决策。

（七）环境、设备设施管理

1.发热门诊药房内应保持干净整洁，工作区域不得存放与工作无关物品。为开展工作提供适宜的环境。

2.发热门诊药房所用设备设施应定期维护，确保运转正常。

3.调剂所用计量器具应按照规定每年进行检查效验，确保计量准确可靠。

4.确保药品储存温湿度符合要求，如温湿度不符合要求时，立即采取措施进行处理。

5.下班前整理药架，将药品摆放整齐，保持调配区、台面、地面整洁卫生，为次日工作做好准备。

四、参考文件

1.《医疗机构药事管理规定》（卫医政发〔2011〕11号）.

2.《处方管理办法》（中华人民共和国卫生部令第53号）.

3.《医疗机构环境表面清洁与消毒管理规范》（WS/T 512—2016）.

4.《病区医院感染管理规范》（WS/T 510—2016）.

五、附件

附件一：常用物品的消毒灭菌方法

分类	物品名称	消毒、灭菌方法			频次	
		含氯消毒剂	消毒湿巾	其他	普通区域	高风险区域
办公用品	手电筒、电话等	500mg/L 擦拭	擦拭		每日清洁 每周消毒 1~2次	每日消毒 1~2次
	电脑、鼠标		擦拭			
	键盘保护膜	500mg/L 擦拭或浸泡	擦拭			
存储设施	药品、物品储存柜	500mg/L 擦拭			每周清洁消毒	
	药品冰箱	500 mg/L 擦拭	擦拭			
	清洁无菌物品存放柜	500mg/L 擦拭	擦拭			
其他	工作服			交洗衣房统一处理	每周	

住院药房工作制度

一、目的

加强住院药房工作人员和药品的管理，规范住院药房各岗位工作流程，保障住院患者用药安全。

二、适用范围

适用于非公医疗机构住院药房工作管理。

三、内容

（一）人员管理

1. 住院药房工作人员严格遵守《中华人民共和国药品管理法》《处方管理办法》《医疗机构药事管理规定》等法律法规，严格执行医疗机构和科室的规章制度及工作流程，认真负责地完成住院药房各岗位工作。

2. 住院药房负责医疗机构所有在院患者的药品保障工作。根据工作内容将岗位划分为：针剂摆药、口服摆药、麻精药品摆药及出院带药。各岗位工作人员严格遵守劳动纪律和岗位职责，不得迟到早退、不得无故脱岗和串岗。

3. 住院药房工作人员熟悉各种仪器、设备操作，熟练掌握各个岗位工作内容。

4. 工作期间认真负责、操作规范、态度和蔼、语言文明。

5. 工作期间要求统一着医疗机构白大衣，干净整洁、佩戴胸牌，口服摆药人员需穿戴清洁衣帽、口罩和一次性手套。

6. 工作场所禁止吸烟，不得喧哗、打闹，非本药房人员未经允许不得入内。

7. 工作人员按要求参加医院和科室学习，加强自身业务水平，提升科室形象。

（二）药品管理

1. 药品请领

（1）原则　保障临床用药需求；做到不积压药品库存，同时防止出现短缺药品现象。

（2）流程　根据药品使用情况，每周按规定时间向中心药库提交药品计划，并及时请领补充药品。科室临时急需用药，随时联系中心药库，保障临床科室用药的及时性。

（3）验收　在请领药品期间，严格按照《药品验收制度》对药品进行双人核对、验收。核对内容包括药品名称、规格、生产厂家、数量、有效期及包装情况等。确认无误后及时入库。若验收时发现药品不符或有质量问题，及时与药库工作人员复核确认。

2. 药品储存

（1）住院药房所有药品按照货位定点定位管理，入库前均需在院内 HIS 系统中维护货位，中途调整货位需要及时在 HIS 系统中更改。

（2）药品按照性质、用途、剂型、储存条件进行分类、分区存放。根据温度分为常温药架、阴凉药柜、冷藏药柜、冷冻药柜；根据使用途径分为针剂药架、口服药架、外用药架。同一作用类别药品放置于统一区域，包装和名称相似、易混淆药品应隔开摆放。

（3）所有药品摆放整齐有序，按规定粘贴药品标签。高警示、多规、看似、听似药品粘贴全院统一标识。

（4）储存药品应按效期、批号依次摆放，确保"先进先出，近效先出"。

（5）口服拆零药品填写《拆零药品登记本》，按药品名称顺序依次存放在口服包药间拆零药架内，所有拆零药品均需存放在避光周转盒中，周转盒标注药品的名称、规格、批号、拆零后效期。

（6）确保药品质量，所有药品存放区域均需符合药品储存条件，有规范的温湿度监测记录，冷藏设备需有温湿度报警装置。

3. 药品养护

（1）住院药房工作人员按照药架分配责任到人，每月对所有药品进行全面养护，包括药品效期、数量、批号、外观、包装、储存等内容；贵重药品、口服糖浆剂、短效期药品等需重点养护。同时填写养护记录。

（2）定期汇总分析养护记录，近效期药品应填写《近效期药品登记表》，粘贴近效期药品标识，效期小于3个月药品联系中心药库，必要时做退库处理。效期小于1个月的药品应及时下架。

（3）口服拆零药品每日检查药品的外观、性状及效期，拆零药品效期为3个月。

（4）滞销药品联系使用量大的药房进行调拨，根据药品使用量调整计划量和库存量，提高药品周转率。

（5）发现过期、破损、污染等不合格药品或存在质量问题的药品，填写情况说明，放置于不合格药品区，并联系中心药库工作人员进行退库处理。

4. 药品盘点

（1）住院药房每月按规定对所有在库药品进行盘点，核对药品账目，进行盘盈盘亏处理，并做好盘点分析。

（2）住院药房盘点时，财务部指定专人进行监盘。

（3）每日对麻醉药品、精神药品、易制毒类药品、医疗用毒性药品、贵重药品及需要重点监测的品种进行盘点，核对药品账物，填写交接班本。

5. 特殊管理药品管理 麻醉药品、精神药品、易制毒类药品、医疗用毒性药品的管理按照《医疗机构麻醉药品、第一类精神药品管理规定》执行。

（三）调剂管理

1. 医嘱审核 具有药师以上专业技术任职资格，同时具有3年及以上药品调剂工作经验，接受过处方审核专业知识培训并考核合格的人员负责处方/医嘱的审核；住院医嘱通过审方中心前置审核和人工审核双重核对后，打印医嘱单，审核内容包括医嘱的用法用量和适宜性。若有疑问或错误，必须联系医生修改后方可打印。口服药品医嘱审核无误后方可传至包药机系统。

2. 药品调剂 具有药士专业技术任职资格的人员可以进行处方/医嘱调配工作。具有药师以上专业技术任职资格的人员可以进行药品核对、发药以及安全用药指导工作。

（1）住院药房针剂药品按科室汇总调剂，调配、核对时逐条进行，认真核对医嘱单申请科室、药品名称、规格、厂家、数量。

（2）住院药房口服药品为单剂量包药机摆药模式，药师应严格按包药机摆药流程进行操作。摆药完成后由经验丰富的药师进行核对，核对内容包括：科室、患者姓名及 ID 号、药品名称、用法用量、药品形状、颜色、数量等信息。

（3）出院带药为处方发药，调剂时严格执行"四查十对"，并在药品外包装粘贴用法用量的标签。

3. 医嘱单、处方为住院药房发药凭证，药师调剂、核对后立即签字或盖章；护士领药完成后也应立即签字，并将医嘱单当日返回药房。

4. 按照相关制度处理药品调剂差错，每日及时登记、按月汇总分析，持续改进。保证药品调剂准确性、安全性。

5. 住院药房每日将医嘱/处方进行装订保存，严格按照医嘱/处方保存时间进行归档，按规定上报销毁并记录。

（四）二级库管理

1. 药品按照剂型、作用性质、使用途径、分区分垛码放，并按照规定粘贴药品标签、标识。

2. 药品摆放整齐有序，保持地面干净整洁。

3. 药品垛与垛间距不小于5cm，药品与库房内墙、顶、温度调控设备及管道等设施间距不小于30cm，与地面间距不小于10cm。

4. 不同效期和批号药品分开摆放，严格遵照"先进先出，近效先出"出库原则。

5. 二级库管理人员熟悉在库储存药品的性质与养护要求，做到安全储存、科学养护。

6. 二级库管理员根据药品使用情况，设定库存上下限，制定合理的药品请领计划，监测药品周转率。

7. 定期检查二级库储存条件，做好温湿度监控记录工作，超出正常范围后立即采取紧急调控措施。并配备防盗、防火、防潮、防腐、防虫、防鼠、防污染等设施，确保药品质量。

8. 除本科室工作人员外，闲杂人员不得进入。

（五）交接班管理

1. 接班人员应提前至药房做好交接班准备。认真核对麻醉精神药品、贵重等药品，确保账物相符。

2. 住院药房工作人员按时参加早交班，无故不得迟到、请假。

3. 住院药房早交班期间，值班人员做好交接班记录。并汇报本班次内工作量、发生的紧急特殊情况，未解决待处理问题，以及缺药、借药等主要内容。

4. 交接班接结束后，双方应确认签字。

5. 交接班工作未完成前，交班人员不得擅自离开值班室。

6. 值班人员下班前检查门、窗、水电安全问题。

（六）环境、设备设施管理

1. 药房内应保持干净整洁，工作区域不得存放与工作无关物品。

2. 药房设施、设备应定期维护并记录，确保正常运转。

3. 药房配备消防设施和报警系统，保持逃生通道畅通无碍。

4. 各个储存环境配备温湿度监测系统，定期养护、校准，确保药品储存温湿度合格。如温湿度不符合要求时，立即采取措施进行处理。

四、参考文件

1.《医疗机构药事管理规定》(卫医政发〔2011〕11 号).

2.《处方管理办法》(中华人民共和国卫生部令第 53 号).

中药房工作制度

一、目的

加强中药房管理，规范中药调剂操作，防止用药差错发生，确保患者用药安全。

二、适用范围

适用于非公医疗机构中药房工作管理。

三、内容

（一）人员管理

1. 在药学部主任领导下，严格执行《中华人民共和国药品管理法》《医院处方管理制度》等相关法律法规、医疗机构各项规章制度和操作规程，认真完成中药房工作。

2. 中药房工作人员必须具有为患者服务的思想和职业道德，增强责任意识、优化服务流程，保障优质药学服务。

3. 中药房工作人员应提前到岗，做好准备工作。不准擅自调班，不得擅离岗位，不得无故脱岗，工作时间认真负责，不做与工作无关的事情，认真履行本岗位职责。

4. 中药房工作人员工作期间佩戴工牌，着装干净整洁、举止端庄大方、态度细致亲和、语言文明亲切。

（二）药品管理

1. 药品请领

（1）根据中药饮片及配方颗粒消耗情况，每周做好请领计划。

（2）储备中药饮片及配方颗粒的品种和数量，应以保证临床需求，不积压药品库存，库存量维持在十日周转量为原则。

（3）领回药品应及时验收核对，核对药品名称、规格、生产厂家、数量、有效期、包装情况无误后完成入库。若验收发现不符或有质量问题，及时与库房人员核实解决。

2. 药品摆放

（1）中药饮片与配方颗粒摆放，遵照"先进先出，近效先出"原则。

（2）中药饮片及配方颗粒分类摆放遵从"成效分类"法，同时还需考虑存放的科学性、合理性及适用性。

（3）中药饮片与配方颗粒分区域存放。

（4）中药饮片同物异制（同一种药材不同的炮制方法）或药名、成效相近的应尽量同斗或相临近，以方便调配。

（5）防止性状相似品种或同名异物的中药饮片同斗存放，以免造成调剂错误。

3. 药品标识标签
中药饮片与配方颗粒存放处需粘贴对应药品名称标签，按照本医疗机构药品目录粘贴高危、看似、听似、多规、易混淆等警示标识。

4. 药品养护
每月对所有中药饮片及配方颗粒进行养护，对易变质失效的中药饮片，应当列为重点养护品种，每周检查养护，并填写养护记录。在养护中发现质量问题，应当及时上报并采取相应措施。对霉变、虫蛀、变质、走油的中药饮片应当按照不合格药品处理。

5. 药品盘点

（1）每月对所有中药饮片及配方颗粒进行盘点，核对药品账物，填写盘点表。

（2）每日对特殊管理的中药饮片、配方颗粒及贵重药品进行盘点，核对药品账物，填写交接班本。

（三）调剂管理

1. 调剂过程严格遵循"四查十对"，收方时如发现不妥之处或因缺药不能全部配发时，应与医师联系修改后再行调配。急诊处方优先调配。

2. 配方时应细心准确，按照调配技术规程进行调配，中药配方应按处方应付的统一标准调配，称量要准确，严格按照等量递减原则称取，严禁估量抓药，麻醉药品、毒性药品饮片要逐剂称量，凡需先煎、后下、烊化、冲服、包煎等特殊处理的药材应单包，并在包上注明煎服方法。

3. 要严格执行配方复核制度、配方发药人员均应在处方上签字。

4. 发药时，应将患者姓名、ID 号、用法用量及注意事项，详细写在药袋上，并应耐心地向患者交代清楚。

5. 对已发出的药品原则上不予退药。如特殊情况确需退药时，只限原包装颗粒剂，包装完好，药品名称、规格标识清楚者，并经处方医师同意退药，说明理由并附报销单据，方可办理退药。

（四）二级库管理

1. 二级库中药饮片及配方颗粒应分品种、按批号堆放，不同批号的药品不得混垛，垛间距不小于 5cm，药品与库房内墙、顶、温度调控设备及管道等设施间距不小于 30cm，与地面间距不小于 10cm。

2. 二级库中药饮片及配方颗粒应按批号管理，遵照"先进先出，近效先出"原则。

3. 根据本药房药品消耗量，设定药品库存上下限，使库存量在合理范围内，监测药品周转率，科学合理制定采购计划。

4. 二级库配备防盗、防火、防潮、防腐、防虫、防鼠、防污染等设施，确保药品质量。

（五）交接班管理

1. 值班人员做好交接班工作，认真填写交接班记录本及各类登记工作。

2. 交接班时必须说明本班次工作情况，主要内容应在交班本上记录，包括交接时间、特殊管理药品使用情况、退药情况、借药情况、有无缺药情况、安全问题、电脑操作系统问题等。

3. 接班人员认真核对特殊管理药品及贵重药品，做到账物相符，交接班人员双方签字。

4. 接班人员及时处理其他未尽和应特别注意的事宜。

5. 接班者如发现物品、药品等交代不清楚时，应当立即查问。

（六）环境及设施设备管理

1. 调剂室内卫生应干净整洁，调剂区域不得存放与调剂工作无关用品。

2. 确保药品储存温、湿度符合相关要求。

3. 保持安静，不得高声喧哗和打闹，严禁吸烟。

4. 应具有优良的采光条件和照明设备。

5. 通道利于通行，消防器材置于显眼位置，严禁挪用消防器材，并做好消防设施维护管理。

6.医疗垃圾、生活垃圾分类存放，并及时按照相关规定处理。

7.调剂所用设施设备应定期维护，确保运转正常。

8.调剂所用计量器具应按照规定每年进行检查效验，确保计量准确可靠。

9.严禁在冰箱内存放食物或私人物品。

10.凡损坏设施设备者，均应主动说明原因并详细记录情况，根据具体情况和相关规定进行处理。

四、参考文件

1.《处方管理办法》（中华人民共和国卫生部令第53号）.

2.《医疗机构约事管理规定》（卫医政发〔2011〕11号）.

3.《医院中药饮片管理规范》（国中医药发〔2007〕11号）.

中药煎药室工作制度

一、目的

加强中药煎药室管理，规范中药煎药室操作流程，保证中药汤剂煎煮质量，确保患者用药安全。

二、适用范围

适用于非公医疗机构中药煎药室的监督管理。

三、内容

（一）人员管理

1. 中药煎药室应由具有一定理论水平及实际操作经验的中药师负责技术指导与管理工作。

2. 煎药工作人员需经过专业知识培训，具备基础的中医药学专业知识，掌握煎药机的操作方法，经理论与操作考核合格后方可上岗。

3. 煎药工作人员应按照医疗机构服务时间，提前做好服务准备工作。

4. 煎药工作人员需注意个人卫生，进入煎药室需穿戴工作服，带无纺布帽与口罩，不得化妆，不得佩戴戒指、项链、耳环等饰品，不得涂抹指甲油。

5. 其他非本室人员非工作需要不得进入煎药室，不得进行与煎药工作无关的活动。

6. 煎药工作人员应按要求参加医院和科室学习，提升自身业务水平。

（二）环境与设施管理

1.中药煎药室应当保证环境洁净无污染，室内具有排烟、排气、消防设施。

2.煎药室工作区域保证清洁，不能存放与工作无关的杂物。

3.煎药室应配备有量杯、过滤器、计时器、贮存容器等器具。

4.各种器具应保持洁净，用后及时清洁消毒，避免因药物残留造成潜在用药风险。

5.定期对煎药室所有墙面、棚顶、隐蔽处清洁；定期请运维人员检查水、电路安全。

（三）煎药操作规程

1.煎药室工作人员到中药房领取代煎药剂时，首先核对患者姓名、ID号、性别、剂数、需煎煮袋数、每袋剂量等，经核对无误后在煎药记录表记录并签字。如为住院患者代煎药剂，还需核对患者所在病区；处方中有需要特殊煎煮的药物还需核对是否单包。

2.将需要煎煮的中药饮片装入专用的煎药袋内，放入洁净的浸泡盆内，加水泡药，用水量一般以浸过药面2~5cm为宜；浸泡时间根据药材质地确定，至少30分钟，并翻转药袋以药物被浸泡透为准。煎药卡标签应悬挂在容器旁。

3.清洗煎药机，确保饮用水接入煎药机并打开水龙头，打开排液阀。机器通电，按清洗键，机器自动冲洗，再配合人工手动清洗煎煮锅和储药盆；按排液键排出清洗液，等到储药桶内的水排干净后，关闭排液阀。

4.将浸泡好的药物放入适宜体积的煎药机，按照煎药机操作说明进行两次煎煮，煎药卡标签应悬挂在煎药机上。

5. 先把浸泡中药的水倒进煎药机内，再将已浸泡的中药放在过滤网内，煎药用水量以浸过药面的 2~5cm 为宜。对于花、草类中药或煎煮时间较长的中药应适量增加水量。

6. 应根据药剂的性能确定煎煮时间，一般药物煮沸后一煎再煎煮 20~30 分钟，二煎再煎煮 10~20 分钟；解表类、清热类、芳香类药物煮沸后一煎再煎煮 10~20 分钟，二煎再煎煮 5~10 分钟；滋补类药物先用武火煮沸后，改用文火慢煎，一煎再煎煮 40~60 分钟，二煎再煎煮 30~50 分钟。

7. 凡注明先煎、后下、另煎、烊化、包煎、煎汤代水、兑服等特殊要求的中药，应按医嘱进行，确保煎药质量。

（1）先煎药　一般应当浸泡不少于 30 分钟，煮沸 30 分钟后再投入群药同煎。

（2）后下药　一般应当浸泡不少于 30 分钟，在群药煎至预定量时投入同煎 5~10 分钟。

（3）另煎药　一般应当浸泡不少于 30 分钟，煎药（煮沸后改文火）1~2 小时，所得药液与方剂中其他药液混匀后再分装。

（4）烊化药　应当在其他药煎至预定量后，将烊化药置于药液中，微火煎药，同时不断搅拌待烊化的药溶化即可。

（5）包煎药　将包煎药装入包煎袋后，再与其他药物同煎。

（6）煎汤代水药　将煎汤代水药先煎煮 15~25 分钟，去渣过滤，取汁再与方剂中其他药物同煎。

8. 将两煎药液混合、浓缩至所需量后，按常规或遵医嘱在包装机上调节好每包剂量和包数，分包灌装。产出成品后检查成品质量，贴标签并核对其与随药处方是否一致。核对后门诊代煎药剂交付门诊中药房，住院代煎药剂放置于存放区待临床科室领取。临床科室领取时应当做好登记。

9.煎药结束后，将煎煮罐内的药渣袋取出，放置规定区域。煎药机及使用器具进行清洗、清洁及消毒操作。

（四）煎药注意事项

1.煎药时认真执行"煎药操作规程"，保证煎药质量。对需特殊处理的药物，必须按照规定处理。内服、外用药严格区分。

2.煎药的标准为，煎液有原处方中各味中药的特征气味，无糊化，无焦化及其他霉烂异味，残渣无硬心，无焦化、糊化，挤出的残液量不超出残渣总重量的20%。

3.煎药卡标签从取药起，必须紧随药袋、浸泡容器、煎煮容器及包装容器转移。

4.因患者病情需要急煎的中药，必须立即调整煎药次序，优先煎煮，保证急煎中药不可超过2小时。

5.煎药室应有收发药记录、煎药记录及差错事故记录。

6.煎药过程中严禁离岗，药品煎干或者煎焦严禁使用，应丢弃，重新配方煎煮；煎煮好的汤药不慎流失损耗时，不允许用煎煮过的药品再煎煮，应丢弃重新配方。

西药调剂工作制度

一、目的

加强西药调剂管理，规范药品调剂操作，避免调剂差错发生，确保患者用药安全。

二、适用范围

适用于非公医疗机构西药调剂部门监督管理。

三、内容

（一）调剂人员资质

1. 取得药学专业技术职务任职资格的人员方可从事药品调剂工作。

2. 药师在本医疗机构经过药学专业知识规范化岗前培训并进行考核，考核合格后取得药品调剂资格。由医教部对考核合格药师授予相应的药品调剂权限并备案。药师签名及专用签章式样应在药学部和医教部留样备查。信息部根据医教部授权在HIS系统中开通相应账号权限。

3. 具有药师以上专业技术任职资格，同时具有3年及以上药品调剂工作经验，接受过处方审核专业知识培训并考核合格的人员负责处方/医嘱的审核；具有药师以上专业技术任职资格的人员负责药品核对、发药以及安全用药指导；具有药士专业技术任职资格的人员负责处方/医嘱调配工作。

（二）调剂原则

1. 非本医疗机构处方不得调剂，药师应当凭本医疗机构医师处方和医嘱单调剂药品。

2. 急诊患者处方优先调剂。

3. 药品调剂应按批号发放，遵循"先进先出，近效先出"原则。

4. 调剂麻醉药品、精神药品、易制毒类药品、医疗用毒性药品等特殊管理药品处方时，应按照相关管理规定执行。

5. 不得随意外借或私自挪用药品，严禁无凭证发药。

（三）调剂流程

1. 处方、医嘱审核

（1）药师应对处方/医嘱进行合法性、规范性、适宜性审核。审核通过后方可调剂。

①合法性审核：确认处方医师取得医师资格，并在本医疗机构注册；核实处方医师已通过本医疗机构培训考核并授予相应的处方权限；核查处方医师签名和专用签章在药学部有无备案；签名和专用签章样式是否与备案一致。

②规范性审核：处方前记、正文和后记是否符合《处方管理办法》规定，书写是否正确、清晰、完整；依据《处方管理办法》对处方类型、处方格式、药品处方量、处方用语、处方医师签字的规范性等内容进行审核。

③适宜性审核：规定必须做皮试的药品，处方医师是否注明过敏试验及结果的判定；处方用药与临床诊断的相符性；处方剂量、用法和疗程的正确性；选用剂型与给药途径的合理性；是否有重复给药和有潜在临床意义的药物相互作用情况；是否存在配伍禁忌和用药禁忌；溶媒的选择和用法用量是否适

宜，静脉输注药品给药速度是否适宜；其他用药不适宜情况。

（2）药师审核处方//医嘱时发现严重不合理用药或者用药错误时，应当拒绝调配处方；如存在用药不合理问题，应当及时干预，与处方医师沟通，请其确认或修改处方，修改后的处方再次进入处方审核流程。药师干预不合理处方/医嘱时，应当有详细的干预记录，内容包括不合理处方/医嘱信息、不合理原因及干预结果等，详见《不合理处方/医嘱干预登记表》（附件二）。审方药师每月对不合理处方/医嘱情况进行汇总分析，并将结果上报药学部。

（3）审核通过的处方/医嘱，审方药师应在处方上签名并加盖专用签章。

2. 药品调配

（1）药品调剂应遵照"四查十对"原则：查处方，对科别、姓名、年龄；查药品，对药名、剂型、规格、数量；查配伍禁忌，对药品性状、用法用量；查用药合理性，对临床诊断。

（2）对处方/医嘱单进行逐一调配，不得同时调配多张处方/医嘱单，以免发生差错。

（3）调配药品需要拆零时，严格按照药品拆零分装操作进行，禁止用手直接接触药品。拆零药品应在药袋上写明患者姓名、药品名称、规格、用法、用量、有效期，拆零药品不同批号不能混装。

（4）住院药房单剂量给药品种按照单剂量给药制度执行。

（5）调配完成后调配人员应在处方/医嘱单上签名并加盖专用签章。

3. 核对发药

（1）窗口药师确认患者及处方信息后，对调配好的药品进行认真核对并逐一发放。

（2）住院药师核对医嘱单信息，对调配好的药品进行逐一核对并打包交予护士/配送人员。

（3）设置固定窗口发放麻醉药品、精神药品、易制毒类药品及医疗用毒性药品。

（4）药品发放完成后，发药药师应在处方/医嘱上签名并加盖专用签章。

4. 用药交代

（1）使用简洁通俗的语言指导患者正确使用药物。

（2）用药交代内容包括：用药时间、药物使用的正确方法、注意事项、用药禁忌、药品贮存方法、药品不良反应信息等。

5. 处方/医嘱单保存　处方/医嘱单应定期整理、装订，按照《处方管理办法》进行保存、销毁处理。

四、流程

药品调剂流程（附件一）。

五、表单

不合理处方/医嘱干预登记表（附件二）。

六、参考文件

1.《医疗机构药事管理规定》（卫医政发〔2011〕11号）.

2.《医疗机构处方审核规范》（国卫办医发〔2018〕14号）.

3.《处方管理办法》（中华人民共和国卫生部令第53号）.

七、附件

附件一：药品调剂流程

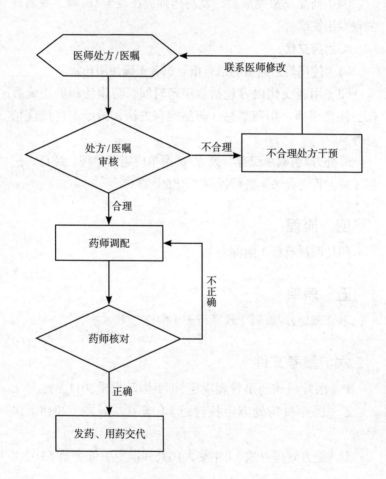

附件二：不合理处方／医嘱干预登记表

序号	处方日期	处方科室	患者姓名	ID 号	年龄	不合理处方／医嘱原因	处方医师	审核药师	干预结果	备注

注：每月对不合理处方／医嘱情况进行汇总，分析不合理原因，持续跟踪改进。

中药调剂工作制度

一、目的

加强中药调剂管理，规范药品调剂操作，避免调剂差错发生，确保患者用药安全。

二、适用范围

适用于非公医疗机构中药调剂部门调剂工作的监督管理。

三、内容

（一）调剂人员资质

1. 取得中药学专业技术职务任职资格的人员方可从事中药饮片及中药配方颗粒调剂工作。

2. 在本医疗机构经过中药学专业知识规范化岗前培训并进行考核，考核合格后取得中药调剂资格。由医教部对考核合格药师授予相应的药品调剂权限并备案。药师签名及专用签章式样应在药学部和医教部留样备查。信息部根据医教部授权在 HIS 系统中开通相应账号权限。

3. 具有中药师以上专业技术职务任职资格，同时具有 3 年及以上中药饮片及中药配方颗粒调剂工作经验，接受过处方审核专业知识培训并考核合格的人员负责处方/医嘱的审核；具有中药师以上专业技术职务任职资格的人员负责药品核对、发药以及安全用药指导；具有中药士专业技术职务任职资格的人员负责处方/医嘱调配工作。

（二）调剂原则

1. 根据本医疗机构医师处方或医嘱单调配发药，非本医疗机构处方不得调配。

2. 药品调剂应按批号发放，遵循"先进先出，近效先出"原则。

3. 调剂特殊要求药品时，严格按照相关制度要求执行。

4. 不得随意外借或私自挪用药品，严禁无凭证发药。

（三）调剂流程

1. 处方/医嘱审核

（1）中药师应对处方/医嘱进行合法性、规范性、适宜性审核。审核通过后方可调剂。

①合法性审核：确认处方医师取得医师资格，并在本医疗机构注册；核实处方医师已获得本医疗机构中药处方权限；核查处方医师签名和专用签章在药学部有无备案。签名和专用签章样式是否与备案一致。

②规范性审核：处方前记、正文和后记是否符合《处方管理办法》规定，书写是否正确、清晰、完整；依据《处方管理办法》《中药处方格式及书写规范》对中药处方格式、处方量、处方用语、处方医师签字的规范性等内容进行审核。

③适宜性审核：处方用药与临床诊断的相符性；处方剂量、用法和疗程的正确性；毒、麻药应用的适宜性；有调剂、煎煮特殊要求的饮片是否在药品名称右上方注明；对饮片的产地、炮制有特殊要求的，是否在药品名称之前写明；是否存在配伍禁忌和超剂量用药；委托加工丸、散、膏滋等剂型的处方，审查方中所用药物性质（如矿石类、纤维性、脂肪油类）及药物总量是否可以配置；其他用药不适宜情况。

（2）中药师审核处方/医嘱时发现严重不合理用药或者用药错误时，应当拒绝调配处方；如存在用药不合理问题，应当及时干预，与处方医师沟通，请其确认或修改处方，修改后的处方再次进入处方审核流程。中药师干预不合理处方/医嘱时，应当有详细的干预记录，内容包括不合理处方/医嘱信息、不合理原因及干预结果等。审方中药师每月对不合理处方/医嘱情况进行汇总分析，并将结果上报药学部。

（3）审核通过的处方/医嘱，审方中药师在处方上签名并加盖专用签章。

2. 药品调配

（1）药品调剂应遵照"四查十对"原则：查处方，对科别、姓名、年龄；查药品，对药名、剂型、规格、数量；查配伍禁忌，对药品性状、用法用量；查用药合理性，对临床诊断。

（2）对处方/医嘱单进行逐一调配，不得同时调配多张处方/医嘱单，一张处方不得两人共同调配，以免发生差错。

（3）配方时应细心准确，按照调配技术规程进行调配，中药配方应按处方应付的统一标准调配，称量要准确，严格按照等量递减、逐剂复戥原则称取，严禁估量抓药，麻醉药品、毒性药品饮片要逐剂称量，凡需先煎、后下、烊化、冲服、包煎等特殊处理的药材，无论处方是否有脚注，均应单包，并在包上注明煎服方法。有鲜药时应分剂另包。对质地坚硬的药物，必须放于铜冲筒内捣碎，并在使用冲筒前后，清洁冲筒内外，使之不留残渣。如有特殊气味或毒性，必须洗涤，以免串味串性。

（4）罂粟壳不得单方发药，必须凭有麻醉药品处方权的执业医师签名的淡红色处方方可调配。

（5）调配含有毒性中药饮片的处方，对处方未注明"生用"的，应当给付炮制品。

（6）为便于复核，应按处方药味顺序调配，间隔摆放，不可混成一堆。

（7）调配完成后调配人员应按照处方要求进行自查，自查无误后在处方/医嘱单上签名并加盖专用签章。

3. 复核发药

（1）调配人员原则上不能再行复核，应由上一级技术人员进行复核。复核时应对药味、数量、质量、用法、配伍、代煎药等逐项复核，发现错味、漏味、重味、重量有误、需特殊处理的饮片未特殊处理等应及时纠正。

（2）复核后，复核人员签名，将药物装袋或包扎。

（3）窗口中药师确认患者及处方信息后，对调配好的药品进行认真核对并逐一发放。中药师需坚持核对取药凭证、对姓名、对剂数；检查好药品包装是否符合规范。

（4）药品发放完成后，发药中药师应在处方/医嘱上签名并加盖专用签章。

4. 用药交代

（1）使用简洁通俗的语言指导患者正确使用药物。

（2）用药交代内容包括：用药时间、药物使用的正确方法、注意事项、用药禁忌、药品贮存方法、药品不良反应信息等。中药饮片需特殊处理的、配方颗粒非整包用量的均需对患者做好说明工作。

5. 处方/医嘱单保存 处方/医嘱单应定期整理、装订，按照《处方管理办法》进行保存、销毁处理。

四、流程

药品调剂流程（附件一）。

五、表单

不合理处方/医嘱干预登记表（附件二）。

六、参考文件

1.《医疗机构药事管理规定》（卫医政发〔2011〕11号）.

2.《医疗机构处方审核规范》（国卫办医发〔2018〕14号）.

3.《处方管理办法》（中华人民共和国卫生部令第53号）.

4.《中药处方格式及书写规范》（国中医药医政发〔2010〕57号）.

七、附件

附件一：药品调剂流程

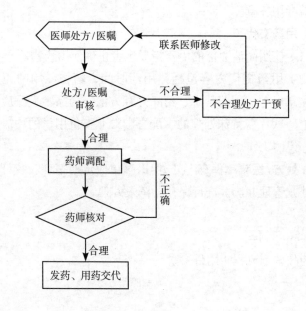

附件二：不合理处方/医嘱干预登记表

序号	处方日期	处方科室	患者姓名	ID 号	年龄	不合理处方/医嘱原因	处方医师	审核药师	干预结果	备注

注：每月对不合理处方/医嘱情况进行汇总，分析不合理原因，持续跟踪改进。

给药管理制度

一、目的

规范给药流程，加强给药管理，确保患者用药安全。

二、适用范围

适用于医疗机构所有药物给药流程。

三、内容

（一）定义

1. 给药是指根据患者病情、生理、心理和药物的性质等情况，准确的选择药物，同时以适当的方法、适当的剂量、适当的时间准确用药。并注意该药物的禁忌证、不良反应和相互作用等。

2. 鼻饲给药是指将导管经鼻腔插入胃或肠内，从导管内灌注药物的一种方法。鼻饲给药主要适用于吞咽困难或昏迷、不能或不适宜口服给药的患者，如患有口腔疾病、食管狭窄、手术后或肿瘤、早产儿和病情危重的 ICU 患者等。

（二）职责

1. 医师　具备相应资质的医师根据患者病情和生理病理特点选择正确合理的药品，确保临床疗效，防止出现药物引起的不良事件。

2. 药师　取得相应资质的药师接收到处方或医嘱时，认真执行"四查十对"制度，准确调配药品，并做出正确的用药指导，包括用法用量、用药时间和用药注意事项等。

3. 护士　取得相应资质的护士认真核对和转抄医嘱，准确识别患者身份，严格根据医嘱执行时间，按照正确的用法用量给患者用药，并作好用药记录及用药监测，若发生不良反应及时报告主管医师。

（三）给药原则

原则上根据药品说明书，选择给药途径。医嘱和处方是一切给药原则，在执行用药过程中必须严格遵守，对于有疑问的医嘱/处方，应向医生及时反馈，不可盲目执行，也不可擅自更改。

（四）口服给药流程

缩短摆药时间、提高工作效率、减少药品污染、改善药品标识、降低用药差错，医疗机构口服给药采用全自动包药机单剂量摆药模式。

1. 单剂量给药定义　调剂人员把患者所需服用的各种口服药品（如片剂、胶囊剂等），按一次剂量借助包药机单独包装。包装袋上标有患者姓名、床号、ID 号、药名、规格、用量等信息，便于药师、护士及患者进行核对，方便患者服用，防止错服、漏服、误服、重复服用等用药差错，单剂量给药减少资源浪费，保证药品使用的正确性、安全性和经济性。不可以使用单剂量摆药的剂型为：糖浆剂、合剂、口服溶液、乳剂、颗粒剂、滴丸、散剂、丸剂等。容易串色、串味的药品及贵重药品不建议单剂量分包。

2. 单剂量给药分类

（1）全自动包药机摆药　医疗机构口服摆药采用全自动包

461

药机单独分包。

（2）手工摆药　紧急抢救、包药机故障或夜间休息时急需口服用药可采用手工摆药。

医嘱经审核无误后，根据患者口服医嘱信息打印标签，按要求进入口服摆药间，在专用口服药袋上粘贴标签，根据标签信息进行手工分包。分包结束后由审核药师再次核对，确保药品准确无误。

3. 单剂量口服摆药要求

（1）药房工作人员熟悉掌握全自动包药机的工作流程以及操作系统，只有经过审核无误的医嘱方可传至包药机进行分包摆药。

（2）单剂量口服摆药空间应单独区分，所有进入口服分包区的人员应穿戴好清洁工作衣帽、口罩和一次性手套。

（3）药师应根据药品的特性、稳定性、储存条件等不同，拟定拆零种类、时间及拆零数量。所有拆零药品均双人核对，并做好拆零记录（附件二）。不能一次性加入包药机药盒的药品，暂时存放在周转盒中，周转盒上需贴明药品名称、规格、厂家、拆零日期、失效日期等标识。

（4）每日分包工作前后，用含75%乙醇的清洁湿巾对拆零操作台、拆零工具、周转盒、剥药机及相关设备和DTA外摆盘进行消毒，并填写《住院药房分包间消毒登记本》。

（5）每日分包工作前后，药师均应根据药品使用情况及时补充包药机药盒中不足的药品。

（6）药师对包药机每周进行日常养护，包药机厂家每月对包药机进行性能养护，并做好养护记录。

4. 全自动包药机单剂量口服摆药流程　只有经过审方系统前置审核和人工复核双重核对后准确无误的医嘱方可传至包药机进行分包摆药。

（1）全自动包药机根据科室以及医嘱类型，按照提取顺序依次进行分包。期间，包药机操作药师根据机器提请，及时准确地向 DTA 外摆盘添加核对无误的外摆药品（外摆药品为没有药盒或剂量不是整片的药品），保证包药机包药工作正常运转。

（2）需配备有经验的药师，负责核对包药机的分包药品与医嘱是否一致，并对其包装进行核查，防止机器出现漏摆、错摆、多药、少药的现象，确保患者用药安全。

（3）护士根据医嘱单核对药品无误后，将口服药品按姓名、床号、服药时间进行整理分类，放置病区口服摆药车。严格按照医嘱执行时间将药品送至患者口中并做正确给药方法、注意事项等用药宣教。患者服药完成后方可离开。并做好用药监测和记录。

（五）鼻饲给药流程

鼻饲给药是临床上为改善危重患者预后采取的一项重要辅助治疗措施，若鼻饲给药不当，可导致药物疗效降低，甚至发生严重不良反应。鼻饲给药应根据药品的作用机制、理化性质、体内过程、不良反应，以及药品剂型规格和制剂工艺等，综合判断药品是否适于鼻饲给药方式。对于不能获取上述资料的药品，一般不宜采用鼻饲给药。医疗机构应对本院的特殊剂型进行整理并建立本院特殊剂型鼻饲信息汇总表。药师应根据药物剂型特点、药物吸收部位以及药物的作用部位等严格审核鼻饲给药医嘱，审核通过后方可给药；对于有特殊要求的药品（如溶媒选择、服药时间、药物相互作用等），严格按照说明书要求执行；经鼻饲管给药的药液温度应保持在 37~40℃；为防止药物水解或见光失效，应现用现配；同时给予两种及以上药品时，应采用分别研磨或溶解，分别鼻饲给药，每种药物喂完后均需要冲洗，使用约 30ml 温开水冲洗鼻饲管。

1.给药前 根据药品的特性、稳定性、储存条件等不同要求，选用合适的药品配置工具，均需用含 75% 乙醇的清洁湿巾对配置工具及操作台面进行消毒；配置后可将药液复温至37~40℃（有特殊要求的药品除外）；护士给药前应严格执行"三查八对"制度，使用清洁的注射器（注射器型号 ≥ 30ml），并进行有效洗手；给药前使用约 30ml 温开水冲管，检查管路是否通畅。

2.给药过程中 病情允许者，可将床头抬高约30°~45°，并在给药后继续维持原体位 30 分钟以上。也可采取少量多次及减慢输注速度等措施，避免鼻饲时出现反流、误吸、肺部感染、腹泻、胃潴留等并发症；给药过程中注意观察患者，如出现反流、误吸、不适等情况发生，及时处理并报告医生。

3.给药结束后 给药后可使用约 30ml 左右温开水冲管，以减少堵管和药物腐蚀管壁的风险；对使用鼻胃管的患者，要定期检测胃残留量；密切观察患者给药后的反应，若发生药品不良反应立即上报主管医生，必要时调整治疗方案。

（六）注射剂给药流程

注射剂是原料药物或与适宜的辅料制成的供注入体内的无菌制剂，可分为注射液、注射用无菌粉末等，常见的给药途径有静脉注射、肌内注射、皮内或皮下注射等。注射剂以液体状态直接注入人体组织、血管或器官内，药物吸收快、作用迅速，常用于抢救危重患者。同时由于注射剂直接注入人体，相比于口服给药途径风险程度很高，使用不当会对人体造成严重伤害。药师应根据患者情况严格审核注射剂给药医嘱，审核通过后方可给药。

1. 给药前　应了解患者的用药史和过敏史，按照本医疗机构《安全给药工作规范》和《安全给药工作流程》，严格执行"三查八对"制度，详细核对药物的药品名称、溶媒和用量等，并仔细检查配置后的药液有无浑浊、沉淀、变色、结晶或异物等；对有皮肤试验要求的药品，应按本医疗机构《药物皮肤试验管理制度》对患者进行药物皮肤试验，并结合试验结果和过敏史进行综合评价，只有皮肤试验阴性者，方可给药；使用易过敏药物前，要准备好抢救设备和药品，做好抢救准备工作。

2. 给药过程中　严格按照说明书要求进行无菌操作，对于说明书有特殊输液要求的药品，按说明书要求执行，比如有避光输注要求的，应采取避光措施。特别关注有滴速要求的药品，按照医嘱调好滴速，并告知患者及家属且勿私自调整，以免出现不良事件；使用过程中注意观察患者病情变化，如出现不适，及时报告医生并处理，做好用药记录归档于患者病历中。

3. 给药结束后　对患者进行用药后的用药宣教，密切观察患者给药后反应。若发生药品不良反应立即上报主管医生，必要时调整治疗方案。残余液按照医疗废物处理执行，特殊管理药品残余液按照《特殊管理药品制度》。

（七）其他剂型

其他剂型药品严格按照说明书及医嘱进行给药。

四、流程

全自动包药机摆药流程（附件一）。

五、表单

拆零药品登记本（附件二）。

六、参考文件

《医疗机构药事管理规定》（卫医政发〔2011〕11 号）.

七、附件

附件一：单剂量口服给药流程

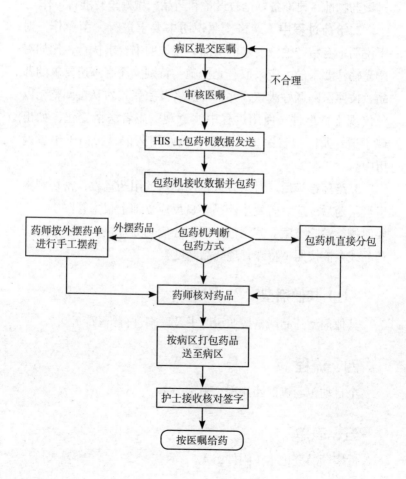

附件二：拆零药品登记本

拆零日期：　　　　　　　　　　　　　　　注：拆零药品有效期三个月

位置	药品名称	规格	生产厂家	发药（片/粒）	库存	差值	加药量（片/粒）	备注

取药人：　　　　　　　　　　　　复核人：

院内药品配送管理制度

一、目的

规范非公医疗机构药品配送过程，确保药品安全、正确、及时送至各临床科室。

二、适用范围

适用于非公医疗机构内除特殊管理药品外的其他药品配送的监督管理。

三、内容

（一）中心药库到各药房的药品配送

1. 配送方式 机器人配送、人工配送。

2. 配送流程

（1）中心药库接收药房药品请领计划，中心药库库管员打印出库单，按照出库单内容核发药品。

（2）药品配送人员按照药品存储要求放置药品，确定药品配送部门。

（3）药品配送前由配送方对药品封箱打包，并在药品出库单上签署全名，写明配送时间。

（4）药品配送方使用专用电梯将药品配送至各药房，药房接收人员清点药品，并在出库单上签字，写明接收时间。

3. 配送要求

（1）根据药品的存储条件选用相应的运送工具，运送工具必须定期消毒。

（2）机器人配送须设置专用线路，并开通各药房相应使用权限。

（3）运送物品中如有冷藏药品的，须配备专用可实时记录温湿度的冷藏箱。

（4）配送药品中如有化疗药品，应配备化疗药物溢出包，以防化疗药物破损对人员造成伤害。

（5）运送药品前应检查装运药物的箱、包、袋质量，保证药品在运送过程中安全可靠。

（6）药品在搬运过程中应轻拿轻放，码放平稳，不超高码放。

（7）药品配送过程中应使用医院货梯电梯，保证药品配送畅通，不得使用污物电梯配送药品。

（8）配送过程中如遇突发事件，应及时上报中心药库及部门负责人，药品配送方对运送途中的药品安全负责。

（二）住院药房到各病区的药品配送

1. 配送方式　机器人配送、人工配送。

2. 配送流程

（1）住院药房接收临床科室医嘱，按照医嘱单核对药品无误后签字确认。

（2）住院药房药品打包装箱人员按照药品的存储要求对核对无误的药品打包封箱。

（3）检查打包封箱好的药品，确定药品配送科室，按要求将配送箱药品放置于专用运输工具。

（4）配送人员在《药品配送交接表》上签收并登记或通过电子扫码方式确认配送信息。机器人配送应由当班护士确认药品配送箱密封并签收。

（5）病区护士接收配送药品，核对药品无误后在医嘱单上签字，并将医嘱单交还住院药房存档。

（6）所有药品配送至病区后，如存在问题，需要在药品送达后 30 分钟内反馈药房。

3. 配送要求

（1）药品打包需用一次性轧带或锁扣封箱，工作人员需检查扎带或锁扣完整性，以保证药品运输过程中的安全。

（2）非整箱药品装在统一硬质的周转箱内，避光药品放置在避光盒或者避光袋内。拆零药品放置在专用的拆零盒内。

（3）冷链药品应放置在可实时进行温湿度监控的保温袋或者保温盒中，并且预冷至符合药品贮藏运输的温度，在规定时间内完成配送。

（4）配送人员应按要求放置配送箱，摆放整齐，以避免药品在运送过程中破损。

（5）除 ST 医嘱 15 分钟内配送至病区并执行外，其他药品的配送应该在规定的时间内完成。

（6）配送人员与药房工作人员应定期对配送过程使用的设施设备进行清洗消毒。

（三）静脉调配中心到各病区的药品配送

1. 配送方式　机器人配送、人工配送。

2. 配送流程

（1）静脉调配中心接收临床科室医嘱，按照医嘱单配置药品。

（2）对已完成配置并检查合格的成品输液，用 PDA 扫描药品标签上的二维码，核对无误后打印科室二维码标签，按病区、批次分类装入储药箱，并用扎带封口。

（3）静脉调配中心打包区药师负责将打包好的药品交于配

送人员或封装于配送机器人内。

（4）配送人员在《药品配送交接表》上签收并登记或通过电子扫码方式确认配送信息。

（5）病区护士接收配送药品后用 PDA 扫描，接收药品核对无误后在医嘱单上签字，并将医嘱单返回静脉调配中心存档。

（6）所有药品配送至病区后，如存在问题，需要在药品送达后 30 分钟内反馈静脉调配中心。

3. 配送要求

（1）工作人员配送前必须检查储药箱的完整性，储药箱不得破裂、损坏，以防止配置好的成品输液袋被扎破。

（2）搬运过程中应轻拿轻放，码放整齐，防止储药箱坠落。

（3）配送药品应使用专用电梯，不得使用污物电梯配送药品。

（4）机器人配送应设置专用线路、专用电梯，并为相应临床科室授予独立的使用权限。

（5）工作人员负责定期对储药箱及配送工具进行清洗和消毒，确保清洁卫生。

（6）配送药品中如有细胞毒药品，还应配备化疗药物溢出包，且配送人员应经过相应的化疗药物溢洒培训。

（7）所有配置好的药品，应该在规定时间内配送至病区。

（四）配送质量控制

1. 药学部应定期进行配送质量方面的检查，以保障药品在整个配送过程中的安全，并对配送药品存在的问题提出整改意见。

2. 药品在运输过程中，如遇突发事件，造成药品丢失、破损应立即上报科主任、部门负责人。

退药管理制度

一、目的

加强非公医疗机构药品管理，规范退药行为，保证患者用药安全。

二、适用范围

适用于门急诊患者、住院患者退药。

三、内容

（一）退药原则

1. 原则上药品一经售出，除质量原因外，概不退换。

2. 退药前需确认患者所退药品为本医疗机构药学部发出药品，并确保药品质量、不影响药品的再次使用。

3. 因药品不良反应产生退药时，医生、护士或药师需详细记录患者不良反应的发生、处理及后续结果情况，及时填写《药品不良反应登记表》与《不良事件报告单》后，按相应退药要求办理退药手续。

4. 若涉及患者不再使用麻醉药品、第一类精神药品时，应当要求患者将剩余的麻醉药品、第一类精神药品无偿退回，按照相应规定销毁处理。

（二）允许退药的符合条件

1. 患者在用药过程中出现过敏反应或其他不良反应，无法继续使用该药。

2. 确属处方用药不当（禁忌证、重复用药等），患者不宜继续使用该药。

3. 患者因病情变化不宜继续使用该药。

4. 门诊转住院的患者，需要调整治疗方案，不宜继续使用该药。

5. 紧急出院或转院的患者，无法继续使用该药。

6. 住院患者在院死亡后，未使用完的药品。

7. 发出药品存在质量问题时，可根据患者意愿更换相同药品或退药。

（三）不得退药的情形

1. 无法提供原始收费凭据。

2. 所退药品品名、规格、生产企业、产品批号等信息与本院采购记录不一致。

3. 所退药品存在质量问题，如外包装破损、有污渍、说明书缺失、输液药品粘贴有患者信息等非药品标识、有粘贴痕迹、超出有效期或其他质量问题等。

4. 已拆零或已打开包装的药品。

5. 有特殊储存要求（低温、冷藏、避光）的药品。

6. 传染性疾病用药。

7. 麻醉药品、精神药品、易制毒类药品、医疗用毒性药品等特殊管理药品。

8. 中药饮片。

9. 血液生物制品。

10. 住院患者的出院带药。

11. 静脉用药调配中心已配置好的成品输液。

12. 方便门诊根据患者要求购买的药品。

（四）退药程序

1. 门急诊患者退药

（1）已缴费未取药患者退药，持药品缴费发票至门急诊药房，药师核查确认未取药后在药品缴费发票上手工签名及日期，患者至收费室退费。

（2）已缴费取药但未拿药离开调剂台的患者退药，药师在 HIS 信息系统操作退药，然后在药品缴费发票上手工签名及日期，患者至收费室退费。

（3）已缴费取药并离开调剂台的患者退药，需携带所退药品和缴费发票与处方医师说明退药原因，处方医师审核退药条件，查证原始票据真实无误后填写《退药申请表》，患者持所退药品、缴费发票和《退药申请表》到门急诊药房办理退药手续，药师认真核对所退药品名称、规格、厂家、批号是否与药房发出药品完全一致，详细检查所退药品质量与数量，审核是否符合退药条件，确认符合退药条件的，填写《退药申请表》中退回药品质量检查结果并签字，同时在 HIS 信息系统中做退药处理，在原始发票上手工签名及日期，患者至收费室退费。

2. 住院药房退药

（1）住院药房单剂量拆零药品不得进行退药处理。

（2）若需要退回药品尚未打包下送，由主管医师在 HIS 信息系统操作退药，药师审核退药医嘱在 HIS 系统做退药处理，并打印退药单，操作人签字。

（3）若需要退回药品已送至临床科室，由主管医师、护士核对医嘱，确认所退药品为住院药房发出药品（与静脉用药调配中心下送药品区分）。由主管医师在 HIS 信息系统操作退药，填写《退药申请表》。护士持所退药品与《退药申请表》到住院药房申请退药。药师认真核对所退药品名称、规格、厂家、批号是否与住院药房发出药品完全一致，详细检查所退药品质量与数量，审核是否符合退药条件，填写《退药申请表》中退回药品质量检查结果并签字。若符合退药条件，在 HIS 信息系统中做退药处理；如不符合退药条件，需向退药人说明具体原因。

3. 静脉用药调配中心退药

（1）静脉用药调配中心已经配置好的成品输液不得进行退药处理。

（2）若需要退回药品尚未下送至临床科室，由主管医师在 HIS 信息系统操作退药，审方药师提取退药医嘱，确认未配置后进行退药操作，并打印退药单。药师根据退药单的退药信息找出对应药品，核对患者姓名、科室、药品名称、规格、数量、批号等信息后，双人核对，用 PDA 进行退药扫描，并在退药单上签字确认，交由审方药师进行退费，最后将药品归位于相应货架，避免误配造成药品浪费。

（3）由静脉用药调配中心打包下送至临床科室，尚未配置的药品需退药时，主管医师在 HIS 系统操作退药，填写《退药申请表》，护士持所退药品与《退药申请表》到静脉用药调配中心申请退药。药师认真核对所退药品名称、规格、厂家、批号是否与静脉用药调配中心完全一致，详细检查所退药品质量与数量，审核是否符合退药条件，填写《退药申请表》中退回药品质量检查结果并签字。若符合退药条件，在 HIS 信息系统中做退药处理；若不符合退药条件，需向护士说明具体原因。

四、流程

1. 门急诊药房退药流程（附件一）。

2. 住院药房退药流程（附件二）。

3. 静脉用药调配中心退药流程（附件三）。

五、表单

退药申请表（附件四）。

六、参考文件

1.《医疗机构药事管理规定》（卫医政发〔2011〕11号）.

2.《麻醉药品和精神药品管理条例》（2016年修订）.

七、附件

附件一：门急诊药房退药流程

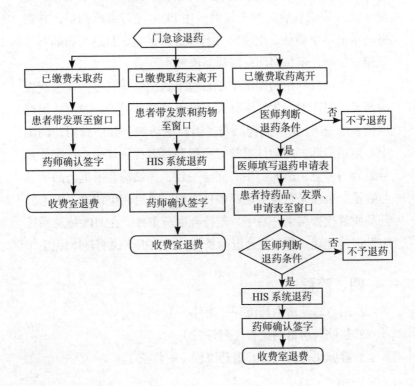

附件二：住院药房退药流程

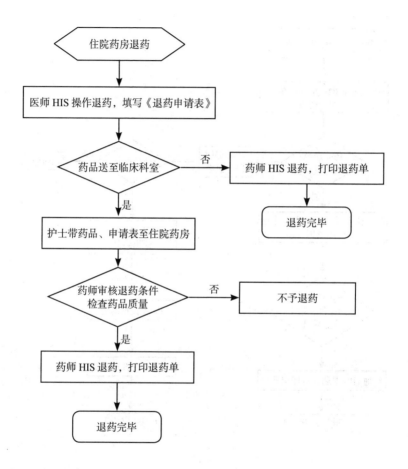

附件三：静脉用药调配中心退药流程

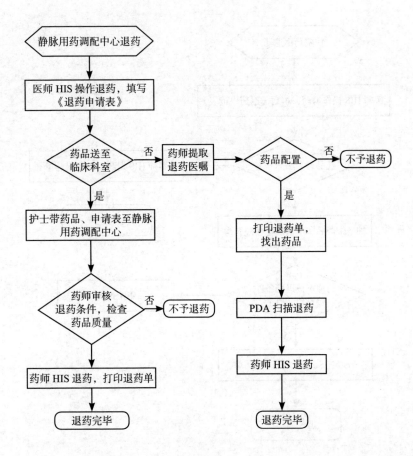

附件四：退药申请表

申请科室：

患者姓名			ID 号	
领用药品时间			退药时间	
药品名称	规格	数量	生产厂家	批号
退药原因：				
申请退药医生签名：		退药人签名：		
药品验收结果：		药房经办人：		

注：为保证药品质量和患者用药安全，以下情况不能办理退药：无原始收费凭据的；生产企业、产品批号等信息与本中心采购记录不一致的；存在质量问题，如外包装破损、有污渍、说明书缺失、输液药品粘有患者姓名等非药品标识、有粘贴痕迹、超出有效期或其他质量问题等；拆零药品，住院患者口服药品（拆零包装）；有特殊储存要求（低温、冷藏、避光）的药品；传染性疾病用药；麻醉、精神、毒性等特殊药品；中药饮片；血液生物制品；出院带药；已经配置好的成品输液。

药学部重点部门进出安全管理制度

一、目的

加强药学部重点部门安全管理，规范人员和物品进出管理，保障药品安全和质量。

二、适用范围

适用于非公医疗机构药学部重点部门人员和物品的进出管理。

三、内容

（一）药学部重点部门

药学部承担本医疗机构的药品供应工作，应确保药品安全和药品质量，保障患者及时得到药物治疗。根据药学部各部门工作特性，将与药品安全和质量关系重大的部门划定为重点部门。重点部门包括：中心药库、门急诊药房、住院药房、静脉用药调配中心。对重点部门人员和物品的进出进行严格管理。

（二）药学部工作人员门禁权限管理

1. 药学部工作人员经培训考核合格上岗前，确定工作岗位，经药学部主任审批，对其授予工作地的门禁权限。人员调换岗位时门禁卡权限应同时变更，取消其原工作地进出权限。

2. 药学部工作人员有义务和权力维护本部门门禁安全，维护本部门药品及财物安全。

3.药学部工作人员应妥善保管门禁卡，不得转借他人使用，若不慎遗失，应立即上报，取消该门禁卡进出权限。

4.药学部工作人员日常持门禁卡进出本部门，进出应随手关门。非本部门人员未经许可，不得随意进入。

5.非正常工作时间，非本部门工作人员原则上一律不得进入。确因特殊情况（如修理水电、电器、电脑维护或工作检查等）需要进入本部门进行相关作业的，必须报告部门负责人同意后，方可进入。

6.与药学部有工作关联的第三方人员在安保部进行身份核实，核实无误后由安保部发放临时工作牌。第三方人员凭临时工作牌方可进入。

（三）中心药库进出管理

1.中心药库工作人员进出管理 经药学部主任批准授予中心药库门禁权限，工作期间持门禁卡进出本部门。

2.药学部其他工作人员进出管理 药学部其他人员因工作原因到中心药库办理业务，经中心药库人员允许后方可进入办公区域；领取药品时，由中心药库人员根据请领单将药品调配完成后到核对区核对药品，领药人不得进入药库区域。

3.本医疗机构其他部门人员进出管理 其他部门人员因工作需要进入中心药库时，必须经中心药库负责人同意并确定身份后方可进入。完成工作后立即离开中心药库。

4.第三方人员进出管理 与中心药库有工作关联的第三方工作人员，负责到中心药库搬运大件包装药物的供应商和工人等，必须经中心药库负责人同意后进入工作区，完成工作后立即离开。

5.非本医疗机构人员进出管理 非本医疗机构人员因工作需要进入中心药库时，必须经药学部主任同意，出示相应证件并详细登记《药学部来访人员登记表》后，在中心药库当班人员的陪同下方可进入。

（四）门急诊药房进出管理

1. 门急诊药房工作人员进出管理 经药学部主任批准授予门急诊药房门禁权限，工作期间持门禁卡进出本部门。

2. 药学部其他工作人员进出管理 中心药库人员为门急诊药房配送药品，将药品送至二级库脱包区，完成药品交接工作。药学部其他人员原则上不得进入门急诊药房，确因工作原因必须进入时，经本药房人员同意后方可进入。

3. 本医疗机构工作人员进出管理 其他部门人员因工作需要进入门急诊药房时，必须经本部门负责人同意并确定身份后方可进入。

4. 第三方人员进出管理 与门急诊药房有工作关联的第三方工作人员，负责到门急诊药房维修、保养设备设施的厂家工程师，必须经本部门负责人同意后进入工作，完成工作后立即离开。

5. 非本医疗机构人员进出管理 非本医疗机构人员因工作需要进入门急诊药房时，必须经药学部主任同意，出示相应证件并详细登记《药学部来访人员登记表》后，在本部门当班人员的陪同下方可进入。

（五）住院药房进出管理

1. 住院药房工作人员进出管理 经药学部主任批准授予住院药房门禁权限，工作期间持门禁卡进出本部门。

2. 药学部其他工作人员进出管理 中心药库人员为住院药房配送药品，将药品送至二级库脱包区，完成药品交接工作。药学部其他人员原则上不得进入住院药房，确因工作原因必须进入时，经本部门人员同意后方可进入。

3. 本医疗机构工作人员进出管理

（1）护士进出管理：护士进入住院药房取药、办理业务时，凭本人工作证到住院药房窗口，与住院药房窗口工作人员对接需要办理的业务，在窗口核对区完成取药工作。护士不得进入住院药房内部区域。

（2）一站式服务工作人员进出管理：一站式工作人员负责将住院药房调剂打包好的医嘱药品配送至各临床科室，凭本人工作证到住院药房下送药品打包区，与住院药房工作人员完成下送药品交接工作。一站式服务人员不得进入住院药房内部区域。

（3）其他部门人员因工作需要进入住院药房时，必须经本部门负责人同意并确定身份后方可进入。

4. 第三方人员进出管理 与住院药房有工作关联的第三方工作人员，负责到住院药房维修、保养设备设施的厂家工程师，必须经本部门负责人同意后进入工作，完成工作后立即离开。

5. 非本医疗机构人员进出管理 非本医疗机构人员因工作需要进入住院药房时，必须经药学部主任同意，出示相应证件并详细登记《药学部来访人员登记表》后，在本部门当班人员的陪同下方可进入。

（六）静脉用药调配中心进出管理

1. 人员进出普通区域管理

（1）静脉用药调配中心工作人员进出管理 经药学部主任批准授予静脉用药调配中心门禁权限，工作期间持门禁卡进出本部门。

（2）药学部其他工作人员进出管理 中心药库人员为静脉

用药调配中心配送药品，将药品送至二级库脱包区，药品交接完成后立即离开。药学部其他人员原则上不得进入静脉用药调配中心，确因工作原因必须进入时，经本部门人员同意后方可进入。

（3）本医疗机构工作人员进出管理

①护士进出管理：护士到静脉用药调配中心办理业务时，凭本人工作证到静脉用药调配中心窗口，与窗口工作人员对接需要办理的业务。护士不得进入静脉用药调配中心内部区域。

②一站式服务工作人员进出管理：一站式工作人员负责将静脉用药调配中心配置好的成品输液配送至各临床科室，凭本人工作证到静脉用药调配中心成品输液交接区，完成配送药品交接工作。一站式服务人员不得进入静脉用药调配中心内部区域。

③其他部门人员因工作需要进入静脉用药调配中心时，必须经本部门负责人同意并确定身份后方可进入。完成工作后立即离开。

（4）第三方人员进出管理　与静脉用药调配中心有工作关联的第三方工作人员，负责维修、保养设备设施的厂家工程师，必须经本部门负责人同意后进入工作，完成工作后立即离开。

（5）非本医疗机构人员进出管理　非本医疗机构人员因工作需要进入静脉用药调配中心时，必须经药学部主任同意，出示相应证件并详细登记《药学部来访人员登记表》后，在本部门当班人员的陪同下方可进入。

2. 进出洁净区管理

（1）非本部门人员原则上不得进入洁净区，确因特殊情况必须进入洁净区时，经本部门负责人同意，在本部门工作人员陪同下，严格按照洁净区进出流程和规范执行。

（2）进入十万级洁净区规程（一次更衣室）

①进入洁净区人员不得化妆，手机及戒指、手镯、手表等饰物不得带入。

②按照七步洗手法清洗双手并烘干。

③更换洁净区专用工作鞋，进行手消。

④用手肘部推开二更门，进入二更。

（3）进入万级洁净区规程（二次更衣室）

①穿洁净隔离服，戴一次性无粉灭菌乳胶手套，佩戴口罩。

②检查穿戴是否整齐、完整、规范，头发没有外露。

③用手肘部开门进入调配室，确保手套的无菌性。

（4）离开洁净区规程

①在二次更衣室脱下洁净隔离服整齐放置。

②在一次更衣室将一次性口罩、帽子弃入感染性垃圾桶，更换为控制区专用工作鞋。

③再次进入洁净区时必须按照进入洁净区流程和规范执行。

④结束当日工作，脱下的洁净区专用鞋、洁净隔离服进行常规消毒，每日清洗。一次性口罩、手套、帽子弃入感染性垃圾桶。

3. 物流进出管理

（1）静脉用药调配中心物品进出应严格按照物流通道管理，洁净区所需要的所有物品和排好的待调配药品必须从物流传入窗口传入，调配好的成品输液和其余相关物品必须从物流传出窗口传出。

（2）洁净区域严禁同时开启人流通道门与物流通道门。

四、表单

药学部外来人员登记表（附件一）。

五、附件

附件一：药学部外来人员登记表

来访时间		来访人员信息					备注
年/月/日	时分	车牌号	姓名	身份证号	联系电话	来访事由	

药学部房屋、设施与布局管理制度

一、目的

规范非医疗机构药学部门的建设与管理，确保药学部房屋、设施与布局合理，保障医疗质量和医疗安全。

二、适用范围

适用于非医疗机构药学部各功能部门设置及布局的监督管理。

三、内容

（一）药学部房屋设置要求

医疗机构应配置适宜的场所、设备、设施，确保相关工作顺利开展，根据其功能、任务、规模设置相应的工作室，下设门急诊药房、发热门诊药房、住院药房、中药房、中药煎药室、中心药品库、静脉用药调配中心、临床药学室、综合办公室、药事管理、药学质控、审方中心、精准药物治疗中心、药学信息中心、药学科研等二级部门，有条件的医院可根据需要设置制剂室、手麻中心药房等。

（二）药学部设施布局要求

1.门诊药房应实行大窗口或者柜台式发药模式，设有患者候药休息区域，与挂号、收费、医保邻近，以方便患者取药。有条件的医院根据需求可设置二级库，二级库面积、设施应满足药房药品储存、周转及温湿度要求。

2. 住院药房应设置在便于各病区领取药品的适宜位置，布局合理，内部应设置药品存放区、调配区、核对区、下送药品打包交接区，对外应设置护士核对药品区、等候区等，还应单独设置符合拆零药品洁净要求的单剂量摆药区域。

3. 中药房与中药煎药室应设置在远离各种污染源，且应具有良好除尘、通风、防虫、防鼠等相关设施设备的地方，面积应当与医院的规模和业务需求相适应。

4. 中心药品库的设置应有利于药品的调运入库和分发出库，与各药房距离相当，且地势较高、排水畅通，远离各种污染源，并且设有药品验收区、不合格药品处置区、办公区等。储存药品区域还应当设置有冷藏库、阴凉库、常温库、麻醉药品与精神药品库，危险药品库需单独设置。

5. 发热门诊药房应设置于发热门诊内部，并且应符合感控的相关要求。

6. 静脉用药调配中心不准设置于地下或半地下室，位置应方便调配后成品输液运送到各病区。

静脉用药调配中心其他设置要求参照《静脉用药调配中心建设与管理指南（试行）》执行。

7. 药学部其他二级部门按照相关规定进行设置。

（三）药学部设施设备要求

1. 门急诊药房、住院药房、静脉用药调配中心等有存储药品的部门应设置有温湿度调节系统，配备计算机、打印机以保障工作正常运行。

2. 各调剂室应配置药品冷藏柜、药品阴凉柜、贮存药品专用药品柜、麻醉药品与第一类精神药品专用贮藏柜，三级以上医院有条件还应配置单剂量包药机、高速发药机、快速发药机、智能麻精柜等智能化的发药设备。

3. 中药房应配备相应的储存设备和调剂设备，煎药室应配备与医院规模相适应的煎煮设备包括煎药机或煎药锅、包装机（与煎药机相匹配）、饮片浸泡用具、冷藏柜、储物柜等。

4. 中心药库应有独立的温湿度自动监测与记录系统。麻精药品库应安装特定防盗门，且具有相应的监控设施和报警装置，报警装置应与公安机关报警系统联网。

5. 发热门诊药房应配置智能化自助取药机，以减少人员之间的交叉感染。

6. 静脉用药调配中心应当配置水平层流洁净台、生物安全柜等相应设备。水平层流洁净台和生物安全柜应当符合国家标准，生物安全柜应当选用Ⅱ级 A2 型号。

7. 临床药学室、综合办公室、药事管理、药学质控、审方中心、精准药物治疗中心、药学信息中心、药学科研等二级部门应当依据各室任务、规模和有关规定配备相应的仪器和设备。

四、参考文件

1.《二、三级综合医院药学部门基本标准（试行）》（卫医政发〔2010〕99 号）.

2.《医疗机构中药煎药室管理规范》（国中医药发〔2009〕3 号）.

3.《医院中药房基本标准》（国中医药发〔2009〕4 号）.

4.《静脉用药调配中心建设与管理指南（试行）》（国卫办医函〔2021〕598 号）.

第六章

临床药学工作制度

临床药学工作制度

一、目的

明确临床药师工作职责与工作内容，提升非公医疗机构药学服务与药物治疗学水平，保障患者合理用药。

二、适用范围

适用于非公医疗机构临床药学和临床药师的管理工作。

三、内容

（一）人员资质

临床药学是指临床药师通过为患者提供药学服务，促进合理用药，从而改善患者健康和预防疾病的一门学科。临床药师是指以系统药学知识为基础，并具有一定医学和相关专业基础知识与技能，直接参与临床用药，促进药物合理应用和保护患者用药安全的药学专业技术人员。

医疗机构临床药师应由具有高等学校临床药学专业或者药学专业本科毕业以上学历，毕业后经规范化培训或在职岗位培训后取得临床药师执业资格的药师担任。

（二）软硬件设备

医疗机构药学部临床药学应配备合适的工作场所和软硬件设施条件。软件设施包括查看医嘱和病历的医疗信息系统及相应权限、检索药学信息软件等。

（三）工作内容

临床药师应严格遵循查房、会诊等相关工作制度，开展各项"以患者为中心"的药学监护、科研、药学科普以及带教等工作，具体如下。

1. 参与日常性的查房和会诊，发现、解决、预防潜在的或实际存在的用药问题，协助医师进行药物治疗方案设计，帮助护士正确使用药品，对重点患者实施药学监护。

2. 参加危重、疑难患者的救治和病案讨论，对药物治疗提出建议。

3. 开展用药教育，提高患者用药依从性，指导患者安全用药。

4. 开展药学门诊，对慢性病患者，特殊人群以及使用多种药物的患者进行用药问题咨询、讲解和优化用药方法，为患者进行"一对一"的精准用药指导。

5. 根据临床药物治疗的需要进行药物基因检测和血药浓度监测等技术，根据患者临床诊断和药动学、药效学的特点设计个体化的给药方案。

6. 开展处方/医嘱的审核和点评工作，制定和落实处方点评反馈管理机制，对药物临床应用提出改进意见，持续促进临床用药的适宜性和规范化水平。

7. 承担面向医师、护士、患者的用药咨询服务，承担合理用药培训工作以及药学科普工作。

8. 收集、整理、分析、反馈药物安全信息，做好药物不良反应监测工作。

9. 以患者安全用药为中心，开展药物利用评价和药物临床应用研究，参与新药临床试验和新药上市后安全性与有效性监测等药学科研工作。

10.承担高等院校临床药学专业教育的教学、实习带教和医疗机构临床药师的培训工作。

（四）考核指标

非公医疗机构应参照国家卫生系统发布的临床药师相关工作规范，并结合本机构具体情况，建立临床药师考核指标。

1.日常工作指标 包括药学查房记录、药物重整、患者用药教育、药学会诊、用药咨询、药品不良反应上报记录、药学监护计划、医嘱/处方点评记录、培训记录等量化指标。

2.科研指标 论文、课题、开展的新技术、新业务、专利、著作、学术任职及学术交流等科研指标。

3.教学工作 临床药师学员培训授课、作业批改等教学指标。

4.其他 规章制度遵守情况、个人行为准则、医护患满意度、其他突出贡献等。

药学监护服务规范

一、目的

规范非公医疗机构药学监护服务，保障药学监护服务质量。

二、适用范围

适用于非公医疗机构临床药师为住院患者提供药学监护的全流程。

三、内容

药学监护是指药师应用药学专业知识为住院患者提供直接的、与药物使用相关的药学服务，以提高药物治疗的安全性、有效性与经济性。

（一）服务对象

药学监护的服务对象为住院患者，重点服务下列患者和疾病情况。

1. 病理生理状态 存在脏器功能损害、儿童、老年人、存在合并症的患者、妊娠及哺乳期患者。

2. 疾病特点 重症感染、高血压危象、急性心衰、急性心肌梗死、哮喘持续状态、癫痫持续状态、甲状腺危象、酮症酸中毒、凝血功能障碍、出现临床检验危急值的患者、慢性心力衰竭、慢性阻塞性肺疾病、药物中毒患者等，既往有药物过敏史、上消化道出血史或癫痫史等。

3. 用药情况 应用治疗窗窄的药物、抗感染药物、抗肿瘤药物、免疫抑制剂、血液制品等，接受溶栓治疗，有基础病的患者围手术期用药，血药浓度监测值异常，出现严重药品不良反应，联合应用有明确相互作用的药物，联合用药 5 种及以上，接受静脉泵入给药、鼻饲或首次接受特殊剂型药物治疗。

4. 特殊治疗情况 接受血液透析、血液滤过、血浆置换、体外膜肺氧合的患者。

（二）监护内容

药学监护主要模式：药学查房、制定监护计划、患者用药教育、药学会诊。具体监护内容应包括以下六方面。

1. 用药方案合理性的评估 包括药物的适应证、禁忌证、用法用量、配伍禁忌、相互作用、用药疗程等；针对不合理的药物治疗方案，药师应给出专业性的调整意见并及时将具体建议、参考依据向医师／护士反馈。对于共性问题，临床药师应定期与临床科室进行沟通纠正，记录沟通过程和改正效果。

2. 用药方案疗效监护 判断药物治疗的效果，若疗效不佳或无效，临床药师应协助医师分析原因并讨论重新调整药物治疗方案。

3. 药品不良反应监护 对可能发生的药品不良反应进行预防和监测，及时发现、判断并予以处置。

4. 药物治疗过程监护 关注用药方案的正确实施，包括输液治疗的安全性监护和首次使用特殊剂型药物的用药指导。

5. 患者依从性监护 对患者执行治疗方案的情况进行监护。

6. 其他 临床药师应对药物基因检测、治疗药物监测等结果进行解读，并根据结果实施药学监护。

（三）文书要求

1. 医疗机构应根据药学监护的内容、监护对象的疾病特征、用药情况和其他个体化需求设计相应的表单资料，嵌入到信息系统，由临床药师填写完成。

2. 依据《药事管理专业医疗质量控制指标》等要求，药学会诊等药学监护内容应在病案中有所体现。

（四）质量管理与评价改进

1. 质量管理　医疗机构应组织人员定期对药学监护服务进行质量控制管理，监测住院患者药学监护率（住院患者药学监护率＝实施药学监护的住院患者数/同期住院患者总数×100%），关注药学监护的内容及过程是否恰当，确保医疗质量和医疗安全。

2. 评价改进　医疗机构药学部门应对药学监护服务进行持续改进，定期总结相关工作，不断提高服务质量。

四、参考文件

1.《药事管理专业医疗质量控制指标》（国卫办医函〔2020〕654号）.

2.《关于印发医疗机构药学门诊服务规范等5项规范的通知》（国卫办医函〔2021〕520号）.

临床药师查房制度

一、目的

全面了解患者病情，掌握患者疾病诊断的全过程，监测患者用药的安全性、有效性和依从性，开展用药知识宣传与咨询，提出药物治疗的改进意见和建议，提高药物治疗的质量和水平，促进临床合理用药。

二、适用范围

适用于非公医疗机构药学查房工作。

三、内容

（一）药学查房的形式

临床药师开展药学查房，主要包括两种形式：跟随临床医师查房和临床药师单独查房。实际工作中临床药师可先跟随医师进行临床查房，了解患者的基本情况、诊疗方案和治疗难点，积极参与治疗方案的讨论，随后再进行独立的药学查房，特别是有特殊情况时，如患者病情危重、发生新的或严重药品不良反应、药物治疗复杂及肝肾功能不全等特殊人群，临床药师进入病房，结合患者病历及与医生交流的情况，对患者及其家属进行询问，给予用药指导和用药教育。

（二）药学查房总体原则

1.专科临床药师要求在自己所在专科进行单独药学查房，

无特殊情况下药学查房 ≥ 2~3 次/周。

2. 在专科进行单独药学查房的临床药师要求掌握一定的医学知识和药学知识，应具备足够的工作热情、责任心和沟通能力，积极主动开展药学查房工作。

3. 临床药师进行查房时需在查房本中做好记录，查房记录需在查房本上标记清楚，对查房时所涉及的患者进行分层管理，对需进行重点用药监护的患者施行药学查房，制定药学监护计划。重点关注临床用药问题，查房中发现不合理用药情况，应积极与临床医师沟通，提出改进药物治疗的建议。

（三）药学查房基本要求

1. 做好充分准备 查房之前要先熟悉患者的基本情况，认真查看病程记录、医嘱用药、各种相关检验指标和检查结果等，观察和询问患者的症状、体征，了解患者目前药物治疗情况及病情的演变、发展，初步掌握患者的基本病情和用药情况，使后续进行的查房和讨论更有针对性和及时性。

2. 遵守查房礼仪 进病房时要衣着整洁，发型、妆容得体，举止大方，面带微笑；言语清晰，语调和蔼，动作轻柔。

3. 遵守职业道德，防范药疗纠纷 把"以患者为中心"理念落实到实际工作中，注意保护患者隐私权和知情权，把握好查房的时间、地点、频率、提问和回答问题的场合及方式方法，规范语言表达，避免误导，产生歧义和产生药疗纠纷。临床药师要防范用药差错和药疗纠纷，加强自身保护。

4. 积极沟通交流，注意查房技巧 查房过程中，临床药师要注意倾听患者及其家属对病情的描述，认真听取医师汇报病历，明确目前存在的、需要临床药师解决的问题，特别是药物治疗问题。积极与患者、医护人员进行沟通，注意沟通的方式和技巧。询问和回答患者问题时要尽量避免使用医、药学专业术语，表达应通俗易懂，使患者及家属能够理解。

5. 进行药学问诊，做好查房记录 临床药师在药学查房时首先向患者问候并自我介绍，要询问患者病情，包括主诉、简要病史、有无药物过敏史、有无不良反应或用药禁忌证等情况，做好相关记录，对重点患者制定药学监护计划。

6. 提出可行性药物治疗方案 临床药师查房应重点关注临床用药问题，特别是不合理用药问题，如药物选择、用法用量、药物联合使用是否适宜，有无超适应证用药，有无配伍禁忌和不良反应发生等，找出问题的关键所在，在参与病情讨论时，尽量提出建设性的意见，协助临床医师调整药物治疗方案，保证患者用药安全、有效、合理、经济。

（四）药学查房的主要内容与流程

1. 患者的药学评估 查看病历，了解患者病情，查看用药情况，通过药学问诊对患者进行药学评估，询问现病史、既往病史、用药史、过敏史、伴发疾病与当前用药情况、药品不良反应等，明确疾病治疗的原则，对疾病的药物治疗提出专业性意见，优化药物治疗方案，关注药品不良反应和药物相互作用，发现、解决和预防潜在的或实际存在的用药问题。

2. 实施药学监护 对患者用药的安全性、合理性、疗效和依从性进行监护，评估用药方案合理性，包括药物适应证、禁忌证、用法用量、配伍禁忌、相互作用、用药疗程，关注药物治疗效果、静脉给药滴注速度、给药间隔、避光、特殊剂型的药物使用情况、患者用药依从性等问题。帮助患者了解药物治疗方案，告知患者药物的使用方法和用药期间注意事项，询问患者住院期间是否出现与药物相关的不良事件，如药物不良反应、药物相互作用，对于老年人、儿童、肝肾功能不全者、妊娠和哺乳期妇女等特殊人群应密切监护药物种类与剂量。

3. 解决用药问题，进行用药教育和用药指导　积极与医护人员、患者及其家属进行沟通和交流，对患者进行用药教育和用药指导。发现不合理用药问题后，及时与临床药师沟通，提出药物治疗改进意见，对患者造成不良后果时应积极采取处置措施。对查房过程中患者提出的有关用药问题，如服药时间、服用方法、多种药物同时服用是否存在相互作用、是否存在食物禁忌等，应耐心地予以解答，并填写患者用药宣教表。

4. 出院前药学查房与用药指导　关注药物治疗效果，告知患者疾病治疗现状（特殊患者除外），使患者明确病情进展及出院后的药物治疗，提示定期监测的指标及监测时间，告知患者出院后继续用药的必要性及用药品种，向患者及家属交代药品名称、用法用量、使用疗程、药物的不良反应、注意事项、如何正确保存药品，以及可能出现的用药问题与处理方法，注意生活方式的调整，必要时可预约随访。

（五）药学查房程序

1. 患者资料检索　在参加药学查房前，临床药师通过电子病历系统或其他方式，对即将查看的病例进行基本信息收集与梳理，包括对患者疾病情况、目前诊疗计划、医嘱用药、治疗效果、各种相关检验指标及检查结果、药物不良反应及药物费用等情况，为后续进行的查房和病例讨论做好充分准备。

2. 查房前资料准备　根据检索的病例资料基本信息，重点关注存在用药相关问题的患者，查阅相关资料，对前期药物治疗进行分析评价。

3. 药学查房　临床药师参加临床医师的查房活动，目的是与医师一同对患者进行问诊、查体、分析病情、制定诊疗计划等。药师单独查房在形式上不限于临床查房、时间、人员和查房方式，由临床药师主导问诊活动，进一步了解患者病史、用药史、主诉等，系统地、有选择性的提问患者或者家属，通过查房重点解决与用药有关的问题，帮助患者正确理解药物治疗方案，对患者进行合理用药知识的宣传。

4. 参加病例讨论　在查房结束后集中讨论重点患者的病情、治疗计划调整、用药注意事项、用药疗效及不良反应预测等用药相关问题，临床药师有责任提出药物治疗建议，并阐明依据和有关理论，做好完整的相关记录。

5. 药历记录　查房结束后，整理与查房相关的记录，将查房经过、药学服务内容和用药建议等详细记录下来，建立患者药历，结合患者病情分析患者的用药情况，对不合理用药现象及药物咨询方面遇到的问题及时查阅相关文献，及时反馈给临床医生。

四、流程

药学查房流程（附件一）。

五、表单

1. 用药宣教（附件二）。
2. 药历与药学监护记录表（附件三）。

六、参考文件

1.《处方管理办法》（中华人民共和国卫生部令第 53 号）.
2.《关于加强药事管理转变药学服务模式的通知》（国卫办医发〔2017〕26 号）.
3.《医院处方点评管理规范》（卫医管发〔2010〕28 号）.
4.《医疗机构药事管理规定》（卫医政发〔2011〕11 号）.

七、附件

附件一：药学查房流程

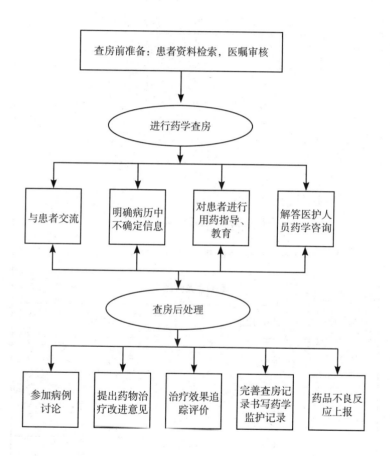

附件二：用药宣教

科室： 药师： 日期：

姓名		性别		年龄	
ID 号		体重		医保类别	
科室			住院时间		
诊断					
用药宣教原因（自行勾选，可多选）					
依从性；使用特殊剂型药物；使用特殊药物；既往药物不良反应史；其他					
用药宣教内容					
药物名称	用法用量		注意事项		

附件三：药历与药学监护记录表

科室： 药师： 建立日期：

基本情况	姓名		ID		性别	
	年龄		医保类别		体重	
入院诊断						
修正诊断						
疾病史						
用药史						
过敏史						
诊断依据						
初始诊疗计划						
初始治疗药物						
日期：	药学监护过程					
［主诉、查体、辅助检查］： ［诊疗方案调整］： ［用药建议］： ［药学监护］：						
药师： 日期：						

临床药师会诊制度

一、目的

规范非公医疗机构临床药师药学会诊，提供药物治疗建议。

二、适用范围

适用于非公医疗机构所有住院患者的药学会诊。

三、内容

（一）会诊定义及内容

药学会诊指临床药师参与发现、分析、解决临床治疗中的药物相关问题，包括治疗药物的选择、药物治疗的安全性评估、个体化药物治疗方案的制定、药物治疗的监护，以及危重症患者的急救等，为临床提出适宜的药物治疗建议。药学会诊的主要内容如下。

1. 药物选择与治疗方案的制定　药学会诊类型大多是为患者制定合理的个体化药物治疗方案，如多重耐药菌感染的个体化治疗方案制定、围手术期预防用药选择、严重感染性疾病的治疗、癌痛患者止痛药物的治疗、肠内肠外营养方案的制定、疑难危重患者的救治等，临床药师遵循安全、有效、经济的基本原则，制定最佳的药物治疗方案，协助临床医师诊治患者。

2. 药品不良反应及药源性疾病的鉴别与治疗　在临床药物治疗过程中，临床医师与临床药师对用药所关注的重点不同，从药学理论到临床实践，临床药师应对药品的安全性、有效性、依从性、经济性全面关注。患者在临床上出现一些症状、体征，当临床医师根据各种检查不能确定究竟是疾病所致还是药物所致时，常邀请临床药师参与会诊，临床药师可以利用自己所掌握的临床药学理论知识和工作经验，协助医师鉴别诊断药物引起的相关疾病或不良反应。

3. 解答其他临床用药问题 临床医师在进行疾病诊治的过程中，往往会遇到各种用药问题，如特殊使用级抗菌药物申请，特殊患者（妊娠及哺乳期妇女、老年人、婴幼儿、肝肾功能不全者）如何用药，药物联合应用能否提高疗效、有无不良药物相互作用和配伍禁忌，食物或药物中毒的救治等，临床医师在诊疗过程中面对此类问题需要临床药师帮助解决，临床药师应充分发挥自己在药物应用方面的专业优势，提供合理建议，为患者及医护人员服务。

（二）会诊分类与时限

按范围分为院外会诊、院内多学科会诊，按急缓程度分为急会诊和普通会诊，急会诊要求 10 分钟之内到达，普通会诊应在 24 小时内完成。

1. 院外会诊 对于因病情超出本院诊疗技术或范围的患者，或患者及其家属自行要求院外会诊，经患者或授权委托人同意后，可由所在病区主任提请医教部邀请院外会诊，待同意后由医教部负责会诊组织和协调。邀请会诊科室应做好会诊前一切必要的准备工作，详细介绍患者病情和做好会诊记录。由主管医师填写院外会诊申请单，主治医师签字确认，经病区主任签字后交医教部，经医教部或院领导审批同意后，由医教部与有关单位联系，确定会诊时间及交通工具（夜间和节假日急会诊由医疗总值班负责安排及联系）。

2. 院内多学科会诊　又称多学科协作会诊（multidisciplinary team，MDT）。住院患者病情诊断有困难或病情危重、疑难病例、突发公共卫生事件、重大医疗纠纷或特殊患者等情况需多科室协助诊治会诊者，由科主任提出，医教部审定后在规定时间内组织相关科室人员完成会诊。会诊由申请科室的科主任（主任或副主任）主持，主管医疗工作的副院长和医教部主任应参加，由主治医师报告病历，并作好详细的会诊记录，确定性或结论性意见记录在病程记录中。

3. 急会诊　院内对难以处理、急需其他科室协助诊治的急、危、重症患者，经上级医师复审同意后主管医师可在医生工作站发出急会诊申请，并直接电话通知应邀科室，会诊临床药师必须在 10 分钟内到达申请科室进行会诊，会诊后填写会诊记录。若处理困难，应及时通知上级临床药师给予指导。

4. 普通会诊　在本专科领域内对患者的诊治有困难，需相关学科协助的，可提出普通会诊。临床科室主管医师书写会诊申请单，经治疗小组长及科室主任审核后发送至应邀的会诊科室。临床药师接受会诊邀请后 24 小时内前往会诊，如有困难不能解决，应请本科上级药师协同处理。不允许应邀的会诊药师在未查看患者病情而直接进行电话会诊。

（三）会诊资质要求

1. 具有临床药师资格证。

2. 具有中级及以上药学专业技术职称。全院会诊原则上由副主任药师及以上职称的临床药师负责会诊。

3. 从事临床药师工作满 2 年。

（四）会诊流程

1. 接收、应答会诊　临床医师通过电子病历系统在医师工作站发出会诊邀请后，临床药师工作站出现弹框提示，接收并应答会诊申请。

2. 会诊准备 应邀会诊的临床药师应仔细阅读会诊申请单，明确本次药学会诊的目的与需要解决的药学问题。详细查阅患者住院病历，了解患者有关情况，如病情发展状况、会诊前用药情况、各项检验指标及检查结果、前期药物治疗效果，梳理与分析相关药学问题，查阅相关资料，为会诊做好充分准备。

3. 会诊执行 听取主管医师及其他会诊科室医师对患者病情、药物治疗相关情况的介绍与讨论，床旁查看患者情况，询问患者不适症状（昏迷患者除外），与患者家属或陪同人员进行沟通，了解患者住院期间病情变化。综合分析，全面、客观地提出最佳的药学会诊意见，与主管医师沟通会诊意见，交代药物使用方法与用药期间的注意事项。

4. 会诊记录 临床药师参加会诊所提出的意见，需及时记录于会诊申请单并签名。

5. 追踪与随访 临床药师需对会诊患者进行积极追踪随访，了解会诊意见是否被采纳，动态观察相关问题的后续处理与效果，会诊结束后发现不妥之处及时与主管医师沟通并进行调整，后续观察中若发现患者病情变化需及时提出调整意见。

四、流程

临床药师会诊流程（附件一）。

五、参考文件

1.《医疗机构药事管理规定》（卫医政发〔2011〕11 号）.

2.《关于加强药事管理转变药学服务模式的通知》（国卫办医发〔2017〕26 号）.

3.《关于加快药学服务高质量发展的意见》（国卫医发〔2018〕45号）.

4.《关于印发加强医疗机构药事管理促进合理用药的意见的通知》（国卫医发〔2020〕2号）.

六、附件

附件一：临床药师会诊流程

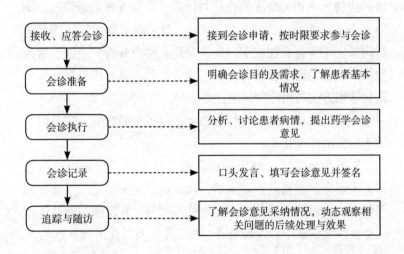

用药教育工作制度

一、目的

规范非公医疗机构用药教育服务，保障用药教育质量，提高患者用药依从性，降低用药错误发生率，保障医疗质量和医疗安全。

二、适用范围

适用于所有社区患者、医疗机构门急诊及住院患者的用药教育。

三、内容

（一）定义及内容

1. 定义　用药教育是指药师对患者提供合理用药指导、普及合理用药知识等药学服务的过程。

2. 工作内容

（1）用药教育的对象　所有社区患者、医疗机构门急诊及住院患者。

（2）用药教育的方式　用药教育方式多样，可以一对一，可以一对多，通过口头、书面材料、实物演示、视频音频、宣教讲座、宣教展板、宣教折页、电话或互联网教育等方式。

①门急诊患者：对于门急诊发药窗口的患者，药师应当以口头、视频音频、宣传展板、宣传折页、用药注意事项标签等相结合的适宜方式，为患者提供用药教育；当发药窗口药师无

法满足患者需求时，应当引导患者到相对独立、适于交流的环境中做详细的用药教育。

②住院患者：对于住院患者，药师应当对病区的重点患者以床旁口头、书面材料、实物演示、视频演示等方式进行用药教育。

③社区患者：集中宣教讲座、宣教科普视频、宣教展板、宣教折页、电话或互联网等方式进行用药教育。

（3）用药教育内容　用药教育应使用通俗易懂的语言，注意用药教育的技巧，使患者能够理解并接受。用药教育主要内容如下，可根据服务场所、患者实际情况等进行适当简化。

①教育患者识别药物名称：正确区分药品或药品装置的通用名与商品名，正确认识复方制剂，避免重复用药。

②指导患者正确阅读说明书：讲解药品说明书的主要关注点，主要关注药品说明书的药品剂型、给药剂量、给药时间、给药方法、相互作用、注意事项、不良反应、有效期及储存方式等。

③给药剂量和给药时间：药师应明确告知患者给药剂量和给药时间，指导患者如何识别药品规格，保证患者正确服用药物。

④给药方法及各种剂型的正确使用：药师应告知患者给药的最佳途径，告知患者特殊药品剂型、特殊装置、特殊配制方法的正确使用如一些缓控释制剂不能掰开或压碎服用，各种吸入装置的使用方法等。

⑤潜在的药物与药物、药物与食物之间的相互作用：患者使用两种或两种以上药物时，药师应考虑药物使用先后顺序及药物之间是否有相互作用，若有相互作用时，应告知患者如何避免。药师应了解食物、饮料、饮酒、喝茶等对药物的影响，并告知患者。

⑥药品不良反应：药师应告知患者药物可能出现的常见和严重不良反应，可采取的预防措施及发生不良反应后应当采取的应急措施，发生用药错误（如漏服药品）时可能产生的结果以及应对措施。

⑦用药期间自我监测：药师告知患者如何做好用药记录和自我监测，应告知患者应当监测的症状体征、检验指标及监测频率，告知患者药物可能对相关临床检验结果的干扰以及对尿液或大便颜色的影响，以及如何及时联系到医师、药师。

⑧药品有效期和储存：药师应告知患者药品有效期的识别方法、正确储存和保管方法，避免患者服用过期药品或者药品保存不当而导致疗效降低或产生副作用。告知过期药或废弃装置的处理方法，避免造成不必要的人身安全和环境污染。

⑨用药依从性：药师应告知患者疾病性质及用药的必要性，尤其对于慢性疾病长期用药患者，提高患者依从性和自我管理能力。

（二）人员资质要求

医疗机构从事用药教育服务的药师应当具有药师及以上专业技术职务任职资格。

（三）用药教育工作流程

用药教育工作具体流程如下，可根据服务场所、患者实际情况等进行适当简化（附件一）。

1. 准备工作　接触患者前，首先药师需了解患者所患疾病，查阅疾病诊治的指南、所患疾病用药的相关信息，患者的就诊经过、患者的文化水平和职业，确认患者目前服用药物或出院带药情况等。

2. 核对患者信息　核对患者信息，亲切真诚沟通。

3. 自我介绍并说明目的 向患者或家属自我介绍，说明本次交流的目的和用药教育预计时间。

4. 确定用药教育方式 收集患者疾病史、用药史、文化程度等信息，根据初步掌握情况，确定用药教育的方式，充分考虑患者的特殊情况，如视力障碍、听力障碍、语言不通等，充分尊重患者的隐私。

5. 评估患者用药认知及依从性 评估患者对自身疾病和用药情况的认知及期望、能正确使用药物的能力以及对治疗的依从性。患者用药依从性评估量表参照 Morisky 用药依从性量表 8 条目（MMAS-8）（附件二）。

6. 制定个体化用药教育方案 通过询问，了解患者对用药目的、药物服用方法、剂量、疗程、用药注意事项、药物相互作用、常见不良反应等的掌握程度，制定个体化用药教育方案。

7. 进行用药教育 结合患者实际情况，采取口头、书面材料、实物演示等方式进行用药教育，使患者充分了解药物治疗的重要性、药品的正确使用方法及服药后可能出现的常见不良反应的临床症状及处理措施。

8. 确认患者理解用药教育内容 用药教育结束前，通过询问患者或请其复述操作等方式，确认患者能够理解本次用药教育的内容。如掌握情况欠佳的，应当再次进行用药教育。

9. 填写用药教育记录单 用药教育后如实填写用药教育记录单（附件三）。

10. 随访 用药教育后进行定期随访。

四、流程

用药教育工作流程（附件一）。

五、表单

1.患者用药依从性评估量表（附件二）。

2.用药教育记录单（附件三）。

六、参考文件

《关于印发医疗机构药学门诊服务规范等 5 项规范的通知》（国卫办医函〔2021〕520 号）.

七、附件

附件一：用药教育工作流程

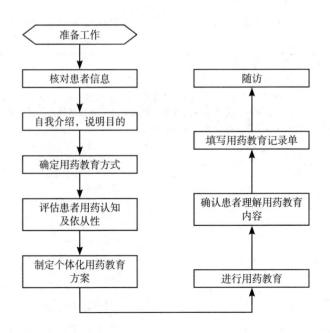

附件二：患者用药依从性评估量表（MMAS-8）

问题 1~8 了解您的用药执行情况，请您如实的回答。请选择每个问题中最符合您的情况的选项。

（1）您是否有时会忘记服用药物？	□是 □否
（2）在过去的两周内，您是否曾忘记服用药物？	□是 □否
（3）服药期间，当您觉得症状加重或出现其他症状时，您是否未告知医生而自行减少药量或停止服用药物？	□是 □否
（4）当您外出或不在家时，您是否有时忘记随身携带药物？	□是 □否
（5）昨天您服用药物了吗？	□是 □否
（6）当您感觉症状已得到控制时，您是否有时停止服用药物？	□是 □否
（7）对某些人来说坚持每天服用药物确实不方便，您是否觉得坚持终生药物治疗计划有困难？	□是 □否
（8）您多久会有一次忘记服用药物？	□从不 □偶尔 □有时 □经常 □所有时间

计分说明：1~7 题的备选答案为"是""否"，答"是"记 0 分，"否"记 1 分；其中第 5 题，答"是"记 1 分，"否"记 0 分；第 8 题备选答案为"从不""偶尔""有时""经常""所有时间"，分别记 1 分、0.75 分、0.50 分、0.25 分和 0 分。量表满分为 8 分，得分＜6 分为依从性差，得分 6~8 分为依从性中等，得分 8 分为依从性好。

附件三：用药教育记录单

科室： 药师： 日期：

姓名		性别		年龄	
ID 号		体重		医保类别	
科室		就诊/住院时间			
诊断					

用药宣教原因（自行勾选，可多选）					
□依从性　　□使用特殊剂型药物　　□使用特殊药物 □既往药物不良反应史　　□其他　_____					

用药宣教内容		
药物名称	用法用量	注意事项

患者用药教育结果：□理解并接受　　□未理解接受

药物重整工作制度

一、目的

规范非公医疗机构药物重整服务，保障药物重整工作质量。

二、适用范围

1. 适用于医疗机构临床药师为住院患者提供药物重整的全流程。

2. 药物重整是指药师在住院患者入院、转科或出院等重要环节，通过与患者沟通、查看相关资料等方式，了解患者用药情况，比较目前正在使用的所有药物与用药医嘱是否合理一致，给出用药方案调整建议，并与医疗团队共同对不适宜用药进行调整的过程。

三、内容

（一）人员资质

医疗机构药物重整工作应当由药学部临床药师负责实施并管理。

（二）服务对象

药物重整的服务对象为住院患者，重点面向以下患者。

1. 接受多系统、多专科同时治疗的慢性病患者，如慢性肾脏病、高血压、糖尿病、高脂血症、冠心病、脑卒中等患者。

2. 同时使用 5 种及以上药物的患者。

3. 医师提出有药物重整需求的患者。

（三）重整内容

药学重整具体内容如下。

1. 入院患者药物重整服务　通过与患者或其家属面谈、查阅患者既往病历及处方信息等方式，采集既往用药史、药物及食物过敏史、药品不良反应等相关信息。具体包括目前正在使用药物、既往使用过的与疾病密切相关药物和保健品的名称、剂型规格、用法用量、用药起止时间、停药原因、依从性等。药师根据诊断及采集的用药信息，对比患者正在使用的药物与医嘱的差异。如正在使用的药物与医嘱存在不适宜用药或出现不一致情况，药师应当提出用药方案调整建议，并与经治医师沟通，由医师确认后调整。

2. 转科、出院患者药物重整服务　药师根据转科或出院医嘱，对比正在使用的药物与医嘱的差异。如正在使用的药物与医嘱存在不适宜用药或出现不一致情况，药师应当提出用药方案调整建议，并与经治医师沟通，由医师确认后调整。药师建立药物重整记录表。

（四）质量管理与评价改进

1. 医疗机构应制定药物重整记录表，由临床药师填写完成并纳入病案管理。

2. 医疗机构应定期对药物重整服务进行质量控制，其内容包括查看记录是否完整，药物重整内容是否经医师核对允许，关注药物重整内容是否恰当，保障医疗质量和医疗安全。

3. 医疗机构应当定期总结药物重整经验，评估药物重整效果，及时发现问题，持续改进药物重整服务质量。

四、参考文件

《关于印发医疗机构药学门诊服务规范等 5 项规范的通知》(国卫办医函〔2021〕520 号).

药物咨询工作制度

一、目的

为公众提供药物治疗和合理用药咨询服务。

二、适用范围

适用于非公医疗机构用药咨询服务工作。

三、内容

（一）药物咨询的方式

1. 现场咨询 门诊药房设立药物咨询窗口，主要为门诊患者提供用药咨询。药师主动参与患者的临床治疗工作，掌握与患者临床用药相关的药物信息，为医护人员提供用药咨询服务。

2. 电话咨询 设立咨询电话，可在门诊用药咨询窗口、微信公众号，或者宣传册等位置标识，咨询电话应面向院内外，包括医务人员、患者及社会。患者离开医院后遇到用药问题，常会使用电话进行咨询，医护人员也可利用咨询电话及时地获得药物信息。

3. 其他方式 随着智能手机、互联网的发展，产生了许多新的、快捷的咨询方式，如微信、微博、直播等方式，这些新型咨询方式的特点为使用便捷，传递的信息量大，不受时间、空间限制，同时药师有充足的准备时间，可较全面地搜集资料，在查询文献资料的基础上作出详细、准确的解答，以实现对咨询对象更广泛的帮助和指导。

（二）药物咨询的环境

药师为患者提供面对面药物咨询服务，对咨询环境应有一定要求，以提升用药咨询的服务质量。

1. 紧邻门诊药房　咨询窗口宜紧邻门诊药房明显处，目的是方便患者向药师咨询与用药相关的问题。

2. 标志明确　药师咨询的位置应明确、显而易见，使患者可清晰看到咨询药师。

3. 环境舒适　咨询环境应舒适，并相对安静，较少受外界干扰，创造一个让患者感觉信任和舒适的咨询环境。如咨询时间较长、老年患者或站立不便的患者，应请患者坐下，药师与患者面对面咨询。

4. 适当隐秘　对大多数患者可采用柜台式面对面咨询的方式，但对某些特殊患者应单设一个比较隐蔽的咨询环境，以便为特殊患者（如生殖科、妇产科、泌尿科、皮肤性病科患者）咨询，使患者放心、大胆地提出问题。

5. 必备设备　咨询台应准备药学、医学的参考资料、书籍以及面对患者发放的用药科普宣传资料，有条件的医疗机构可配备装有数据库的电脑。

（三）药物咨询药师所需的技能

1. 专业理论知识　咨询药师必须拥有丰富扎实的药学专业知识，掌握药动学、药理学、药物经济学等方面的知识，熟悉药政法规，关注药学发展的新动态。药师还应掌握一定的临床医学、医疗文书和相关专业基础知识，结合患者的病情，以患者为中心，才能全面分析患者及医护人员的问题，给予详实且针对性强的解答。

2. 沟通技能　咨询药师应具有很强的沟通能力和聆听能力，以患者为中心，遵循相互尊重、平等交流的原则，利用一定的沟通技巧，积极与临床医师、护士、患者沟通交流，以专业素养赢得医护人员和患者的信任。高质量的有效沟通可以保证咨询服务的及时性、有效性。

3. 检索、收集信息的能力　面对不断更新的医学、药学信息，药师还应掌握药学信息检索技巧，利用工具书、期刊、数据库、互联网收集药学信息，及时掌握国内外药学发展最新动态，能够客观地分析和评价各种药学信息，对信息进行综合、概括，回答医护患的用药咨询。

（四）药物咨询的内容

1. 患者咨询　常见的咨询内容如下。

（1）药品名称　药品有通用名、商品名、别名等，患者常混淆不清。

（2）药品成分、规格　复方制剂和中成药含有多种药物成分，一些过敏性体质的患者会咨询药物中是否含有可使自己过敏的成分。同一品种药品可能有多种规格，患者会咨询是否有适合自己使用的规格。

（3）药品有效期　药品效期有多种表达方式，药师应指导患者识别药品的有效期，同时还应教育患者不可服用过期药品。

（4）药品的价格、是否进入社会医疗保险报销目录等信息。

（5）药物的用法用量　①每次剂量、每日用药次数、间隔及疗程。咨询药师要结合患者病情、药品说明书及处方，仔细回答患者问题，必要时给予书面指导。②用药的方法：如何正确使用气雾剂、滴眼剂、喷鼻剂及栓剂等特殊剂型或胰岛素笔、吸入剂等一些特殊装置的正确使用，是患者经常咨询的问题，药师可结合文字、图片、视频及现场演示，帮助患者理解并记忆正确的使用方法，以免因使用不当而造成疗效减弱或产生不良反应。③服药时间：有些患者想了解自己服药的具体时间，有些患者服用多种药物，希望了解服药的先后顺序。咨询药师应根据药物性质、患者疾病情况，结合时辰药理学为患者选择最佳服药时间。

（6）服药注意事项　随着公众医疗保健意识的增强，患者希望了解所用药物的注意事项，如药物饭前还是饭后服用，药物是否影响驾车及高空作业，某种剂型的药品是否可掰开服用或嚼服，服药期间是否存在食物禁忌等，药师应详细告知患者，提高用药依从性。

（7）药品不良反应　药品说明书往往会详细列举药品的不良反应，有些患者对药品说明书中所列举的不良反应存在片面理解或恐慌心理，以至于不敢用药，面对这种情况咨询药师应耐心讲解，告知患者药物具有治疗作用与不良反应的两面性，从而提高患者用药的依从性。对已经发生的不良反应，药师要先安抚患者情绪，然后根据不良反应严重程度，给予患者恰当的建议。

（8）药物贮存方法　有些患者对药物的贮存缺乏了解，将药品放在阳光直射下或冷冻保存，药物易发生变质、失效，从而导致治疗失败或发生不良反应。因此，要求药师利用所掌握的药学知识，指导患者正确贮存和保管药品。

（9）特殊人群的用药　老年人、儿童、妊娠和哺乳期妇女及肝肾功能不全等特殊人群，因其病理生理差异，往往会影响药动学、药效学并产生不良反应。

（10）药物的相互作用与配伍　对于患有多种疾病的老年患者，常会联合用药，如患者经常咨询中西药能否一起服用，咨询药师需应用所掌握的专业知识，避免药物之间的相互作用，对不合理的配伍进行干预，保证患者用药安全。

2. 医师咨询　常见的咨询内容如下。

（1）药品信息　随着药品研发和制药工业的迅猛发展，新药层出不穷，这为我们带来了更多的治疗方案和治疗方法，但同时也给临床医生在药物选择方面带来了前所未有的困难。大量的仿制药品和一品多规现象也导致临床医生在患者用药选择方面无所适从。药师应查阅、分析、评价、整理最新的文献信息，统计循证医学的证据，第一时间为临床医生提供准确的合理用药信息，包括药品的安全信息、疗效等。

（2）药品不良反应及药源性疾病　开展药品不良反应的咨询服务，有益于提高医师合理用药的意识和能力，防范和规避发生药品不良反应的风险。药师要熟悉各种药物常见及严重的不良反应，当患者出现用药后不适，药师要及时鉴别是否为药品不良反应。加强对药品不良反应发生后治疗方案调整的指导，包括停药、减少剂量、换用其他药物或给予对症处理。常见的药源性疾病包括由药物引起的心律失常、肺纤维化、肝炎或肝衰竭、肾病综合征或肾功能衰竭、精神错乱、消化道出血等。药师应定期提供药物信息情报，进行药学监护和不良反应监测，增强医师合理用药意识，预防药源性疾病的发生。当出现可疑的药源性疾病时，药师应重视患者的用药史，利用自己的药学专业知识，第一时间协助医生对药源性疾病的诊断，及早停用可疑药物，对改善患者预后、减少医患矛盾具有极为重要的意义。

（3）药物相互作用　药物相互作用成为临床日益关注的突出问题。很多患者合并多种基础疾病，药物治疗可能存在多种西药或者中西药联合使用的情况，医师对药物的药理作用、药动学和药效学等知识疏于了解，从而易忽略临床潜在的药物相互作用，药师应注意易发生药物相互作用的高风险药物，检查应用药物的种类及发生的相互作用，及时告知医师，避免出现不良的药物相互作用。

（4）药物代谢动力学　药物在体内存在吸收、分布、代谢、排泄的过程，医师咨询的主要内容包括药物在作用部位能否达到安全有效的浓度，药物的吸收是否受食物影响，药物是否经 CYP450 酶代谢，特殊的病理生理状态下药动学参数如何改变以及药物的口服生物利用度等信息。药物代谢动力学与药品的药效、安全性息息相关。

（5）参与药物治疗方案制定　药物治疗过程中会遇到各种问题，如临床疗效不佳、出现不良反应、药物选择、剂量调整、特殊人群用药注意事项等，药师参与患者的药物治疗，与医师共同讨论，以合理用药为核心，为患者提供个体化的药学专业建议。

3. 护士咨询　常见咨询内容如下。

（1）药品的使用　护士在临床工作中常需获得更多与药物治疗有关的注射剂溶媒选择和配制浓度、输液滴注速度、输液药物的稳定性、同瓶输注是否存在配伍禁忌、需要皮试的药物及皮试液配制方法等信息。

（2）药品管理　临床科室储存临床急救和周转的必备药品，药师应指导护士对药品效期进行科学管理。根据药品剂型和性质要将药品分类放置，注意光线、温度、湿度、空气等对药品质量的影响，建立环境温度、湿度登记制度。对性质不稳定的（如生物制剂）需要避光冷藏。定期检查药品质量，查看药品外观。注意药品有效期的管理，防止过期失效药物的使用。麻醉科等部分病区可能存放麻醉药品和精神药品，应指导护士进行"五专管理"。

（3）药品不良反应　患者在用药过程中，出现任何与治疗作用无关的不适症状，护士通常会第一时间发现。护士在药品不良反应监测中发挥着重要作用，药师要协助护士对发生的不良反应进行处理及上报。

4. 公众咨询　具体内容如下。

（1）接受公众用药咨询，尤其是在常见病治疗、减肥、补钙、补充营养素等方面给予科学的用药指导，避免盲目用药。

（2）为公众宣传药品与保健品区别，协助患者识别假药，识别虚假广告，避免公众受虚假广告的迷惑而损失财物或耽误治疗。

（3）主动承接公众自我保健的咨询，积极提供健康教育，增强公众健康意识。

（4）培养公众合理用药意识，强化抗菌药物、静脉输液等药物的合理使用，提高公众的合理用药意识。

（5）家庭药品贮存，协助公众整理家庭小药箱，告知公众药品效期的识别、贮存条件及过期药品处理等知识。

四、参考文件

1.《医疗机构药事管理规定》（卫医政发〔2011〕11号）.

2.《关于加强药事管理转变药学服务模式的通知》（国卫办医发〔2017〕26号）.

3.《关于印发医疗机构药学门诊服务规范等5项规范的通知》（国卫办医函〔2021〕520号）.

药学门诊工作制度

一、目的

规范非公医疗机构药学门诊工作流程，保证门诊患者药物治疗的安全性和有效性。

二、适用范围

适用于非公医疗机构药学门诊工作。

三、内容

（一）药学门诊的定义和分类

1. 药学门诊是指符合要求的药师在门诊为患者提供用药评估、用药咨询、用药教育、用药方案调整建议等一系列专业药学服务。

2. 依据自身发展特点和实际需求，医疗机构可选择开展不同类型的药学门诊。

（1）根据患者人群可分为：妊娠哺乳期药学门诊、儿童药学门诊、特殊人群（肝肾功能不全）药学门诊等。

（2）根据服务形式（坐诊人员）可分为：独立药学门诊、医药联合门诊。

（3）根据专业方向可分为：综合药学门诊和专科药学门诊。

（二）基本要求

1. 组织管理

（1）药学门诊纳入医疗机构门诊统一管理，具体工作由药学部负责实施。

（2）医疗机构应为药学门诊提供相应软硬件支持和人员培训支持。

2. 人员要求

药学部对从事药学门诊服务的药师进行资格审核，并在医疗管理部门进行备案。

从事药学门诊服务的药师需满足以下条件之一：

具有主管药师及以上专业技术职务任职资格，从事临床药学工作 3 年及以上；具有副主任药师及以上专业技术职务任职资格，从事临床药学工作 2 年及以上。

3. 软硬件设备

（1）开通药学门诊药师工作站，方便查询患者门诊及住院诊断、检验检查、用药、病程记录等诊疗信息，记录药学门诊相关信息，为患者建档管理。

（2）场地建设符合诊室的硬件设施要求，按一医一患一诊室布置。

（三）服务管理

1. 服务内容　药学门诊服务对象主要是诊断明确、对用药有疑问的患者。具体内容主要包括。

（1）患有一种或多种慢性病，接受多系统或多专科药物治疗的患者；如慢性肾脏病、高血压、冠心病、高脂血症、糖尿病、痛风、哮喘、慢性阻塞性肺疾病、骨质疏松、消化性溃疡等疾病的患者。

（2）正在使用高风险药物，包括治疗窗狭窄的药物，如抗凝药物、苯妥英、甲氨蝶呤的患者。

（3）同时服用多种药物（包括处方药和非处方药、中草药以及保健品）的患者。

（4）正在使用特定药物的患者，特定药物包括：特殊管理药品、高警示药品、糖皮质激素、特殊剂型药物、特殊给药装置的药物等。

（5）特殊人群　老年人、儿童、妊娠期与哺乳期妇女、肝肾功能不全患者等。

（6）实验室检查异常，这些异常可疑与药品不良反应相关的患者。

（7）需要药师解读治疗药物监测（如血药浓度和药物基因检测）结果或药敏试验结果的患者。

（8）其他有药学服务需求的患者。

2. 工作流程　药学门诊就诊的患者，分为首次就诊的患者和非首次就诊的患者。接诊流程如下（附件一）：

（1）首次就诊的患者

①了解患者信息：通过询问、查阅患者病历等方式，了解患者用药相关信息，建立用药清单（附件二），并建立患者信息档案，内容包括：包括患者基本信息（年龄、性别、职业、住址、文化程度、医保等）、健康信息（个人史、家族史、婚育史、既往史、现病史、生活习惯与饮食等）、用药信息（用药史、药品不良反应史、免疫接种史等）、需求信息（药物治疗、健康状况、药学服务等）等。药师应注意沟通技巧，特别要注意特殊患者的沟通方式，如听力/视力/语言障碍患者等，对未成年人或无自主行为能力人员要与其监护人进行沟通，并注意保护患者隐私。

②评估患者用药情况：根据患者用药后的反应和检验检

查指标等，基于循证证据从药物治疗的有效性、安全性、经济性、依从性等方面进行综合评估各疾病用药方案、疗效以及是否存在不良反应；评估患者是否存在药物治疗相关问题；评估患者对疾病和用药的认知度和依从性。重点关注患者的治疗需求，解决个体化用药及其他合理用药相关问题。

③提出用药建议：经评估发现患者确实存在用药不适宜问题的，药师应当与主管医师进行沟通，并提出用药方案调整建议，如处方精简、药物重整等，药帅提出的建议作为临床用药的有益参考，最终用药方案由医师确定。

④用药教育：采取口头、书面材料、实物演示等方式对患者进行个体化的用药教育，包括药品的适应证、禁忌证、用法用量、用药时间、用药疗程、注意事项、药品不良反应，以及生活方式调整建议和饮食教育，发放相关宣教材料。

⑤通过询问或请其复述等方式，确认患者或其家属对药师建议的理解和接受程度，并进行患者满意度调查。

⑥整理资料并完成药学门诊记录表（附件三），定期查看患者检验检查结果和药物治疗方案，电话随访并预约下次就诊时间。

（2）非首次就诊患者　调出患者信息档案，根据患者疾病和药物使用变化情况，重新评估药物相关问题［从上述（1）中的②项开始］。

3. 医疗文书管理　药师提供药学门诊服务需保存记录并书写医疗文书，该文书纳入门诊病历管理系统。

四、流程

药学门诊工作流程（附件一）。

五、表单

1. 患者用药清单（附件二）。

2. 药学门诊记录表（附件三）。

六、参考文件

1.《关于发布〈药学门诊试行标准〉的通知》（粤药会〔2018〕99号）。

2.《关于印发医疗机构药学门诊服务规范等5项规范的通知》（国卫办医函〔2021〕520号）。

七、附件

附件一：药学门诊工作流程

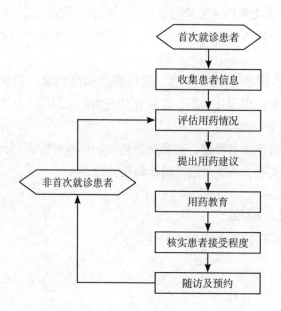

附件二：患者用药清单

就诊日期：   出诊药师：

患者姓名		年龄		性别		ID 号	
诊断				过敏史			

用药原因	药品名称（通用名）	生产厂家	医保类别	用法用量	用药时间	注意事项

附件三：药学门诊记录表

就诊日期： 　　　　　　　　出诊药师：

患者基本信息					
姓名		性别		年龄	
ID 号		身高		体重	
医保类别		教育程度		联系电话	
职业		家庭住址			

患者健康信息	
临床诊断	
既往史	
药物过敏史（药品名称及过敏表现）	
生活习惯	吸烟史　　□是（　　　　　　　）□否 饮酒史　　□是（　　　　　　　）□否 药物依赖史　□是（　　　　　　　）□否 其他（　　　　　　　）
其他	用药依从性　□好　　　　　　　　　□差 备孕或孕期　□备孕　□孕期（　　周）□否 母乳喂养　□是　　　　　　　　　　□否 计划手术　□是（手术名称：　　　）□否

药物治疗方案

咨询内容

用药建议

用药教育 （包括药品名称、适应证、用法用量、注意事项、相互作用、储存要求、特殊装置使用指导等）
如内容过多，可单独打印

患者或家属对药物使用掌握程度

用药目的	□清楚	□不清楚
用药方法	□清楚	□不清楚
用药注意事项	□清楚	□不清楚
合并用药	□清楚	□不清楚
储存要求	□清楚	□不清楚

患者满意度调查

1. 您认为药师对药物的讲解（　　　）

A. 很详细　　B. 较详细　　C. 一般　　D. 不详细　　E. 很不详细

2. 药师是否解决了您的问题（　　　）

A. 解决了　　B. 部分解决　　C. 没有解决

3. 您对药师的服务（　　　）

A. 很满意　　B. 较满意　　C. 一般　　D. 不满意　　E. 很不满意

患者签名：　　　　　年　　月　　日

随访

治疗小结

精准用药检测中心管理工作制度

一、目的

加强精准用药检测中心管理，规范精准用药工作流程，确保符合患者个体化用药方案的制定。

二、适用范围

适用于非公医疗机构精准用药检测中心管理。

三、内容

（一）基本要求

1. 人员管理

（1）遵守本医疗机构劳动纪律，严格执行本中心管理制度。

（2）按照医疗机构服务时间，提前做好服务准备工作。

（3）进入检测中心必须穿工作服，进入无菌室换无菌衣、帽、鞋、戴好口罩，非检测中心人员不得进入实验室。

（4）窗口工作人员对待患者应微笑服务，耐心解答患者疑问，不得推诿敷衍。

（5）非检测中心人员需在药学部主任批准后方可参观、学习，且来访期间应遵守检测中心的相关规章制度，并做好来访者登记记录。

2. 资质要求

（1）检测人员应具有药学专业本科以上学历，药师及以上专业技术职务任职资格。

（2）监测结果解读人员应取得临床药师岗位培训证书，或具有2年以上临床药学工作经验且具备中级及以上专业技术职称；同时还需具备治疗药物监测结果解读相关知识，熟悉相关检验检查结果及接受过相关专业的持续培训。

3. 环境管理

（1）卫生干净整洁，工作区域不得存放与检测工作无关用品。

（2）保持安静，不得高声喧哗和打闹，严禁吸烟。

（3）应具有优良的采光条件和照明设备。

（4）实验室工作台面保持水平、无渗漏，墙壁和地面应当光滑和容易清洗。

（5）通道利于通行，消防器材置于显眼位置，严禁挪用消防器材，并做好消防设施维护管理。

（6）医疗垃圾、生活垃圾分类存放，并及时按照相关规定处理。

4. 仪器设备管理

（1）仪器、设备应定期检修、维护，并有记录。

（2）大型贵重仪器、设备使用后需规范登记使用记录，未经本中心负责人批准，不得擅自搬动仪器、设备。

（3）严禁在冰箱、温箱、烘箱内存放或加工食物。

（4）凡损坏仪器、设备者，均应主动说明原因并详细记录情况，根据具体情况和相关规定进行处理。

5. 试剂耗材管理

（1）使用各种试剂、耗材、用品等应建立申领记录，并定期检查效期及质量。

（2）实验人员应合理使用试剂、耗材，避免浪费。

（3）各种原因导致的试剂、耗材、用品过期失效或出现质量问题，均应主动说明原因并详细记录情况，根据具体情况和相关规定进行处理。

（二）工作内容

1. 严格执行精准用药检测中心规章制度及操作规程。

2. 各项检验操作均由经验丰富、技术熟练、经培训合格的检测人员承担，各项检测均严格按照国家标准、行业标准所规定的操作规范进行操作，特殊情况可按文献方法或本实验室建立的方法进行操作。

3. 各项检测方法在正式使用前，必须经过确认，考察其稳定性、重复性、专一性，以及灵敏度、回收率、标准曲线相关系数等。各项检测项目应按照实验操作规程完成质控检测，所有质控结果应详细记录，并双签字。

4. 所有样本、药品、溶液等都应有标签，容器内容物必须与标签相符。

5. 应定期测试、校准移液器等定量器具，并做好记录。

6. 实验室应当对已开展的临床检验项目进行室内质量控制，绘制质量控制图，出现质量失控现象时，应当及时查找原因，采取纠正措施，并详细记录。

7. 实验前后需严格遵守检测中心的规章制度和仪器设备操作规程，如实记录实验数据，并保证报告的真实、准确和及时。

8. 所有检测报告需有检测人员和复核人员双签字后方可发出。

9. 检测中心必须参加国家临床检验中心开展的室间质评，每年至少一次。

10. 实验记录要求

（1）实验结果记录应使用统一规格的记录本。

（2）实验结果记录内容应包括实验日期、目的、方法、数据、操作条件、结果及讨论等。

（3）实验记录本一律用签字笔填写，禁止描写或铅笔填写，凡用微机打印的原始记录及图谱，应有检测人员签字及日期。

（4）原始记录应及时、如实填写，字迹清楚，不能事前或事后填写。

（5）不许任何人随意更改原始记录，必须更改时，应在错字上画双线以示消除，再在上方写上正确数字并注明日期，修改人签字确认。

（三）安全管理

1.检测中心所有物品未经检测中心负责人批准不得擅自外借或转让。

2.禁止使用实验室的器皿盛装食物。

3.实验时应注意安全，如发生事故应立即切断电源，保持现场。向实验室仪器负责人报告，待查明原因并排除故障后，方可继续进行实验，并详细记录。

4.实验完毕后，应及时切断电源、关闭水阀和气阀，将所有仪器设备恢复原位并清扫实验场地，保持实验室整洁有序，方可离开实验室。

5.使用浓硝酸、硫酸、盐酸、高氯酸、氨水时，应在通风橱或在通风情况下操作。如不小心溅到皮肤或眼内，应立即用水冲洗，然后用5%碳酸氢钠溶液（酸性溶液腐蚀时采用）或5%硼酸溶液（碱性溶液腐蚀时采用）冲洗，最后用清水冲洗。

6.加热易燃溶剂时必须使用水浴或沙浴，避免使用明火。切忌将热电炉放入实验柜中，以免发生火灾。

7.空试剂瓶要贴放相应的标签，并统一处理，不可乱扔，以免发生意外事故。

8. 装过强腐蚀性、可燃性、有毒或易爆物品的器皿，应由实验操作者清洗干净。

9. 移动、开启大瓶液体药品时，不能将容器直接放在水泥地板上，最好用橡皮布或草垫垫好，严禁用锤砸打，以防破裂。

10. 将玻璃棒、玻璃管、温度计等插入或拔出胶塞、胶布时应垫有棉布，两手靠近塞子，或用甘油、水润湿后将玻璃导管插入或拔出塞孔中，切不可强行插入或拔出，以免折断刺伤人。

11. 进行高压、烘干、消毒等工作时，工作人员不得擅自离开现场；开启高压气瓶时应缓慢，并不得将出口对人。

12. 使用酒精喷灯时，应先将气孔调小，再点燃，酒精不能加太多，使用后应及时熄灭酒精灯。

13. 易燃易爆物品的储存必须符合安全存放要求。

14. 严禁使用湿手开启电闸和电器开关，凡漏电仪器不得使用，以免触电。

15. 发生事故，必须按规定及时上报有关部门，重大事故要立即抢救，保护好现场。

16. 使用实验室所有仪器设备，都应严格遵守操作规程，使用完毕后恢复至原位。

17. 每日工作结束后，尤其节假日，最后离开人员应认真检查水、电、气等仪器设备，关好门窗，并在安全检查表上签字后方可离开。

18. 对违犯检测中心规章制度和操作规程而造成事故和损失的，当事人应写出书面检查并赔偿相应损失，视情节轻重和认识程度给予相应处理。

四、参考文件

1. 张相林，缪丽燕，陈文倩. 治疗药物监测工作规范专家共识（2019 版）［J］. 中国医院用药评价与分析，2019，19（8）：897-898，902.

2.《治疗药物监测（TDM）结果解读专家共识》（2020 年）.

3.《临床基因检测报告规范与基因检测行业共识探讨》（2018 年）.

第七章

静脉用药调配中心
工作制度

静脉用药调配中心房屋、设施与布局
管理制度

一、目的

确保静脉用药调配中心房屋、设施与布局合理，保障用药安全，防范职业暴露风险。

二、适用范围

适用于非公医疗机构静脉用药调配中心房屋、设施、布局的监督管理。

三、内容

（一）布局管理

1. 根据《静脉用药调配中心建设与管理指南（试行）》中规定：静脉用药调配中心整体布局、各功能区设置和面积应当符合该文件有关规定，与其工作量相适应。

2. 静脉用药调配中心应当设于人员流动少的安静区域，且便于与医护人员沟通和成品的运送；设置地点应远离各种污染源，禁止设置于地下室或半地下室，周围的环境、路面、植被等不会对静脉药物配置过程造成污染。

3. 总体区域设计布局、功能室的设置和面积应当与工作量相适应，并能保证洁净区、辅助工作区和生活区的划分，不同区域之间的人流和物流出入走向合理，不同洁净级别区域间应当有防止交叉污染的相应设施。

4. 洁净区采风口应当设置在周围 30 米内环境清洁、无污染地区，离地面高度不低于 3 米。

5. 洁净区的洁净级别要求：一次更衣室、洗衣洁具间为十万级；二次更衣室、加药混合调配操作间为万级；层流操作台为百级。其他功能室应当作为控制区域加强管理，禁止非本室人员进出。

6. 洁净区应当持续送入新风，并维持正压差；抗生素类、危害药品静脉药物配置的洁净区和二次更衣室之间应当呈 5~10 帕负压差。

7. 应当根据药物性质分别建立不同的送、排（回）风系统。排风口应当处于采风口下风方向，其距离不得小于 3 米或者设置于建筑物的不同侧面。洁净区内的气流循环模式、送风口和排/回风口数量和位置应当符合要求。

8. 药品、物料贮存库及周围的环境和设施应当能确保各类药品质量与安全储存，应当分设冷藏、阴凉和常温区域，库房相对湿度 40%~70%。

9. 二级药库应当干净、整齐，门与通道的宽度应当便于搬运药品和符合防火安全要求。有保证药品领入、验收、贮存、保养、拆外包装等作业相适宜的房屋空间和设备、设施。

（二）房屋、设施管理

1. 静脉用药调配中心应设有洁净区、非洁净控制区、辅助工作区三个功能区。

（1）洁净区设有调配操作间、一次更衣室、二次更衣室以及洗衣洁具间。

（2）非洁净控制区设有用药医嘱审核、打印输液标签、贴签摆药核对、成品输液核查、包装配送、清洁间、普通更衣及放置工作台、药架、推车、摆药筐等区域。

（3）辅助工作区设有药品库、物料储存区、药品脱外包区、转运箱和转运车存放区以及综合性会议示教休息室等。

（4）配套的空调机房、淋浴室和卫生间也是静脉用药调配中心的辅助工作区，但属于污染源区域。

2. 洁净区应设有温湿度、气压等监测设备和通风换气设施，保持静脉药物配置室温度 18~26℃，相对湿度 40%~70%，保持一定量新风的送入并监测记录。

3. 洁净区、辅助工作区应当有适宜的空间摆放相应的设施与设备；洁净区应当含一次更衣、二次更衣及调配操作间；辅助工作区应当含有与之相适应的药品与物料贮存、审方打印、摆药准备、成品核查、包装和普通更衣等功能室；室内应当有足够的照明度，洁净区内的照明度应大于 300 勒克斯。

4. 墙壁颜色应当适合人的视觉习惯；顶棚、墙壁、地面应当平整、光洁、防滑，便于清洁，不得有脱落物；洁净区房间内顶棚、墙壁、地面不得有裂缝，能耐受清洗和消毒，交界处应当成弧形，接口严密；所使用的建筑材料应当符合消防环保要求。

5. 房屋、设施发生故障或损坏时，及时联系运维部修理。

6. 静脉用药调配中心各功能区应当按要求设置水池和上下水管道，不设置地漏。淋浴室和卫生间属于污染源区域，应设置于静脉用药调配中心外附近区域，并应严格管控。室内应当设置有防止尘埃和鼠、昆虫等进入的设施。

7. 静脉用药调配中心应当配置水平层流洁净台、生物安全柜、医用冷藏柜等相应设备。水平层流洁净台和生物安全柜应当符合国家标准，生物安全柜应当选用Ⅱ级 A2 型号。按照标准操作规程消毒、擦拭、检验、维修、保养，使之处于完好状态，以保证日常工作任务完成，维修及保养有专门记录，整理归档。

8.静脉用药调配中心配备的自动化设施设备应当符合国家相关部门制定的技术规范或行业标准，以免对成品输液质量造成影响。

四、参考文件

1.《静脉用药集中调配质量管理规范》（卫办医政发〔2010〕62号）．

2.《静脉用药调配中心建设与管理指南（试行）》（国卫办医函〔2021〕598号）．

静脉用药调配中心二级库药品
管理制度与规程

一、目的

加强静脉用药调配中心二级库药品管理，保障患者用药安全。

二、适用范围

适用于非公医疗机构静脉用药调配中心二级库药品管理工作。

三、内容

1. 药品的请领　根据临床需求及药品消耗，二级库管理员根据临床用药需求，结合药品实际消耗情况，定期向药库提交药品需求单，请领药品。静脉用药调配中心不得直接对外采购药品。

2. 药品的验收、入库

（1）依据药品请领单、发药凭证与实物逐项核对，包括品名、规格、数量、生产厂家及有效期是否正确，药品标签与包装是否整洁、完好，药品信息是否清晰完整。对药品质量有质疑或有破损等，应当及时与中心药库沟通、退药或更换。

（2）毒性药品应当双人验收，清点验收到最小包装。

（3）冷链药品应当使用冷藏箱或保温箱从药库转运至静脉用药调配中心，验收应当在阴凉或冷藏环境下进行。

3. 药品的储存与养护

（1）药品堆垛应留有一定距离。药品与墙、屋顶（房梁）的间距不小于30cm，与库房散热器或供暖管道的间距不小于30cm，与地面的间距不小于10cm。冰箱需放置在干燥通风，不受阳光照射的环境中，设备左右两侧、上部及背部空气流通空间不得小于30cm。

（2）冷藏药品储存温度为2~10℃；阴凉库温度不高于20℃；常温库温度为0~30℃；各库房相对湿度应保持在35%~75%。

（3）药品储存按"分区分类、货位编号"的方法进行定位存放；对高警示药品应设置显著的警示标志。

（4）每种药品应当按批号及有效期远近依次或分开堆放并有明显标识，遵循"先进先出、近期先出"和按批号使用的原则。

（5）药品二级库内一律不得存放与医疗无关的物品，不得存放私人物品。

（6）对不合格药品的确认、报损、销毁等应当有规范的制度和记录。

（7）遇到短缺药品时，应及时公示，并告知相关临床科室。

（8）按规定每日进行药品盘点，确保账物相符，如有不符应当及时查明原因并做记录。

（9）养护人员应当根据库房条件、外部环境、药品质量特性等对药品进行养护，对药品进行合理储存与作业；检查并改善储存条件、防护措施、卫生环境；对库房温湿度进行有效监测、调控；养护冰箱药品时还需定期检查冰箱是否需要除霜，以确保设备正常运行；定期按照养护计划对库存药品的外观、包装等质量状况进行检查，并建立养护记录；对储存条件有特殊要求的或者有效期较短的品种应当进行重点养护；发现有问题的药品应当及时在计算机系统中锁定和记录，并通知质量管理部门处理。

4. 药品的拆零 药品养护人员按照药品每日消耗量及时拆零。

5. 药品盘点

（1）所有药品每日盘点，每月末进行药品大盘点，做到账物相符。

（2）药品盘点应于库存静止状态下进行，内容包括药品名称、规格、单位、数量等，所有盘点数据必须以实际盘点或换算的数量为准，不得随意涂改。

（3）盘点结束时，盘点人员将药品盘点表整理后统一交给负责人，负责人负责药品盘点后的统计工作，将统计结果随同药品盘点表报药学部主任审核。

（4）麻醉药品、精神药品及毒性药品盘点账物相符率为100%。

6. 近效、滞销药品管理

（1）药品养护人员每月向二级库管理员上报近效、滞销药品情况，由二级库管理人员进行统计确认，并上报中心药库进行处理。

（2）近效药品需按照《药品效期管理制度》粘贴相应警示标识。

四、参考文件

1.《中华人民共和国药品管理法》（2019 年修订）.

2.《医疗机构药事管理规定》（卫医政发〔2011〕11 号）.

3.《药品经营质量管理规范》（国家食品药品监督管理总局令第 28 号）.

4.《静脉用药集中调配质量管理规范》（卫办医政发〔2010〕62 号）.

静脉用药调配中心医用耗材与物料
管理制度

一、目的

规范静脉用药调配中心医用耗材和物料的请领、储存及使用过程，确保医用耗材和物料的正常有效使用。

二、适用范围

1. 适用于非公医疗机构静脉用药调配中心医用耗材和物料的管理过程。

2. 本制度所指的医用耗材包括：一次性使用医用口罩、一次性使用鞋套、一次性使用医用橡胶检查手套、医用无纺布帽、洁净服、一次性使用静脉营养输液袋、一次性使用无菌溶药注射器、一次性使用无菌注射针、一次性使用无菌巾、医用输液瓶口贴、医用纱布块、卫生湿巾、含氯消毒片、抗菌洗手液、速干手消毒液、84 消毒液、紫外线强度指示卡、砂轮等。

3. 本制度所指的物料有利器盒、扎带、洗衣粉、垃圾袋、一次性使用纸杯、擦手纸、感染性垃圾袋等。

三、内容

（一）请领

1. 静脉用药调配中心医用耗材和物料应当按规定由医院有关部门统一采购，静脉用药调配中心不得直接对外采购。

2. 医用耗材和物料的请领、保管与养护应当有专人负责，称为耗材管理员，由具有相关管理经验的护士及以上专业技术职务任职资格人员担任。

3. 医用耗材和物料应当定期从中心库房请领。

4. 申领前应清点现存耗材数量并根据消耗量情况制定请领计划。

5. 耗材管理员通过医用耗材院内物流 SPD 系统进行耗材及物料的请领，根据请领计划在规定时间内完成请领。

6. 负责运送人员在库房进行领取时，按照请领计划进行物品名称、数量、规格的核对，检查包装是否潮湿，检查其密封性、完整性、有效期、失效期批号、产品合格证，有漏费与错收或物品质量问题应及时向库房进行报告及更换。

7. 负责运送人员应及时完成物品的运送，保证科室的正常使用。

（二）入库及存储

1. 耗材管理员应再次核对物品名称、数量、规格，检查包装是否潮湿，检查其密封性、完整性、有效期、失效期批号、产品合格证等，无误方可完成入库。

2. 医用耗材和物料存储于适宜的储存室，不得堆放在过道或洁净区内，不得与其他物品混放。

3. 无菌耗材和物料与非无菌耗材和物料分区放置，分区标示清晰醒目，按有效期先后顺序摆放，效期近的先用。

4. 一次性使用无菌医疗用品，去除外包装后存放于阴凉干燥、通风良好的物架上，距地面 20~25cm、距天花板 50cm、距墙壁 5~10cm。

（三）养护

1. 耗材管理员要对库存物品进行定期整理和每月盘点。

2. 有效期半年以内用红色标示，入库后一年内未使用的用黄色标示。

3. 在有效期预警后根据医疗业务情况决定是否办理退换耗材，若提醒后还有过期情况的，按照医疗质量考核执行。

4. 医用耗材、物料使用前查出的不合格品及时登记《医用耗材、试剂质量定期及使用前检查不合格登记表》（附件一）。

5. 耗材管理员定期检查《医用耗材、试剂质量定期及使用前检查不合格登记表》，并记录。

（四）使用管理

1. 使用前对无菌耗材进行检查　检查直接接触医疗器械的包装是否完好，认真核对其规格、型号、灭菌及有效日期等。

2. 发现包装破损、标识不清、超过有效期限或者可能影响使用安全、有效的不合格无菌医疗器械，应立即停止使用、封存，不得擅自处理。

3. 使用后的一次性医疗用品必须按照《医疗废物管理条例》和《医疗卫生机构医疗废物管理办法》相关规定收集、暂存、转运和最终处理，禁止与生活垃圾混放，避免回流市场。

四、参考文件

1.《医疗废物管理条例》（2011年修订）.

2.《医疗卫生机构医疗废物管理办法》（卫生部令第36号）.

五、附件

附件一：医用耗材、试剂质量定期及使用前检查不合格登记表

科室名称：

说明：1.每月检查不少于 2 次并记录；2.使用前检查出的不合格品及时登记							
检查日期	是否有不合格品	不合格品记录内容明细					检查人员
		耗材/试剂名称	规格型号	生产厂家	有无破损、标识不清、异物、超失效期、超灭菌期、密封性不佳	处理方法	

静脉用药调配中心感染控制制度

一、目的

规范静脉用药调配中心医院感染控制工作，提高静脉用药调配中心的医院感染控制工作管理水平，保障医疗用药安全。

二、适用范围

适用于非公医疗机构静脉用药调配中心医院感染控制工作的监督管理。

三、内容

（一）机构与职责

静脉用药调配中心成立医院感染控制小组（以下统称感控小组），以监督管理静脉用药调配中心各项医院感染控制工作。人员组成包括组长、秘书及成员，组长由静脉用药调配中心负责人和护士长担任，成员由5~6名工作责任心强的人员担任，感控小组各成员职责如下。

1. 感控小组职责

（1）全面负责本科室医院感染管理的各项工作，根据医院感染管理规章制度，结合本科室感染防控特点，制定科室医院感染管理制度、预防控制措施及消毒隔离工作程序。

（2）组织落实医院感染防控的各项规章制度，每月进行质量检查，针对存在问题提出整改措施并记录。

（3）对本科室医院感染及其相关危险因素进行监测、分析，针对问题提出控制措施并组织实施。

（4）组织本科室医务人员开展感控知识的培训与考核，同时做好对保洁人员等其他人员的教育与管理。

（5）接受医院对本科室医院感染管理工作的监督、检查与指导，落实医院感染管理相关改进措施。评价改进效果，做好相应记录。配合感控部开展相关的调查、检测等工作。

2. 感控小组组长职责

（1）全面负责本科室医院感染管理的各项工作，组织制定科室年度感染工作计划。

（2）每月进行医院感染控制管理质量检查，填写《静脉用药调配中心医院感染管理检查标准》（附件一）。

（3）每季度组织召开本科室医院感染小组会议，对本科室的感控工作进行总结、分析，针对存在问题提出整改措施。

（4）督查本科室人员无菌技术操作、消毒隔离、手卫生、职业暴露防护、医疗废物管理等制度的执行情况。

（5）按时参加感控部组织的培训及会议，并将有关内容向全科人员传达。

3. 感控小组秘书职责

（1）负责感控小组会议的通知、召开、会议记录。

（2）负责汇报上一季度小组检查落实情况和本季度小组检查情况的汇总、分析，形成总结报告。

4. 感控小组成员职责

（1）负责进行静脉用药调配中心内部空气、物表、手卫生和手套指尖以及紫外线灯管的相关监测工作。

（2）负责本科室医院感染控制的培训及考核。

（二）工作内容与模式

1. 人员管理

（1）感控小组定期检查《来访人员登记本》，对进出静脉用药调配中心的人员进行审查，严格控制进入洁净区域的人员数量。

（2）感控小组定期全面审查静脉用药调配中心调配环节人员体检报告，确保无患有传染病或者其他可能污染药品疾病的工作人员在调配岗位。

（3）感控小组定期对保洁人员进行检查，内容包括着装是否符合规范、是否熟悉静脉用药调配中心布局及管理要求、是否掌握保洁人员工作要求及保洁工具的分类储存和管理以及是否掌握含氯消毒剂的配置方法、七步洗手法及洗手指征。

2. 卫生管理

（1）感控小组定期对工作区进行卫生及纪律检查，保证工作区不存放与工作无关的物品，无吸烟、用餐、大声喧哗、打闹等现象。

（2）感控小组定期对洁净室、控制区及辅助功能区的清洁消毒记录进行检查。

（3）感控小组定期对医疗废物管理制度执行情况进行检查，检查是否做到"日产日清"。

（4）感控小组定期检查水平层流台及安全生物柜清洁消毒记录。

（5）感控小组定期对清场、清洁、消毒操作规程的执行情况进行检查，检查《清场、清洁、消毒记录本》。

（6）感控小组定期检查对紫外灯开启记录。

（7）感控小组定期检查各区域（洁净区、非洁净控制区和辅助工作区）清洁工具使用情况，保证不得混用。

（8）感控小组定期检查空气净化记录、地面及物体表面消毒记录、清洁工具清洁消毒记录。

（9）感控小组定期检查墙壁、顶棚清洁消毒记录。

（10）感控小组定期检查各区域清洁剂、消毒剂更换记录，保证不会对设备、药品、成品和环境产生污染。

（11）定期检查排药筐清洁消毒记录、洁净服及拖鞋清洁消毒记录。

（12）感控小组定期检查电脑、键盘、鼠标、电话、打印机每日消毒记录。

（13）感控小组定期检查洁净区高效过滤器检查记录，保证高效过滤器符合洁净级别标准。

（14）感控小组定期检查排水系统，保证水池干净无异味，洁净区无地漏，下水管道密封连接。

3. 物品管理

（1）感控小组定期检查无菌物品和一次性使用物品，保证外包装标识清晰，项目齐全；容器及包布整洁、无破损、无潮湿，证件齐全，灭菌合格，是否在有效期内。

（2）感控小组定期检查无菌物品放置情况，保证无菌物品、清洁物品、污染物品分区放置，无菌物品专柜存放，标识清楚，保持干燥，按失效日期先后顺序摆放，离地不小于20cm，离墙面不小于5cm，离顶不小于50cm。

（3）感控小组定期检查无菌容器开启情况，是否标记开启时间、是否在有效期内。

（4）感控小组定期检查防护用品，内容包括是否齐全，是否定位放置，是否医护知晓及规范使用情况。

4. 操作管理

（1）感控小组定期检查静脉用药调配中心工作人员及外来人员更衣操作规程执行情况。

（2）感控小组定期检查静脉用药调配中心工作人员手卫生情况。

（3）感控小组定期检查静脉用药调配中心工作人员无菌技术操作规程执行情况。

5. 感染监测

（1）感控小组定期对空气、物表、手卫生和手套指尖以及紫外线灯管的监测工作结果进行检查。

（2）感控小组定期对水平层流台、生物安全柜的空气监测及参数检测工作结果进行检查。

（3）感控小组定期对消毒设备（洁净系统、空气消毒机、紫外线灯等）的监测工作记录进行检查。

6. 医疗废物管理　感控小组定期检查医疗废物收集情况，保证收集方法符合要求，标识明确，交接单项目齐全，管理规范。

四、参考文件

1.《医院感染监测规范》（WS/T 312—2009）.

2.《医院空气净化管理规范》（WS/T 368—2012）.

3.《医院消毒卫生标准》（GB 15982—2012）.

4.《静脉用药集中调配质量管理规范》（卫办医政发〔2010〕62号）.

五、附件

附件一：静脉用药调配中心医院感染管理检查标准

项目 （分值）	检查日期	
	检查内容	扣分原因/分值
科室管理 （15分）	1. 科室感控小组组织健全、岗位职责明确，各项记录齐全、规范	
	2. 有专科感染管理制度及消毒隔离工作程序	
	3. 每月开展院感质量检查，对存在问题进行分析、改进，并有记录	
	4. 每月组织感染知识培训，并有季度考核	
	5. 医务人员掌握相关感染管理、消毒隔离要求及防护知识（提问）	
物品管理 （22分）	1. 无菌物品、清洁物品、污染物品分区放置	
	2. 无菌物品一人一用一灭菌，消毒物品一人一用一消毒，一次性物品不得重复使用	
	3. 无菌物品专柜存放，标识清楚，保持干燥，按失效日期先后顺序摆放，离地不小于20cm，离墙面不小于5cm，离顶不小于50cm	
	4. 无菌物品外包装标识清晰，项目齐全；容器及包布整洁、无破损、无潮湿	
	5. 无菌容器开启时注明开启时间，开启后有效期为24小时	
	6. 各种消毒剂注明开启日期及失效日期，无过期	

项目 （分值）	检查日期	扣分原因/分值
	检查内容	
物品管理 （22分）	7. 无菌溶媒注明开启时间及失效时间，开启24小时后废弃，静脉用溶媒不超过2小时	
	8. 无菌药液现用现配，超过2小时不得使用，抽吸好的备用药液放入无菌盘套内，无菌盘套每4小时更换一次，有污染随时更换	
	9. 复用物品消毒及存放符合要求	
	10. 物品在有效期内使用（无菌物品、一次性物品）	
手卫生与 职业防护 （10分）	1. 手卫生设施、种类、数量符合要求，设施清洁，用品补充及时	
	2. 医务人员掌握手卫生知识	
	3. 有手卫生指征时洗手或手消毒，手卫生方法正确	
	4. 科室对手卫生执行情况（依从性、用品消耗量）有监督检查及整改措施，并有记录	
	5. 防护用品齐全，定位放置，医护知晓，规范使用，职业暴露处理正确、及时上报	
操作管理 （8分）	1. 操作环境整洁；着装符合操作要求	
	2. 操作过程物品放置有序，洁污分区	
	3. 严格执行各项无菌技术操作规程	
	4. 操作后物品处理符合要求	
消毒隔离 管理 （14分）	1. 分区明确，标识清楚，人流物流走向合理，不交叉、不逆流	
	2. 严格控制入室人员，工作人员按规定程序入室，按工作区域要求着装	

续表

项目 （分值）	检查日期	
	检查内容	扣分原因/分值
消毒隔离 管理 （14分）	3. 库房干净整齐，药品、物料分类定位、按效期顺序存放，无过期，分设冷藏、阴凉和常温区域且温湿度适宜	
	4. 排药、配药及成品核对均需检查液体完整性及质量	
	5. 非洁净区环境表面保持清洁，每天清洁，每周消毒1次，遇明显污染随时去污消毒	
	6. 各类存储、盛装设施保持清洁，每周进行擦拭消毒	
	7. 清洁用具分区使用，处理及保存符合要求	
配制间 管理 （12分）	1. 配置间净化系统正常运转，温度18~26℃，相对湿度40%~70%，出回风口过滤网每周清洁，有记录	
	2. 不同洁净级别区域间门窗应处于关闭状态	
	3. 水平层流台及安全生物柜在每日操作前、每组液体配置完、每日操作结束时均应按要求进行清洁消毒	
	4. 洁净服、拖鞋保持清洁，洁净服每日进行清洗，拖鞋每周消毒1~2次	
	5. 地面、物表保持清洁，每周消毒，遇明显污染随时去污、消毒	
	6. 墙壁、顶棚每月进行清洁消毒，有记录	
医疗废物 （4分）	1. 医疗废物分类收集，收集方法符合要求，标识明确	
	2. 交接单项目齐全，管理规范	

项目 （分值）	检查日期	
	检查内容	扣分原因／分值
感染监测 （12分）	1. 洁净区每月进行空气监测，物表及工作人员手微生物学、非洁净区域每季度进行监测	
	2. 水平层流台每周进行空气监测，每年进行各项参数检测。	
	3. 生物安全柜每月监测，每年进行各项参数检测	
	4. 含氯消毒剂每周监测，定期更换，有记录	
	5. 消毒设备（洁净系统、空气消毒机、紫外线灯等）有清洁、维护、监测记录	
	6. 各类监测记录资料分类保管、整齐有序	
其他 （3分）		
得分		

静脉用药调配中心医嘱审核制度

一、目的

规范静脉用药调配中心医嘱审核流程，保证成品输液质量，促进合理用药，保障患者用药安全、有效、经济、适宜、合理。

二、适用范围

适用于非公医疗机构静脉用药调配中心医嘱审核的全过程。

三、内容

（一）人员资质与职责

1. 审方药师资质 静脉用药调配中心应当设置审方室，并配备审方药师。审方药师应当具备以下资质。

（1）药学专业本科及以上学历。

（2）药师及以上专业技术职务任职资格。

（3）具有 3 年及以上门急诊或病区处方调剂工作经验。

（4）接受过处方审核相关岗位的专业知识培训并考核合格。

2. 审方药师职责

（1）掌握审方调配工作全流程，严格执行《中华人民共和国药品管理法》《医疗机构处方审核规范》有关规定。

（2）评估静脉输液给药方法的必要性与合理性；遵循药品

临床应用指导原则、临床诊疗指南和药品说明书等，对静脉用药医嘱的适宜性进行审核，特别是抗肿瘤药物静脉输液中拓展性临床使用的必要性与适宜性；审核静脉用药医嘱的合理性、相容性和稳定性；溶媒的选择与基础输液用量的适宜性。凡有不合理医嘱，应及时与医师沟通，提出调整建议并做相应记录。对于用药错误或不能保证成品输液质量的用药医嘱，药师有权拒绝调配，并做好记录。

（3）确认输液用药配伍合理后，及时接收医嘱，根据批次规则，对每位患者按用药时间顺序，进行归类排序（定批次），打印汇总单与标签。

（4）根据病区退药信息，核对药品数量、批号、有效期等信息后进行退药。

（5）接听电话，处理病区常规反馈问题，并做好相应的记录。

（6）协助部门组长，做好和其他调剂部门间的药品调拨等工作。

（7）及时在静脉用药调配中心系统中维护审方规则、药品特殊标识等信息；信息系统出现故障时及时联系医院信息中心，尽快排除网络故障。

（8）负责深入临床了解药物应用情况，做好临床药物咨询工作，宣传合理用药知识，对药物临床应用提出意见或建议，并做好记录。

（9）定期与审方中心审方药师沟通，反馈、沟通静脉用药调配中心不合理医嘱相关信息。

（10）定期整理分析不合理医嘱，组织本中心所有人员对不合理医嘱进行学习。

（二）工作内容

1. 所有开具至静脉用药调配中心的医嘱均应经审核后方可进入调配环节。

2. 静脉用药医嘱的审核内容

（1）审方药师应根据《中华人民共和国药品管理法》《处方管理办法》等法规的相关规定，对静脉用药医嘱的合法性与规范性进行审核。审核处方医师是否具有相应药品类别的处方权，是否存在越级开药现象。逐项审核医嘱内容，包括患者姓名、住院号、病区、床号、性别、年龄、体重或体表面积、临床诊断、过敏史、药名、规格、剂型、剂量、用法、给药途径、频次、滴注速度等是否符合规定，是否正确、完整、清楚，是否存在缺项、漏项情况。

（2）审方药师应当对静脉输液给药方法的必要性与合理性进行评估。如审方药师认为该患者可通过静脉输液给药以外的途径给药，应及时与医师沟通，确认该患者是否必须通过静脉输液给药。

（3）审方药师应根据药品说明书、临床应用指导原则、诊疗指南、专家共识等规范性文件，对静脉用药医嘱的适宜性进行审核，存在用药不适宜或用药错误、用药重复等情况时，及时与临床医师沟通确认。需审核的具体内容包括：①规定必须做皮试的药品，处方医师是否注明过敏试验及结果的判定；②处方用药与临床诊断的相符性；③剂量、用法的正确性；④选用剂型与给药途径的合理性；⑤是否有重复给药现象；⑥是否有潜在临床意义的药物相互作用和配伍禁忌；⑦其他用药不适宜情况。

（4）审方药师应审核静脉用药医嘱药物配伍的适宜性、药物的相容性与稳定性。如存在不适宜配伍等情况，应及时与处方医师沟通，更改医嘱。

（5）审方药师应审核溶媒选择与溶媒用量的适宜性。特别需要注意的是，受限于溶媒本身容器的容量，可能存在医嘱溶媒用量本身无异常，但向溶媒中加入药品后，总体积超出容器容量的情况，对后续配置环节造成不便，在医嘱审核环节如遇该情况医嘱，应当及时与医师沟通。

（6）审方药师应审核静脉用药与包装材料的适宜性〔如紫杉醇注射液不宜使用增塑聚氯乙烯（PVC）器皿〕。发现所选溶媒包装材料与药品存在不适宜情况时，应当及时与处方医师沟通，为医师提供替换品种建议。

（7）审方药师应当确认输液医嘱用药顺序。对不适宜在同一管路输注的药物，通过人工调整顺序合理间隔，并对临床科室做好用药指导工作。

3.医嘱审核注意事项

（1）抗菌药物医嘱审核

①审方药师应当审核抗菌药物的过敏性试验，试验结果应当为阴性。

②审方药师应当审核处方医师的抗菌药物使用权限，并审核处方医师选用的抗菌药物是否为适合的级别。

③审方药师应当审核抗菌药物溶媒的选择，包括溶媒种类的选择与溶媒使用量的选择。抗菌药物的溶媒使用量一般以说明书规定的最低量控制，特殊情况除外。

④审方药师应当审核抗菌药物使用与临床诊断的一致性，审核医嘱是否根据抗菌药物适应证及患者病情选择合适药物，特别注意特殊病理生理情况如肝功能不全、肾功能不全、妊娠期、哺乳期、婴幼儿及老年人等。

⑤审方药师应当审核抗菌药物的给药剂量是否在治疗剂量范围。

⑥审方药师应当审核抗菌药物的使用频次。时间依赖性抗生素必须严格按照时间间隔给药。

（2）抗肿瘤药物医嘱审核

①审方药师应当审核抗肿瘤药物的给药剂量，避免给药剂量过大易造成不良反应或给药剂量过小达不到治疗效果。

②审方药师应当审核溶媒品种与溶媒剂量的适宜性，确保溶媒与药物配伍的安全性与稳定性。

③审方药师应当审核给药顺序的合理性，明确药物应用的先后顺序。

④审方药师应当审核给药途径的适宜性。

⑤审方药师应当审核药品超说明书使用的适宜性。对于已有循证医学证据的超说明书用药而未备案的，应当要求医师提交循证医学证据《超说明书用药管理制度》至药学部备案。

（3）肠外营养液医嘱的审核

①审方药师应当审核肠外营养液医嘱的适应证。胃肠道梗阻、胃肠道吸收功能障碍、重症胰腺炎、高分解代谢状态、营养风险筛查2002（NRS2002）≥3分的患者或其他确需使用肠外营养液的患者方可开具。

②审方药师应当对肠外营养液配方的稳定性进行审核。氨基酸终浓度不宜小于2.5%，葡萄糖终浓度应为3.3%~23%，一价阳离子浓度小于130~150mmol/L，二价阳离子浓度小于5~8mmol/L。

③审方药师应当审核肠外营养液的配比。总热量每日约为25~30kcal/kg，氨基酸每日需要量1.2~1.5g/kg。热氮比应为100~200kcal∶1g，糖脂比为1~2∶1为宜。

④审方药师应当评估液体量与渗透浓度。液体量根据患者的个体情况需求量不同，渗透浓度不超过900mOsm/L的患者可通过外周静脉输注，高渗营养液应根据患者具体情况选择不

同方式的中心静脉置管输注。

⑤审方药师应当对肠外营养液的相容性进行评估。磷酸钙沉淀和草酸钙沉淀是肠外营养液中最常见的不溶性微粒。氯化钙比葡萄糖酸钙较易产生沉淀，有机磷制剂较无机磷制剂不易产生沉淀，建议使用葡萄糖酸钙和有机磷。维生素 C 降解成草酸后与钙离子结合而成草酸钙沉淀，需要给予治疗剂量的维生素 C 时，建议单独输注。

⑥审方药师应当审核抗生素、维生素、其他药理营养素及药物的用量。丙氨酰谷氨酰胺用量不应超过总氨基酸质量的 20%，ω-3 鱼油脂肪乳应占脂肪输注量的 10%~20%。

⑦一般一袋肠外营养液包含了患者一天所需要的营养成分，如果医嘱中出现了多袋肠外营养液应及时与医师沟通。

4. 已通过审核的医嘱，审方药师电子签名确认后方可进入下一调配环节。未通过审核的医嘱，审方药师应当将医嘱退回并及时与医师沟通，提出修改建议。修改后的医嘱重新进入医嘱审核流程。

5. 审方药师应当每月对静脉用药不合理医嘱进行汇总、整理并分析，分析结果及时反馈临床科室，并定期开展用药教育，以促进静脉用药医嘱合理化。

（1）审方药师应对各病区的不合理医嘱分别进行汇总、整理，定期与临床医生沟通，对临床医生进行用药培训，收集临床反馈，汇总资料，为临床医生合理开具医嘱提供理论支持。

（2）审方药师定期与临床护理人员沟通，收集护理方面的相关诉求，对临床护士开展药物知识培训，对药品储存、配置、滴速等方面的知识进行培训。

（3）审方药师积极参与临床患者静脉用药治疗过程，对患者提供药学监护服务，开展用药宣教，提高患者用药依从性。

四、参考文件

1.《处方管理办法》(中华人民共和国卫生部令第 53 号).

2.《医疗机构药事管理规定》(卫医政发〔2011〕11 号).

3.《静脉用药调配中心建设与管理指南（试行）》(国卫办医函〔2021〕598 号).

4.《医疗机构处方审核规范》(国卫办医发〔2018〕14 号).

5.《肠外营养临床药学共识（第二版）》(粤药会〔2017〕22 号).

静脉用药调配中心更衣操作规程

一、目的

规范静脉用药调配中心各区域、各人群更衣操作过程，严格遵守静脉用药调配中心感控要求，保障成品输液质量。

二、适用范围

1.适用于所有进入静脉用药调配中心的人员，包括静脉用药调配中心员工及外部人员。

2.适用于以下所描述的更衣操作 佩戴医用无纺帽、洁净服的穿脱、一次性使用外科口罩的佩戴、一次性无粉灭菌乳胶手套的佩戴、工作用鞋及洁净区专用鞋的穿脱等。

3.适用于静脉用药调配中心洁净区、非洁净控制区及辅助工作区的更衣过程。

三、内容

（一）进入静脉用药调配中心

1.静脉用药调配中心工作人员进入静脉用药调配中心，先用速干手消毒剂消毒双手。

2.外部人员进入静脉用药调配中心，用速干手消毒剂消毒双手，填写《来访人员登记表》。

（二）进入非洁净控制区

1.静脉用药调配中心工作人员 在普通更衣室更换专用工

571

作鞋、内穿衣，取下佩戴的手表、耳环、戒指、手镯等装饰品以及手机。戴医用无纺布帽，帽子应大小合适、露出耳朵并遮住全部头发。保持衣帽整洁且面部无化妆。

2. 外部人员　在普通更衣室穿戴一次性使用手术衣；穿戴一次性使用鞋套，佩戴医用无纺布帽，帽子应大小合适、露出耳朵并遮住全部头发，速干手消毒剂消毒双手。

（三）进入D级洁净区（一更）

1. 脱下静脉用药调配中心工作用鞋，放入指定位置，更换洁净区专用鞋。

2. 按七步洗手法洗手清洁，流水润湿双手，涂抹抗菌洗手液，掌心相对手指并拢相互揉搓清洗手掌；手心对手背沿指缝相互揉搓双手交换进行以清洗背侧指缝；掌心相对双手交叉沿指缝相互揉搓以清洗掌侧指缝；弯曲各手指关节，半握拳把指背放在另一手掌心旋转揉搓，双手交换进行以清洗指背；一手握另一手大拇指旋转揉搓，双手交换进行以清洗拇指；弯曲各手指关节，把指尖合拢在另一手掌心旋转揉搓，双手交换进行以清洗指尖；揉搓手腕、手臂，双手交换进行。

3. 使用烘干机进行手部烘干。

（四）进入C级洁净区（二更）

1. 佩戴一次性使用医用口罩。

2. 从衣架上取下合适规格的洁净服，检查洁净服完整性，拉开洁净服拉链，将洁净服从帽子里部向下收起使上半身全部握在右手，左手拉住洁净服腰处内部将洁净服双腿部分暴露出来，先进行下半身的穿戴，再进行上半身的穿戴，全程手部不得接触洁净衣外部，洁净衣不得与地面接触。

3. 戴一次性无粉灭菌乳胶手套。进行电解质类等普通输液与肠外营养液以及抗生素药品的调配工作，戴一次性无粉灭菌乳胶手套一双，进行危害药品的调配工作，内戴一副聚乙烯手套，外戴一副无粉灭菌乳胶手套。

4.检查穿戴是否整齐、完整、规范，头发有无外露，皮肤应尽量少暴露。

5.用手肘推开门进入调配间，禁止用手开门。

（五）离开洁净区

1.混合调配操作结束后，脱下一次性手套，弃于调配间医疗废物包装袋内。

2.在二次更衣室脱下洁净服整齐放置，一次性口罩弃于二次更衣室医疗废物包装袋内。

3.在一次更衣室脱去洁净区用鞋，并放在指定位置，换上静脉用药调配中心工作用鞋。

4.七步洗手法洗手，离开洁净区。

5.凡重新进入洁净区时，仍须按以上更衣流程和规范，更换衣帽、口罩和专用鞋。

四、流程

静脉用药调配中心更衣操作规程（附件一）。

五、参考文件

《静脉用药集中调配技术规范》（DB11/T 1701—2019）.

六、附件

附件一：静脉用药调配中心更衣操作规程

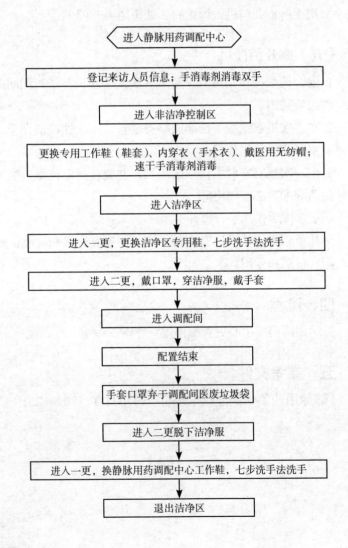

静脉用药调配中心清场、清洁消毒操作规程

一、目的

规范静脉用药调配中心清场、清洁、消毒操作，确保洁净空间符合洁净级别要求，保证成品输液质量。

二、适用范围

1. 适用于非公医疗机构静脉用药调配中心清场、清洁、消毒过程。

2. 清场、清洁、消毒过程应遵循先清洁后消毒的原则，清洁时从污染程度低的区域开始，消毒时从无菌要求高的区域开始。本制度所指清场、清洁、消毒的具体概念如下。

（1）清场是指工作结束后整理水平层流台、生物安全柜、摆药操作台、打包桌等工作台面，清除洁净区及非洁净控制区的遗留物及废弃物的过程。

（2）清洁是指用物理方法清除物体表面的污垢、尘埃和有机物。

（3）消毒是清除或杀灭传播媒介上病原微生物，使其达到无害化的处理。消毒具体做法为用消毒剂擦拭物体表面，停留10~15分钟后，再用清水擦洗至无泡沫。消毒溶液的制备应采用清洁并对含氯消毒溶液不产生影响的容器，按规定浓度加入消毒剂和水混合均匀，消毒溶液应使用前配制。

三、内容

静脉用药调配中心区域划分为：辅助工作区、非洁净控制区及洁净区。辅助工作区包括药品库、物料储存区、药品脱外包区、转运箱和转运车存放区以及综合性会议示教休息室；非洁净控制区包括用药医嘱审核、打印输液标签、贴签摆药核对、成品输液核查、包装配送、清洁间、普通更衣及放置工作台、药架、推车、摆药筐等区域；洁净区包括调配操作间、一次更衣室、二次更衣室以及洗衣洁具间。

（一）辅助工作区

1. 药品入库、上架、脱包等工作结束后，应立即清场。

2. 每日清洁消毒货架、地面等表面一次。

3. 每日清洁消毒转运箱和转运车一次，使用 500mg/L 含氯消毒溶液。

4. 每周清洁消毒药品库货架、地台一次。

5. 每月清洁消毒药品脱外包区、外送转运箱和转运车存放区、综合性会议示教休息室一次。

（二）非洁净控制区

1. 清洁用品为拖布、清洁布、清洁盆、地巾、水桶、毛刷、吸尘器、清洁剂等。消毒工具为微细纤维材料清洁布、地巾、消毒剂等。消毒剂为 75% 乙醇及 250mg/L 或 500mg/L 含氯消毒溶液。

2. 摆药框每日用 250mg/L 含氯消毒溶液浸泡 30 分钟，然后用水冲洗干净，自然晾干。危害药品摆药专用筐应单独浸泡冲洗。

3. 药品标签打印、药品排药贴签核对、成品复核打包等工作结束后，应立即清场。

4. 每日清洁消毒工作台、地面等表面。用适宜的清洁用品清除工作台、地面等表面污迹；若有特别污迹，可用清洁剂清除污迹，再用清水擦洗至无泡沫。

5. 每周清洁消毒门、窗一次。

6. 每月清洁消毒墙面、天花板、公用设施一次。

（三）洁净区

1. 洁净区清洁用品为无纺布或其他不脱落纤维（或颗粒）物质的清洁用品、清洁不锈钢桶或塑料桶、清洁剂等。消毒工具为无纺布或丝绸、清洁不锈钢桶或塑料桶、地巾。消毒剂为75% 乙醇、500mg/L 含氯消毒溶液。

2. 调配操作结束后，立即进行清场。关闭净化系统，整理水平层流洁净台、生物安全柜，清除遗留物及废物。清场后物品要分类存放，定位管理。

3. 每日清洁工作台四周、座椅、所有的不锈钢设备，传递窗的顶部、两壁、台面，门框、门把手，废物桶，地面等。用适宜的清洁剂擦拭照明灯开关、工作台顶部，然后再从上到下清洁台面的两壁，最后清洁工作台面，用水擦洗至无泡沫。清洗过程中不得将清洗液和清水喷淋到高效过滤器上。

4. 每日用 75% 乙醇擦拭消毒水平层流洁净台、生物安全柜风机、照明灯开关的按键、工作台工作区顶部，然后从上到下清洁工作台的两壁，最后擦拭工作台面。选用适当的消毒溶液擦拭所有不锈钢设备、传递窗顶部、台面、两壁和门把手以及座椅、推车等。用消毒溶液擦拭废物桶内外，医疗废物套上黄色垃圾袋，生活垃圾套上黑色垃圾袋。用消毒溶液擦地面，不得留有死角。防止将消毒剂等液体喷溅到高效空气过滤器上。

5. 将医疗垃圾废弃物，进行分类收集和包装，标识后传出调配间，做到"日产日清"。危害药品废物分别包扎处理应在危害药品调配操作间内进行。成品输液进行双人核对后，废针头、空安瓿丢入利器盒；其他废物用黄色医疗废物包装袋单独包装扎紧，注明危害药品废物标识，按规定交由医疗机构统一处理。普通药品废物处理应在成品输液核查后进行，废弃针头丢入利器盒；其他废物用黄色医疗废物包装袋包装扎紧，按规定交由医疗机构统一处理。

6. 洗手池清洁后用含氯消毒液擦洗，清水冲洗，必要时使用清洁球去除污垢，清洗后保持干燥。

7. 每周清洁消毒门、窗一次。

8. 每月清洁消毒墙面、天花板、公用设施一次。

（四）清洁工具

1. 清洁工具在使用后，应立即进行清洗消毒，在各相应的专用环境中存储风干。

2. 擦桌面、墙面用清洁工具用水和清洁剂清洗干净后，用250mg/L含氯消毒溶液浸泡30分钟，冲净消毒液，干燥备用。

3. 擦地面用清洁工具用水和清洁剂清洗干净后，用500mg/L含氯消毒溶液浸泡30分钟，冲净消毒液，干燥备用。

4. 三个功能区以及洁净区内危害药品调配操作间的清洁工具，应专区专用，清洗、消毒，分别存放。

静脉用药调配中心肠外营养液调配操作规程

一、目的

规范肠外营养液调配操作规程，确保肠外营养成品输液质量，保障患者合理用药。

二、适用范围

1.适用于非公医疗机构静脉用药调配中心肠外营养液调配的各环节。

2.肠外营养是指通过胃肠道以外的途径（即静脉途径）提供营养物质的一种方式。当患者必需的所有营养物质均从胃肠外途径供给时，称为全肠外营养（total parenteral nutrition，TPN）。

三、内容

肠外营养液应在本医疗机构静脉用药调配中心集中配置，其他场所不得配置。

（一）混合调配前

1.配置环境准备　确认洁净区空调净化系统处于运行状态，紫外线消毒灯照射30分钟，开启层流洁净台净化系统，操作间室温控制于18~26℃、湿度40%~70%、室内外压差符合规定。

2. 人员进入一更更换专用拖鞋，按七步洗手法洗手并烘干双手。用肘部推开二更门，进入二更穿连体带鞋套洁净隔离服、戴口罩、护目镜、一次性帽子、一次性无粉灭菌乳胶手套。用肘部推开门进入调配间，确保手套不被污染。

3. 物品准备 75% 乙醇、纱布、利器盒、挂钩、网套、医疗垃圾桶、砂轮、小助手、笔、治疗车、一次性静脉营养输液袋（打开 EVA 的无菌包装，放置无菌区域）、各种规格注射器（打开包装放置无菌区）。将输液器连接到袋子上，检查连接是否良好、输液管道有无破损，并检查有效期。

（二）混合调配中

1. 药品摆放前，应先用 75% 乙醇清洁消毒配置台面，从上到下、从内到外。

2. 辅配核对输液标签与药品信息，确认无误后按输液标签将混合调配过程所需的、经消毒的输液瓶/袋、安瓿瓶、西林瓶有序摆放，主配再一次核对。

3. 将不含磷酸盐的电解质、微量元素加入氨基酸溶液中，充分混匀，避免局部浓度过高。

4. 将磷酸盐加入葡萄糖或糖盐溶液中，充分混匀。

5. 关闭三升袋的所有输液管夹，然后分别将以上的葡萄糖溶液和氨基酸溶液灌装于三升袋内，关闭输液管夹，防止空气进入。

6. 翻转三升袋使这两种溶液充分混匀，观察有无浑浊、异物、变色、沉淀等。

7. 用脂溶性维生素溶解水溶性维生素后加入脂肪乳中，充分混匀。

8. 最后灌入脂肪乳，待脂肪乳全部流入到三升袋后，充分混匀，及时关闭所有输液管夹。

9. 拆除输液管，袋口向上，排出多余空气后关闭截流夹，再将输液管口套上无菌帽。

10. 挤压三升袋，观察是否有液体渗出，如有则须丢弃；如系夹子未夹好，应重新夹牢。

11. 辅配人员应再核对输液标签上药品信息与药品空西林瓶、空安瓿、空袋等信息是否一致，确认无误后贴上标签并签名后传至成品间。调配完成后的肠外营养成品输液标签应注明总容量、成分、注意事项、建议输注时限和有效期等。

（三）混合调配后

1. 成品复核药师应再一次检查三升袋有无发黄、变色、浑浊、沉淀、异物等情况，如有则须丢弃。核对结束后，将三升袋装入避光袋配送给病区。

2. 每袋输液混合调配完成后，再次核对输液标签、药品名称、规格、剂量，准确无误后，操作人员和核对人员在输液标签上签名或盖章。

3. 成品核对时应在混合调配间进行实时核对，尤其是非整瓶（支）危害药品调配时的剂量计算和确认。

4. 检查空瓶残留量是否符合限度标准。

5. 并再次清洁输液袋外表面和加药口，将危害药品成品输液用专用密封袋单独包装并密封后传出。

6. 调配完毕及时清场，不得留有与下一袋输液调配无关的任何药品与物品。

7. 每组肠外营养液调配之后及每日调配工作完成后，应立即进行清场，清除操作区台面上剩余的所有物品，感染性废物弃于黄色垃圾袋中，损伤性废物、针头放入利器盒中。

8. 清场工作结束后应用蘸有 75% 乙醇纱布从上到下、从内到外擦拭水平层流洁净台内部。

9.调配人员进入二更脱一次性洁净隔离服与口罩，进入一更更换拖鞋，七步洗手法洗手，出一更。

（四）成品输液发放与运送

1.重点检查肠外营养质量，如有无变色、分层、破乳等。

2.检查输液管夹、截流夹是否关闭，无菌帽是否已套上，输液袋是否有渗漏等。

3.核对非整支（瓶）用量药品标记是否完整清晰，计算是否正确。

4.肠外营养液应用专用包装袋单独包装，与电解质等其他成品输液分开，以避免交叉污染。包装时一般每包2~3袋为宜，应轻拿轻放，避免重压。

（五）注意事项

1. 审核肠外营养用药医嘱的注意事项

（1）营养评估确认患者是否需要或适合使用肠外营养液。

（2）审核肠外营养用药医嘱是否适宜准确。推荐评估以下内容（成人用量）：每日补液量控制，一般按以下原则计算：第一个10kg，补100ml/kg；第二个10kg，补50ml/kg；超过20kg，补20ml/kg；发热患者超过37℃，每升高1℃一般宜每日多补充300ml；糖脂比：1~2∶1；热氮比：100~200∶1；不推荐常规加入胰岛素，必须加入时按照10g葡萄糖∶1U胰岛素加入；电解质限度：一价阳离子（Na^+、K^+）不超过150mmol/L；二价阳离子（Ca^{2+}、Mg^{2+}）不超过10mmol/L；丙氨酰谷氨酰胺应与至少5倍体积的载体混合。

2. 混合调配注意事项

（1）混合调配操作应严格按照无菌技术在水平层流洁净台上进行。

（2）所有的无菌物品必须暴露在水平层流洁净台内侧至少15cm 处，水平层流洁净台外沿是万级、百级空气交汇处，不得进行混合调配操作。

（3）操作台物品的摆放不能阻挡洁净层流，且至少距离层流洁净台后壁 8cm。

（4）操作及清洁消毒过程避免任何液体溅入高效过滤器，以免损坏器件或引起微生物滋生。

（5）安瓿在层流洁净台侧壁打开，应当避免朝向高效过滤器方向打开，以防药液喷溅到高效过滤器上。

（6）西林瓶类粉针剂药品需抽吸适量液体充分溶解后再稀释。

（7）为防止注射器中产生沉淀，对微量元素、水溶性维生素、脂溶性维生素、磷酸盐溶液及其他电解质溶液应用独立的注射器。

（8）严格按照混合顺序混合，电解质、葡萄糖不能直接加入脂肪乳，避免沉淀；钙和磷应分别稀释，混合顺序为先磷后钙，以免磷酸钙沉淀；胰岛素、维生素 C 单独输注，避免维生素和微量元素降解。

（9）在配置过程中发现浑浊、沉淀、变色等异常现象，应立即停止配置，查明原因后，再重新配置。

（10）对于非整瓶/支用量，应由辅配核对，并在输液标签上有明显标识，以便接下来核对。

（11）配好的输液袋上应注明配置时间。

四、流程

静脉用药调配中心 TPN 调配流程（附件一）。

五、参考文件

1.《处方管理办法》（中华人民共和国卫生部令第53号）.

2.《静脉用药集中调配质量管理规范》（卫办医政发〔2010〕62号）.

3.《静脉用药调配中心建设与管理指南（试行）》（国卫办医函〔2021〕598号）.

4.《肠外营养临床药学共识（第二版）》（粤药会〔2017〕22号）.

六、附件

附件一：静脉用药调配中心 TPN 调配流程

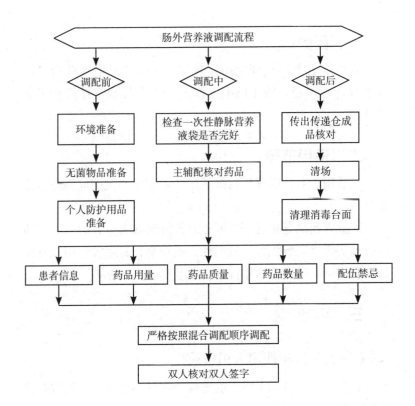

静脉用药调配中心危害药品配置标准
操作规程

一、目的

为规范危害药品调配操作规程，确保成品输液质量，保障患者合理用药，防止调配操作的药学人员职业暴露和污染环境。

二、适用范围

1.适用于非公医疗机构静脉用药调配中心调配危害药品各环节。

2.危害药品是指能产生职业暴露危险或者危害的药品，即具有遗传毒性、致癌性、致畸性，或对生育有损害作用以及在低剂量下可产生严重的器官或其他方面毒性的药品。

三、内容

（一）开具和使用人员资质

1.主治医师或以上级别的医师经医教部培训合格后具有抗肿瘤药物的处方权。

2.药师应接受危害药品特点、负压调配技术与调配实践技能培训后，才可参与危害药品的调剂。

3.护士经培训后，才可参与危害药品给药。

（二）防护和基本要求

1. 危害药品混合调配应与抗生素调配操作隔开，设置独立单元的调配操作间。

2. 危害药品混合调配应选用 II 级 A2 型生物安全柜。

3. 配置好的危害药品应用专用袋包好，标上高危标识。

4. 配送危害药品应配备危害药品溢出包。

5. 所有配置和使用人员都应接受安全防护措施的培训。

6. 配置和使用人员应根据情况选用一定的防护措施。

7. 用过的器具及用剩后要丢弃的危害药品应集中放在指定的双层黄色坂袋中，由工人送到指定地方处理。

8. 从事危害药品混合调配的药学专业技术人员，根据各医疗机构具体情况进行岗位轮换，妊娠和哺乳期妇女应暂停危害药品混合调配岗位工作。

（三）储存

危害药品须专区集中存放、专人管理、并有明显标识（高危药物标识），不与其他药品混合存放，易混淆（多规、看似、听似）药品应粘贴相应的警示标识。

（四）混合调配

静脉用危害药品应在本医疗机构静脉用药调配中心集中配置，其他场所不得配置。

1. 混合调配前

（1）进配置仓前应查看洁净控制区温湿度及压力参数是否在合适范围内，如技术参数不符合规范要求应及时报告负责人，并采取措施或报修。

（2）调配操作前 15 分钟，按操作规程启动洁净控制区空调净化系统和生物安全柜风机，并确认其处于正常工作状态，确保柜内压力保持在 60~170Pa 安全范围内。

（3）混合调配操作人员在进入洁净调配间前，应正确佩戴双层医用口罩或者 N95 型口罩、戴一次性帽子、穿洁净服，避免毛发暴露及皮肤暴露；戴双层无菌无粉橡胶手套或丁基橡胶手套，戴手套前应对手套进行安全性检查，如有破损不得使用。戴双层手套时，内层手套应戴在防护衣袖口内，外层手套应戴在防护衣袖口外，应确保手套和防护衣之间没有任何手腕皮肤的暴露。

（4）调配开始前准备好混合调配所需的物品，包括无菌纱布、砂轮、签字笔、75% 乙醇、酒精喷壶、利器盒、专用密封袋和黄色垃圾袋。按操作规程进行生物安全柜的清洁和消毒。

（5）生物安全柜使用时前挡玻璃开启高度不超过安全警戒线处，确保负压，以防止危害药品气溶胶向外扩散。

（6）生物安全柜内只放置混合调配的必须物品，以免物品过多干扰气流循环。回风槽的空气循环不得受阻，以免混合调配操作人员遭受危害药品职业暴露伤害。

2. 混合调配中　在操作台中央铺上一块一次性医用吸附垫单，防止危害药品滴漏而污染台面；混合调配前再次核对药品名称、规格、数量、有效期等信息和药品完好性，确认无误后，进入加药混合调配操作程序。不同剂型药品调配操作如下。

（1）西林瓶混合调配

①选择适宜的一次性加药注射器，检查外包装和有效期，确认无误后方可使用。注射器应与针头连接牢固，防止抽吸药液时针头脱离针座。

②用 75% 乙醇对西林瓶胶塞、输液加药口进行消毒。

③将西林瓶垂直放在操作台面上，用加药注射器抽取适量

溶媒，穿刺时应将针头斜面朝上，以 45°角将针头插入西林瓶胶塞内，直至斜面有一半覆盖，将针头垂直插入西林瓶胶塞。保持注射器与西林瓶胶塞垂直。使用侧孔加药注射器时可以垂直穿刺。

④回拉注射器活塞，将西林瓶内的空气抽入注射器内，使西林瓶内产生负压。

⑤在不推动注射器活塞的情况下，使注射器内的溶媒因负压自动流入西林瓶内，如果必须加推活塞，应缓慢操作，以免药液泄漏。

⑥重复以上步骤，直至所有溶媒全部注入西林瓶内，且空气被抽入注射器内。

⑦将针头完全没入西林瓶内，握紧注射器和西林瓶，缓慢转动西林瓶，直至所有药品粉末完全溶解。

⑧保持针头完全没入西林瓶内，将西林瓶倒置，回拉注射器活塞，将药液抽入注射器内，使西林瓶内产生负压。

⑨继续回拉注射器活塞，将液体和空气进行交换，直至西林瓶内的药液全部抽入注射器内。回拉活塞，使空气进入注射器内，旋转注射器，使所有气泡位于注射器顶部。手持注射器呈 90°角，小心地将所有多余的空气注回西林瓶。抽吸药液时应确保注射器内的液体容量不超过注射器容量的四分之三，并且药液中不得出现任何气泡。

⑩当注射器内抽入了需要的剂量后，紧握注射器和活塞，将西林瓶竖直放在操作台面上，将注射器抽出，直至只有针头的一小部分留在西林瓶内，回拉注射器活塞，将西林瓶内的少量空气抽入注射器内，直至回拉至注射器手柄末端。

⑪将注射器和针头完全拔出西林瓶，将抽取的药液加入到稀释液中即可。

（2）安瓿型混合调配

①将安瓿放在生物安全柜操作台面上，轻拍安瓿颈部，清空安瓿颈部的液体。

②用75%乙醇进行安瓿颈部、输液加药口的消毒。

③快速折断安瓿颈部，将安瓿颈部置于密封袋内。

④略微倾斜安瓿，插入针头，回拉活塞，抽取所需剂量的药液。

⑤拔出针头，将注射器内药液加入稀释液中即可。

3. 混合调配后

（1）每袋输液混合调配完成后，再次核对输液标签、药品名称、规格、剂量，准确无误后，操作人员和核对人员在输液标签上签名或盖章。

（2）成品核对时应在混合调配间进行实时核对，尤其是非整瓶（支）危害药品调配时的剂量计算和确认。

（3）检查空瓶残留量是否符合限度标准。

（4）并再次清洁输液袋外表面和加药口，将危害药品成品输液用专用密封袋单独包装并密封后传出。

（5）调配完毕及时清场，不得留有与下一袋输液调配无关的任何药品与物品。

（6）废弃物应按危害药品废弃物处置原则进行处置。

4. 混合调配注意事项

（1）危害药品混合调配操作完成后，应在调配操作间完成成品输液检查校对工作，由药师进行核对，危害药品废弃物按医疗废弃物处理规定处置。

（2）操作过程中出现手套破损或被污染时，应立即更换手套。

（五）成品输液发放与运送

1. 将单独包装的成品输液，按病区用适宜的塑料袋单独包装，包装及放置危害药品成品输液的塑料袋或容器上要有醒目的标识，分别整齐放置于有病区标识的密闭容器内。

2. 运送人员将密闭容器加锁或加一次性锁扣后及时送至各病区，由病区护士逐一清点核对，与送药登记本核对无误后，在登记本注明交接时间并签名。

3. 如有破损，按危害药品溢出应急预案处置。应妥善包装，再放置于专用周转容器中退还库房，并做好记录。

4. 易产生泡沫的危害药品成品输液，应放置于单独容器内或单独运送。

四、参考文件

1.《处方管理办法》（中华人民共和国卫生部令第 53 号）.

2.《静脉用药集中调配质量管理规范》（卫办医政发〔2010〕62 号）.

3.《静脉用药调配中心建设与管理指南（试行）》（国卫办医函〔2021〕598 号）.

静脉用药调配中心质量管理制度

一、目的

加强静脉用药质量管理，建立全面质量控制体系，为患者提供安全、有效、可追踪的成品输液。

二、适用范围

适用于非公医疗机构静脉用药调配中心质量监督管理。

三、内容

（一）机构与职责

静脉用药调配中心成立质量与安全管理小组，以保障成品输液质量安全、有效。人员组成包括组长、秘书及成员。组长：由静脉用药调配中心负责人担任。秘书及成员：由 5~6 名责任心强、有工作经验的业务骨干人员组成。质量与安全管理小组及各成员职责如下。

1. 质量与安全管理小组

（1）负责静脉用药调配中心全流程质量控制，保障成品输液质量。

（2）协调处理与各科室及医患之间关于静脉输液引起的各类问题。

（3）负责监管静脉用药调配中心外静脉用药调配操作流程，定期抽查病区的静脉用药调配操作，监控成品输液质量，督促病区对存在的问题进行整改。

2. 组长　全面负责静脉用药调配中心质量管理，带领小组成员制定静脉用药调配中心质量管理目标和责任追究制度，定期进行质量检查并记录，及时总结做出整改计划。

3. 秘书　负责质量与安全管理小组会议的通知、召开、会议记录；负责汇报上次小组检查的落实情况和本次小组检查情况的汇总、分析，形成总结报告。

4. 成员　对自己所分管的工作进行监督检查，协助组长做好质量管理工作。

（二）工作内容与模式

1. 质量与安全管理小组定期全面审查各调配环节人员资质，确保人员资质符合岗位要求。

2. 质量与安全管理小组检查审方药师是否有漏审现象，审核过的医嘱是否均为合理性、稳定性、相容性无误的医嘱，对不合理的或不能保证输液安全的医嘱有无干预记录，定期由专人进行汇总，形成报告，与临床进行反馈沟通。

3. 质量与安全管理小组检查摆药的正确率和贴签核对的准确率。

4. 质量与安全管理小组检查仓内配置情况和混合调配后的成品输液质量。

5. 质量与安全管理小组检查分拣、打包的正确率。

6. 质量与安全管理小组负责检查成品输液是否按时、准确交付于临床，临床是否能够及时为患者核对并用药，追踪静脉输液使用全流程闭环化管理。

7. 质量与安全管理小组定期对净化系统运行情况进行监督检查，对生物安全柜、水平层流洁净台的质量管理进行评估，检查设备工作状态；环境温度、湿度、压差是否达标；每月检测洁净区空气菌落数；每月对洁净区、非洁净控制区和辅助功能区地面、物品的清洁消毒情况进行监督检查，确保工作区域的清洁卫生和整齐有序。

8. 质量与安全管理小组定期对感控进行质量控制检查。检查打包箱清洁、消毒情况，人员手卫生依从率，医疗废物交接情况等。

9. 质量与安全管理小组应定期检查药品效期管理情况、不合格药品管理情况和高警示、危害药品的使用管理情况，对药品的贮存和养护情况进行监督检查，确保所用药品符合质量要求，且定期组织质量管理教育，对有关药品质量、合理用药、操作技能培训等方面进行学习和讨论，并做好记录。

10. 质量与安全管理小组应定期检查耗材使用情况，效期是否完好，是否按照近效先出原则进行摆放。

11. 质量与安全管理小组应定期检查仪器设备是否按照要求定期维护、保养，记录是否完整，有故障是否及时报修。

12. 质量与安全管理小组应定期组织培训应急预案，定期演练并抽查人员对应急预案的掌握落实情况。

13. 质量与安全管理小组负责本中心所有文件文档的日常维护管理工作和质量控制，并对静脉用药集中调配质量管理有关技术性、规范性、制度性文件进行审查。

14. 质量与安全管理小组负责定期抽查病区的静脉用药调配操作是否符合规范，成品输液质量是否达标，存放温湿度是否达标，是否能够及时为患者用药，对存在的问题进行反馈，并要求病区整改。

15. 质量与安全管理小组负责定期抽查静脉用药调配中心药品调配残留量，根据规定的残留量限度查看药品残留量达标情况，对不达标人员进行培训考核。

16. 质量与安全管理小组制定工作考核细则，针对不同的工作岗位需求，分别实行量化式管理，做到职责有分工、奖惩有依据。

17.质量与安全管理小组定期召开质量管理会议，讨论研究静脉用药集中调配质量管理情况，进行质量管理评价，并做好记录反馈给药学部质量监控小组，持续改进。

四、表单

静脉用药调配中心质量与安全管理小组项目表（附件一）。

五、参考文件

1.《静脉用药集中调配质量管理规范》（卫办医政发〔2010〕62号）.

2.《静脉用药调配中心建设与管理指南（试行）》（国卫办医函〔2021〕598号）.

3.缪丽燕，包健安，沈国荣.《静脉用药调配中心实践与发展》[M].北京：人民卫生出版社，2020.

六、附件

附件一：静脉用药调配中心质量与安全管理小组检查项目表

检查时间：					
序号	项目	基本要求	检查结果		备注
1	人员	人员资质是否符合各岗位要求	是（ ）否（ ）		
		人员培训记录和考核记录是否完整	是（ ）否（ ）		
		健康档案是否齐全	是（ ）否（ ）		
		人员着装规范	是（ ）否（ ）		
2	环境	各区域温湿度、压差是否符合标准，各区域登记本是否按时登记并填写规范	是（ ）否（ ）		
		紫外线灯管强度是否监测	是（ ）否（ ）		
		各区域洁净服是否每天清洗	是（ ）否（ ）		
		各区域环境卫生是否整齐	是（ ）否（ ）		
3	药品	药品出入库票据签字是否完整规范	是（ ）否（ ）		
		近效期药品每月是否登记，并上报中心药库	是（ ）否（ ）		
		近效期药品是否粘贴标识	是（ ）否（ ）		
		有无过期药品	有（ ）无（ ）		
		每月药品养护记录是否完整、规范	是（ ）否（ ）		

续表

序号	项目	基本要求	检查结果	备注
3	药品	所有药品是否按照储存条件储存	是（　）否（　）	
		毒性药品处方是否完整，账物是否相符	是（　）否（　）	
4	货架	货架摆放是否整齐	是（　）否（　）	
		标签是否粘贴正确：高警示药品标识、高浓度电解质及看似、听似、多规标识	是（　）否（　）	
		药品是否按照先进先出、近效先出的顺序摆放	是（　）否（　）	
		更换需皮试的抗生素批号是否及时通知科室，查看更换批号相关记录（放到药品栏）	是（　）否（　）	
		高警示药品是否专区存放	是（　）否（　）	
5	耗材	耗材是否按照规定条件储存	是（　）否（　）	
		耗材是否按照效期摆放（查看耗材消耗记录）	是（　）否（　）	
6	药品调配	观察手卫生依从率是否为100%	是（　）否（　）	
		现场观看一次药品调剂全过程，是否符合无菌操作原则及双人调配工作流程	是（　）否（　）	
		配置仓内不得交叉调配	有（　）无（　）	
		非整支药品是否按照制度规范在标签上标记，合格率为100%	是（　）否（　）	

序号	项目	基本要求	检查结果	备注
6	药品调配	TPN 加药顺序合理	合理（　　） 不合理（　　）	
		危害药品配置及打包是否符合流程	是（　　）否（　　）	
		抽查 10 张药品标签，查看医嘱合格率	是（　　）否（　　）	
		有无漏液	有（　　）无（　　）	
		各环节签字是否完整、清楚	是（　　）否（　　）	
		澄清度是否符合要求	是（　　）否（　　）	
		注射用浓溶液调配后残余量达标率是否≥95%	是（　　）否（　　）	
		成品输液胶塞脱落率是否为0%	是（　　）否（　　）	
7	差错防范	出现调剂差错是否及时报告，并做好记录	是（　　）否（　　）	
		发生差错的资料是否存档	是（　　）否（　　）	
		是否对差错进行总结；是否及时查找原因，并持续改进	是（　　）否（　　）	
		本月上报差错份数	有（　　）无（　　）	
8	制度学习	检查培训记录	有（　　）无（　　）	
9	现场提问	TPN 加药顺序		
		危害药品溢出应该如何处理		
10	感控监测	每月空气监测是否合格	是（　　）否（　　）	
		每季度物表监测、手卫生监测和手套指尖监测是否合格	是（　　）否（　　）	

序号	项目	基本要求	检查结果	备注
10	感控监测	各项感染监测资料是否齐全	是（ ）否（ ）	
		其他环节手卫生依从率为100%	是（ ）否（ ）	
11	设施、仪器设备检测与维护	仪器设备是否定期检测与维护，记录是否完整规范（应急预案演练、资料存档是否齐全）	是（ ）否（ ）	
12	应急预案	应急预案是否演练，资料存档是否齐全	是（ ）否（ ）	
13	质控会议	是否定期召开质量评估会议，记录是否完整，是否有总结、优化或持续质量改进措施	是（ ）否（ ）	

质控检查组签字：

被检查人签字：

静脉用药调配中心交接班管理制度

一、目的

规范静脉用药调配中心交接班工作，提高静脉用药调配中心工作效率，确保静脉用药调配中心工作顺利进行。

二、适用范围

适用于非公医疗机构静脉用药调配中心交接班工作的管理。

三、内容

（一）交接班内容

1. 静脉用药调配中心全体工作人员实行轮岗制，上班人员应严格遵照排班表上班。

2. 每班次必须按时交接班，接班者应提前十分钟到岗，清点物品，掌握当日该工作环节情况，在接班者未到岗之前，交班者不得离开岗位。

3. 当班者必须在交班前完成本班次的各项工作，遇有特殊情况，必须做好详细记录并与接班者交接清楚。交班者必须及时填写对应的书面交接班记录本，整理好用过的物品，并为下一班次做好用物准备。

4. 交班时要具体到各个环节，不得有遗漏，夜班交班时应注意毒性药品储存使用情况，并填写毒性药品交接本。日常交接班会议重点交代昨日不合理医嘱相关信息、各批次药品配置情况、成品输液打包下送情况、静脉用药调配中心安全情况、今日待配药品情况、病区问题反馈（是否有缺药、送药不及时的情况）以及特殊患者配置信息。交接班过程中发现药品、物品、事件情况交代不清的，**应立即查问**。

5. 接班时发现问题，应由交班者负责；接班后如因交班不清，发生差错事故或物品遗失，应由接班者负责。

6. 各项表格文字记录应由具有执业资格的人员书写，如进修或实习药士（护士）书写交接班时，应由带教老师负责修改并签名。

7. 内容应全面客观真实，该班次发生或所遗留的问题要详细交接，不得删减信息，任何工作人员都要客观描述事实真相、不得隐瞒实情，以免延误问题处理或给下一班次造成重大隐患。

8. 晨会交接班由静脉用药调配中心负责人与护士长主持，全体人员应严肃认真听取各班次的交班内容，必须做到交接记录要写清，口头要讲清，各环节现场要看清。所有问题必须交接清楚，交接不清不得离岗。

9. 质控小组适时监督，发现问题，及时指正，防止交接班流于形式。

10. 工作人员对重点内容都要做详细记录。

11. 原则上不允许换班。若遇特殊情况需换班，必须提前一天报告负责人，不得私自换班。由负责人安排其他人员上班，避免空班。换班时应注意人员资质，必须由与换班人员相同资质的人员进行轮换。

（二）交接班的形式

1. 书面交接班

（1）各班次工作必须有书面交接班记录，书写交接班记录

601

必须认真、及时、准确、完整、全面，应使用专业术语，眉栏填写完整、签名时要签全名。

（2）必须用黑色签字笔填写，字迹工整、清晰、简明扼要，有连贯性，不得任意涂改，需要更改时在更改处画一横线，并在上方或下方书写所更改的内容，更改处需签全名。

（3）安排专人做交接班会议记录，并及时上传至"钉钉"的会议记录日志，所有人员及时阅读会议记录，使会议内容及时传达，监督会议记录的阅读。

2. 口头交接班

（1）原则上所有交接班需要有书面交接班过程，如遇特殊情况不能按时进行书面交接班，可进行口头交接班，后续应如实补充书面交接班记录。

（2）交接者口头表达清楚，重点突出，不得遗漏。

（3）交接者口头交接班后应巡视现场环境，查看各项工作落实情况，物品放置情况，有无缺损，各种仪器设备运行情况等。

（4）具体到工作细节，保证交接班切实、有效，不流于形式。

（5）接班者应认真倾听，如有疑问当场提出。

四、表单

1. 交接班记录表（附件一）。

2. 毒性药品交接本（附件二）。

五、参考文件

《中华人民共和国药品管理法》（2019 年修订）.

六、附件

附件一：交接班记录表

交班时间：			
当班工作情况			
当班存在问题			
备注		交班人	
接班时间：			
接班情况		接班人	

附件二：毒性药品交接本

年　　　　　　　　　　　　　　　　　　　　　　　　　　　第　　页

月份 日期	10 月				11 月				12 月			
	数量	交班人 签字	数量	接班人 签字	数量	交班人 签字	数量	接班人 签字	数量	交班人 签字	数量	接班人 签字
1												
2												
3												
4												
……												
29												
30												
31												

静脉用药调配中心安全保密制度

一、目的

确保静脉用药调配中心药品安全、人员环境安全与信息安全，防止各类事故的发生。

二、适用范围

适用于非公医疗机构静脉用药调配中心安全保密相关工作的管理与监督过程。

三、内容

（一）药品安全

1. 药品管理严格按照《中华人民共和国药品管理法》《麻醉药品和精神药品管理条例》《医疗机构麻醉药品、第一类精神药品管理规定》等相关法律法规执行。

2. 毒性药品应专柜加锁并由专人保管，做到双人、双锁，专账记录，交接班时应对医疗用毒性药品进行盘点交接，并有交接记录。静脉用药调配中心需接收医生签名的正式处方后方可进行调配医疗用毒性药品，由具有药师及以上专业技术职务任职资格的人员复核后在处方上签名盖章。

3. 静脉用药调配中心工作人员必须熟悉危害药品的分类及其理化性质，在使用、运输、储存中做出相应的防范措施；请领发放危害药品及危害药品成品输液时应严格遵守操作规程，严防意外事故发生。

4.高警示药品专区专人管理，不得与其他药品混合存放，每一个存放区域设置统一的警示标识，并粘贴相应的警示标识。

5.静脉用药调配中心应设有储存麻醉药品和第一类精神药品的专柜，专柜应当使用保险柜，存放区域应设有防盗设施，实行双人双锁管理。麻醉药品和第一类精神药品由专人管理，使用专用账册，药品入库双人验收，出库双人复核。第二类精神药品应设有独立的专柜储存，实行专人管理。

6.静脉用药调配中心员工应准确掌握和熟悉各种药品的性能、用法、用量及合理用药相关知识，通过各类培训，不断提升成品输液质量，确保成品输液安全有效。

（二）人员及环境安全

1.静脉用药调配中心员工应严格遵守安全管理制度，提高安全防范意识，自觉做到遵纪守法。

2.静脉用药调配中心员工应正确掌握和熟悉各种设备仪器的原理、性能、操作程序和保养方法，不得违章操作和擅离职守。

3.定时检查水、电、防火、防盗等各项安全措施落实情况，消除隐患，如有意外立即报告运维部，迅速处理解决。完成日常工作后检查水、电灯、电脑、空调、门窗是否关好、锁好。

4.静脉用药调配中心应定期和医院安保处联系，对有关的安全设施或报警装置进行检查养护。

5.静脉用药调配中心内严禁使用明火，严禁吸烟。

6.静脉用药调配中心应定期进行《静脉用药调配中心应急预案》培训，保证静脉用药调配中心工作顺利进行、保障员工做好职业防护。

7.静脉用药调配中心员工应准确掌握和熟悉《危害药品配

置标准操作规程》与《危害药品溢出应急预案》，尽量避免因调配或危害药品泄露造成身体损伤。

8. 静脉用药调配中心员工应准确掌握和熟悉《静脉用药调配中心应急预案》，保证员工在发生针刺伤等外伤、腱鞘炎等职业损伤时能够得到及时有效安全处理。

（三）信息安全

1. 静脉用药调配中心员工应保管好个人 HIS 系统与静脉用药调配中心系统的账号与密码，不得将密码泄露给他人。

2. 静脉用药调配中心员工需具有安全保密意识，离开电脑前需退出已登录的各类软件。

3. 工作相关的各项文件需统一存放在相关工作电脑上并留有备份，涉及数据需加密的应对该文件进行加密。

4. 凡贮存的资料、数据属保密文书应由专人负责管理，需调用复制、拷贝本室数据外出时，必须经负责人批准后方可进行。任何人未经许可，不得私自带出静脉用药调配中心。

5. 外来软盘、U 盘、移动硬盘等移动存储设施不可连接静脉用药调配中心工作用电脑。

6. 静脉用药调配中心员工不得以任何形式泄露患者的信息隐私，包括但不限于患者的个人身份信息、患病情况及用药情况等；授课或论文需要引用患者相关信息时，需进行相关信息模糊处理。

四、参考文件

1.《医疗用毒性药品管理办法》（1988 年）.

2.《麻醉药品和精神药品管理条例》（2016 年修订）.

3.《静脉用药调配中心建设与管理指南（试行）》（国卫办医函〔2021〕598 号）.

静脉用药调配中心不合格成品输液
销毁制度

一、目的

规范静脉用药调配中心不合格成品输液的销毁过程，确保静脉用药调配中心成品输液质量安全，保障患者用药安全。

二、适用范围

1. 适用于非公医疗机构静脉用药调配中心对不合格成品输液的销毁。

2. 本制度不合格成品输液是指在成品输液质量核查过程中发现的存在以下现象的成品输液。

（1）输液袋有破损或渗漏现象。

（2）贴错标签、无标签或标签不清晰。

（3）外观有变色、浑浊、沉淀、结晶或其他可见异物。

（4）肠外营养液有油滴析出、分层等现象。

（5）不合理医嘱成品输液。

（6）药品配置与医嘱不符，包括药品错加、漏加，剂量多加、少加。

三、内容

（一）处理程序

1. 发生在静脉用药调配中心内部

（1）一般药物及肠外营养液出现不合格现象时，发现者立即在该成品输液的输液标签上用笔标注"×"标记，表示废弃，并放置于不合格成品输液存放区，避免他人误取误用；在危害药品配置仓内进行成品输液质量核查时，发现不合格现象应立即拍照留存，破坏输液标签，弃于药物性医疗废物垃圾桶。

（2）根据已废弃的成品输液的医嘱，及时进行该医嘱成品输液的重新调配，避免延误患者用药，必要时与科室沟通说明情况。

（3）破损药品管理人员负责将不合格成品输液登记于《破损药品登记表》（附件二），不合格成品输液发现者在证明人处签字。不合格成品输液需拍照留底，药品破损信息告知负责相应药品的二级库养护人员，避免因账物不符导致盘点不清。

（4）将因药品本身质量原因导致的不合格成品输液情况上报至中心药库，中心药库将问题反馈于供货商，由供货商赔付相应损失。

（5）将因静脉用药调配中心工作环节原因导致的不合格成品输液情况通报静脉用药调配中心全体工作人员，分析具体原因，按照内差处理。如因客观因素造成的应当及时组织会议总结经验，制定整改措施，相应损失由静脉用药调配中心承担；如因工作人员个人因素导致的应当及时进行个人原因分析，组织相关培训，对主要相关人员作出相应处罚，相应损失由个人承担。

（6）破损药品管理人员负责对所有不合格成品输液造成的药品破损做出库处理、打印出库单以及出库单据保存归档。

2. 发生在病区

（1）病区发现不合格成品输液后应当立即封存并向静脉用药调配中心反馈。

（2）静脉用药调配中心应立即派遣药师前往临床查看并询

问其详细过程。

（3）药师与病区护士共同判断确认是否为不合格成品输液。若确认为不合格成品输液，患者未使用时，静脉用药调配中心重新调配该组输液并及时送至病区；患者已使用时，药师应封存剩余不合格成品输液，并立即汇报科室负责人进行处理。

（4）由静脉用药调配中心提供的成品输液，因病区工作人员操作不当，导致药液出现变色或渗漏等不合格现象，静脉用药调配中心可配合进行重新调配，相应损失应由病区承担。

（5）因运输不当造成成品输液污染，被污染的所有成品输液应由静脉用药调配中心重新调配，相应损失由负责运输成品输液的一站式服务中心承担，同时记录事情经过及处理方式。

（7）由静脉用药调配中心造成的不合格成品输液，静脉用药调配中心应重新调配，分析具体原因，按照外差处理。如因客观因素造成的应当及时组织会议总结经验，制定整改措施，相应损失由静脉用药调配中心承担；如因工作人员个人因素导致的应当及时进行个人原因分析，组织相关培训，对主要相关人员作出相应处罚，相应损失由个人承担。

（6）上述不合格成品输液由静脉用药调配中心统一销毁处理。

（二）销毁程序

1. 静脉用药调配中心负责对所有静脉用药调配中心提供的不合格成品输液进行定期销毁。

2. 破损药品管理人员填写《静脉用药调配中心成品输液销毁审批表》（附件三），交于静脉用药调配中心质量控制小组，经小组负责人、药学部主任以及主管院长审批后进行销毁处理。

　　3. 必须在静脉用药调配中心质量控制小组的两名成员监督下进行销毁，破损药品管理人员负责填写《静脉用药调配中心成品输液销毁记录表》（附件四）并对销毁现场拍照，监督人和执行人应在《静脉用药调配中心成品输液销毁记录表》签字。

　　4. 普通药品、肠外营养液不合格成品输液的销毁　破坏输液瓶（袋），成品输液废液经流动水一起排入医院污水处理系统。

　　5. 危害药品不合格成品输液的销毁　弃于药物性医疗废物垃圾桶收集后，交由具备相应资质的医疗废物处置单位或者危险废物处置单位等进行处置。

　　6. 输液瓶（袋）的处理　残留少量经稀释的普通药液的输液瓶（袋），可以按照未被污染的输液瓶（袋）处理；输液涉及使用细胞毒性药物（如肿瘤化疗药物等）的输液瓶（袋），应当按照药物性医疗废物处理。

四、流程

不合格成品输液破损赔付流程（附件一）。

五、表单

1. 破损药品登记表（附件二）。
2. 静脉用药调配中心成品输液销毁审批表（附件三）。
3. 静脉用药调配中心成品输液销毁记录表（附件四）。

六、参考文件

1.《中华人民共和国药品管理法》（2019 年修订）.
2.《医疗机构药事管理规定》（卫医政发〔2011〕11 号）.
3.《静脉用药集中调配质量管理规范》（卫办医政发

〔2010〕62 号）.

4.《静脉用药调配中心建设与管理指南（试行）》（国卫办医函〔2011〕598 号）.

5.《医疗废物管理条例》（2011 修订）.

6.《医疗机构水污染物排放标准》（GB 18466—2005）.

七、附件

附件一：不合格成品输液破损赔付流程

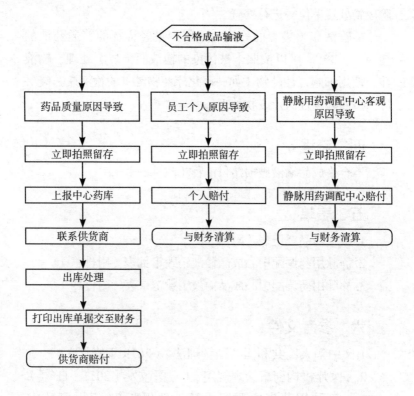

附件二：破损药品登记表

序号	日期	药品名称	规格	单位	数量	破损原因	记录人	证明人

附件三：静脉用药调配中心成品输液销毁审批表

时间						
序号	成品输液医嘱信息	销毁原因	销毁方式	销毁地点	销毁执行人	备注
质控小组负责人意见						
药学部主任意见						
主管院长意见						

附件四：静脉用药调配中心成品输液销毁记录表

时间	成品输液种类	成品输液医嘱信息	销毁方式	销毁地点	销毁现场照片
执行人签字					
监督人签字					

静脉用药调配中心全流程工作制度与操作规程

一、目的

规范静脉用药调配中心工作流程，保障患者用药安全。

二、适用范围

1. 适用于非公医疗机构静脉用药调配中心工作全流程。

2. 静脉用药集中调配是指医疗机构药学部门根据医师处方或用药医嘱，经药师进行适宜性审核干预，由药学专业技术人员按照无菌操作要求，在洁净环境下对静脉用药品进行加药混合调配，使其成为可供临床直接静脉输注使用的成品输液的过程。

三、内容

（一）静脉用药医嘱审核

1. 人员资质　负责用药医嘱审核的人员应当具有药学专业本科及以上学历、药师及以上专业技术职务任职资格、具有 3 年及以上门急诊或病区处方调剂工作经验，接受过处方审核相关岗位的专业知识培训并考核合格。

2. 所有的静脉用药医嘱必须经过具有资质的药师审核，审核合格后方可进行调剂。

3. 对于不合理用药医嘱、超常用药医嘱，应及时与医师沟通，经医师修改确认后方可进行调剂。

4. 审方药师与医师对不合理用药医嘱、超常用药医嘱在沟通中如果产生分歧，应及时向上级药师或科主任汇报处理，必要时由医疗机构组织药学及临床专家讨论决定。

5. 对于不合理用药医嘱，如医师拒绝修改，药师有权拒绝调剂。

6. 如因患者病情需要"超说明书用药"时，应按照本医疗机构《超说明书用药管理规定》要求执行。

7. 临时医嘱管理

（1）静脉用药调配中心不接收口头医嘱、电话医嘱。

（2）皮试用药医嘱与皮试后静脉用药医嘱不应同时发送。

（3）临时用药医嘱应根据患者病情、药品特性、滴速等分配输液顺序。

（4）危害药品和中药注射剂不建议开具临时用药医嘱。化疗方案的执行需较长时间，并且需要全程监护，为了降低化疗的风险，建议化疗用药医嘱开具长期医嘱，以便有充分的时间进行医嘱审核、调配及用药监护。

8. 审核肠外营养液时应对用药医嘱中药品提供的热量、液体总量、渗透压等进行计算，审核葡萄糖、氨基酸、脂肪乳比例的适宜性，各类电解质浓度与微量元素的含量是否在规定范围内，胰岛素的用量是否合理等。

9. 审方药师按规定时间完成用药医嘱审核任务，每日对用药医嘱审核工作进行交接班，认真做好各项文字记录并签名。

10. 每月汇总分析不合理医嘱，并定期向临床反馈。

11. 静脉用药调配中心质量控制小组每月对本中心医嘱审核质量开展监测与评价，包括对信息系统审核的医嘱进行抽查，抽查医嘱审核的合格情况，如发现审核错误医嘱问题，应及时改进。

（二）输液标签打印与管理

1. 将审核合格的用药医嘱生成输液标签，输液标签由电子信息系统自动生成编号。

2. 输液标签应当符合《处方管理办法》规定，包括患者基本信息、用药信息及各岗位操作的药学专业人员信息，内容清晰完整。

3. 打印输液标签，采用电子信息系统运行操作。打印前先确认打印机处于正常工作状态。

4. 输液标签应进行电子备份。电子备份应有安全保护系统，确保存入计算机信息系统后不能再修改，以及输液标签信息与原始输液标签一致，并保存1年备查。

5. 对临床用药有特殊交待或注意事项的，应在输液标签上做提示性注解或标识，如需做过敏性试验药品、高警示药品，在输注时方可加入的药品；对成品输液的滴速、避光、冷藏有特殊要求或需用药监护的药品等。

6. 对非整支（瓶）用药医嘱，应在输液标签上注明实际抽取药量等，以供核查。

（三）摆药贴签核对

1. 人员资质　负责摆药贴签核对的人员，原则上应当具有药士及以上专业技术职务任职资格。

2. 所有的输液标签必须经过审核，未经审核的输液标签不得进行摆药、贴签。

3. 摆药、贴签、核对时应注意处方用药的合理性。如发现处方错误、配伍禁忌、不合理用药等差错应立即与审方药师联系，确认正确无误后方可摆药、贴签。

4. 摆药时需检查药品的名称、剂量、规格、批号、生产厂家等是否符合标签内容，同时应当注意药品的完好性及有效期；容易混淆的药品应间隔放置；摆好的冷藏药品单独存放于冷藏柜特定位置，配置时再统一传入配置间。

5. 贴签工作由双人负责，两人一组，贴签前应对药品质量进行检查，包括：包装是否有破损、液体有无异常，如结晶、异物、颜色变化、有效期等。贴签时应将输液标签整齐地贴在输液袋（瓶）上，不得将原始标签覆盖。

6. 药品核对时，操作人员应核查药品名称、规格、剂量等是否与标签内容一致，同时应检查药品质量、包装有无破损及在药品有效期内等，并签名或者盖章。

7. 摆药贴签核对工作结束后，做好清场工作。

8. 按药品性质或病区进行分类，传递至相对应的调配操作间。

9. 贴签、摆药与核对注意事项

（1）标签不得覆盖基础输液药品名称、规格、批号和有效期等信息，以便核查。

（2）按先进先用、近期先用的原则摆发药品。

（3）高警示药品应设固定区域放置、并有明显警示标识。冷藏药品应放置于冷藏柜。

（4）从传递窗（门）送入洁净区的药品和物品表面应保持清洁。

（5）按规定做好破损药品的登记、报损工作。

（四）混合调配

1. 人员资质　加药混合调配的人员，原则上应当具有药士及以上专业技术职务任职资格，且应当经岗位专业知识和技术操作规范培训并考核合格后方可上岗，每年还应当接受与其岗位相适应的继续教育。

2. 混合调配前

（1）环境准备　在调配操作前 30 分钟，按操作规程启动调配操作间净化系统以及水平层流洁净台和生物安全柜，并确认其处于正常工作状态。

（2）人员准备　配置普通药品需佩戴一次性帽子、口罩；配置危害药品时应佩戴双层口罩或 N95 口罩；应按七步洗手法认真清洗双手，烘干后戴一次性无菌手套；配置危害药品时应佩戴双层手套；穿洁净隔离服。

（3）药品、物品物料准备　按照操作规程洗手更衣，进入调配操作间，将摆放药品的推车放在水平层流洁净台或生物安全柜附近指定位置，并准备调配使用的一次性物品物料：注射器、75% 乙醇、碘伏、无纺布、利器盒、医疗废弃袋和生活垃圾袋、砂轮、笔等。

3. 混合调配中

（1）药品摆放前，应先用 75% 乙醇清洁消毒配置台面，从上到下、从内到外。

（2）混合调配人员实行一岗双责，严格按照混合调配流程进行，对混合调配的质量负责。操作人员应按输液标签，核对药品名称、规格、数量、有效期和药品外观完好性等，无误后进行加药混合调配。

（3）根据调配任务选择合适的注射器，检查注射器包装是否完整，注射器开启后紧密连接针头和针筒，防止调配时针头脱落，造成污染或浪费。

（4）混合调配时一切有菌物品绝对不能接触针梗、活塞、药液等，保持绝对无菌，排气时不可排出药液以免影响药量准确性。抽吸药液时不超过针筒的四分之三，如果抽吸过满易污染针栓或脱落栓，则造成药品浪费，影响用药安全。混合调配时注射器疑似有污染或确有污染时，应及时更换。

（5）混合调配不得采用交叉调配。交叉调配系指在同一操作台面上由同一人同时进行两组（袋、瓶）或两组以上静脉用药混合调配的操作。

（6）调配注射液，应在洁净工作台侧壁打开安瓿，避免朝向人或高效过滤器方向，以防药液喷溅到人或高效过滤器上，用注射器抽取所需药液量，注入基础输液袋（瓶）内轻轻摇匀；调配粉针剂，用注射器抽取适量溶媒注入西林瓶内，轻轻摇动或置于振荡器上助溶，待完全溶解后，抽出所需药液量，注入基础输液袋（瓶）内轻轻摇匀。

（7）如有二种以上粉针剂或者注射液需加入同一组输液时，应当严格按药品说明书要求和药品性质顺序加入；对肠外营养液、高危药品和某些特殊药品的混合调配，按制定的相关操作规范操作。

4. 调配结束后

（1）应再次按输液标签核对药品名称、规格、有效期，以及注意事项的提示性注解或标识等，并应核查抽取药液的用量，已调配好的成品输液是否有絮状物、微粒等，无误后在输液标签上签名或盖章。

（2）将调配好的成品输液以及空安瓿或西林瓶传送至成品输液核查区，进入成品输液核查包装程序。

（3）危害药品成品输液应在调配操作间内按操作规程完成核查程序。

（4）每日调配结束后，应立即全面清场，物品归回原位，清除废物，按清洁、消毒操作规程进行全面的清洁、消毒，并做好记录与交接班工作。

（5）按照更衣操作流程出调配操作间。

5. 注意事项

（1）每个洁净工作台配备两人为一组进行加药混合调配，

便于双人核对；不得进行交叉调配操作，即在同一操作台面上，同时进行两组或两组以上药品混合调配操作。

（2）严格执行无菌操作规程，按照规范要求洗手，无菌手套不能代替洗手过程。

（3）混合调配操作时，非整支（瓶）用量，应在输液标签上有明确标注其实际用量，以便校对。

（4）肠外营养液、危害药品、高警示药品和某些特殊药品混合调配非整支（瓶）用药量计算时，应当实行现场双人核对与签名。

（5）操作台中物品摆放应规范、合理，避免跨越无菌区域。

（6）水平层流洁净台大件物品放置相距不小于15cm，小件物品相距不少于5cm，距离台面边缘不少于15cm，物品摆放不得阻挡洁净层流，距离洁净台后壁不少于8cm；生物安全柜内所有操作，应在离工作台外沿20cm，内沿8~10cm并离台面10~15cm区域内进行，药品或物品不得阻挡生物安全柜散流孔，操作前将防护玻璃下拉至指定位置。

（7）调配操作以及清洁、消毒过程，应防止任何药液溅入高效过滤器，以免损坏器件或引起微生物滋生。

（8）每完成一组（批）混合调配操作后，应立即清场，用蘸有75%乙醇的无纺布擦拭台面，不得留有与下一批调配无关的药品、余液、用过的注射器和其他物品。

（9）混合调配抽吸药液时，抽液量不得超过注射器容量的四分之三，防止针筒脱栓。

（10）混合调配操作时使用的物品、药品有污染或疑似污染时，应当立即更换。

（11）多种药品混合调配操作过程中，应当根据临床需求和各药品的理化性质，评估确定多种药品混合配伍的安全性，并决定调配流程与加药顺序。如果输液出现异常或对药品配伍、操作程序有疑点时，应停止调配，报告当班药师，确认无误后方可重新调配并记录。

（五）成品输液核查与包装

1. 人员资质　负责成品输液核查的人员，应当具有药师及以上专业技术职务任职资格，不得由非药学专业技术人员从事此项工作。

2. 输液成品核查

（1）检查成品输液袋（瓶）外观是否整洁，轻轻挤压，观察输液袋有无破损或渗漏，尤其是加药及接缝处。

（2）检查成品输液外观有无变色、浑浊、沉淀、结晶或其他可见异物等；肠外营养液还应检查有无油滴析出、分层等。

（3）按输液标签内容，逐项核对药品与标签是否一致，再次检查药品配伍的合理性以及用药剂量的适宜性。

（4）检查抽取药液量准确性和西林瓶与安瓿药液残留量，核查非整支（瓶）药品的用量与标签是否相符。

（5）检查输液标签完整性，信息是否完整、正确，各岗位操作人员签名是否齐全、规范，确认无误后，核查药师应签名或盖章。

（6）检查核对完成后，废物按规定分类进行处理。

3. 成品输液包装

（1）将合格的成品输液按病区、批次、药品类别进行分类包装。遮光药品应进行遮光处理，外包装上应当有醒目标识；危害药品不得与其他成品输液混合包装；肠外营养液应单独包装。

（2）核查各病区、批次和成品输液数量，确认无误后，将包装好的成品输液按病区放置于转运箱内，上锁或加封条，填写成品输液发送信息并签名。

（六）成品输液发放与运送

1. 发放成品输液时药学人员应与运送工勤人员交接运送任务，按规定时间准时送至各病区。

2. 成品输液送至各病区后，运送工勤人员应与护士当面交接成品输液，共同清点数目，双方签名、并记录。

3. 运送工勤人员在运送过程中发生的问题应及时向发药人员反馈并记录。

4. 运送工作结束后，清点转运工具，清洁、消毒成品输液转运箱、转运车。

5. 危害药品成品输液运送过程中须配备溢出处理包。

四、流程

静脉用药调配中心工作流程（附件一）。

五、参考文件

1.《中华人民共和国药品管理法》（2019 年修订）.

2.《医疗机构药事管理规定》（卫医政发〔2011〕11 号）.

3.《静脉用药集中调配质量管理规范》（卫办医政发〔2010〕62 号）.

4.《静脉用药调配中心建设与管理指南（试行）》（国卫办医函〔2021〕598 号）.

六、附件

附件一：静脉用药调配中心工作流程

医师输入医嘱 → 临床调研 → 患者用药

合理用药审方 → 是否合格

护士请领医嘱 → 是否合格

PIVAS审核 → 是否合格

PIVAS分配批次，打印输液标签 → 药师排药 → 双人贴签、核对 → 按品种排药复核 → 是否合格

"一对一"主辅混合调配

药师成品核对 → 是否合格

按科室打包

一站式服务中心运送

临床护士核对并签收 → 是否合格

药学专业知识
医学专业知识

623

静脉用药调配中心外静脉用药管理制度及规程

一、目的

规范静脉用药调配中心外静脉用药调配操作流程，保障患者安全用药。

二、适用范围

1. 适用于非公医疗机构静脉用药调配中心以外的静脉用药调配工作的监督管理。

2. 本制度所称静脉用药调配中心外静脉用药是指不适合在静脉用药调配中心内配置、需要在病区或临床科室配置使用的静脉用药。

三、内容

（一）职责

1. 静脉用药调配中心药师 负责审方、排药、核对、打包药品。

2. 病区护士 负责排药、核对、配置、复核、给药。

3. 静脉用药调配中心质量与安全管理小组 负责静脉用药调配中心外静脉用药调配操作流程的监管，每月抽查一次病区的静脉用药调配操作是否符合规范，并有记录。

（二）工作模式及内容

1. 药师发药　从静脉用药调配中心发出的药品，按照《静脉用药调配中心全流程工作制度与操作规程》严格执行审方、排药、核对、打包后发至病区。

2. 病区护士静脉用药调配　收到药品后，护士进行排药，双人核对，应严格按照无菌操作要求，按照《静脉用药调配中心全流程工作制度与操作规程》中混合调配的操作要求进行静脉用药配置。

（1）人员准备　配置普通药品需佩戴一次性帽子、口罩。

（2）药品、物品物料准备　按照操作规程洗手，并准备调配使用的一次性物品物料：注射器、75% 乙醇、碘伏、无纺布、利器盒、医疗废弃袋和生活垃圾袋、砂轮、笔等。

（3）药品摆放前，应先用 75% 乙醇清洁消毒配置台面，从上到下、从内到外。

（4）操作人员应按输液标签，核对药品名称、规格、数量、有效期和药品外观完好性等，无误后进行加药混合调配。

（5）混合调配时一切有菌物品绝对不能接触针梗、活塞、药液等，保持绝对无菌，排气时不可排出药液以免影响药量准确性。抽吸药液时不超过针筒的四分之三，如果抽吸过满易污染针栓或脱落栓，则造成药品浪费，影响用药安全。混合调配时注射器疑似有污染或确有污染时，应及时更换。

（6）混合调配不得采用交叉调配。交叉调配系指在同一操作台面上由同一人同时进行两组（袋、瓶）或两组以上静脉用药混合调配的操作。

（7）如有二种以上粉针剂或者注射液需加入同一组输液时，应当严格按药品说明书要求和药品性质顺序加入。

（8）调配结束后应再次按输液标签核对药品名称、规格、有效期，以及注意事项的提示性注解或标识等，并应核查抽取药液的用量，已调配好的成品输液是否有絮状物、微粒等，无误后在输液标签上签名或盖章。

（9）每完成一组（批）混合调配操作后，应立即清场，用蘸有 75% 乙醇的无纺布擦拭台面，不得留有与下一批调配无关的药品、余液、用过的注射器和其他物品。

3. 病区成品输液质量检查　给药护士严格遵照《静脉用药调配中心全流程工作制度与操作规程》中成品输液核查的相关规定对成品输液的要求进行检查，确保药品质量。

（1）检查成品输液袋（瓶）外观是否整洁，轻轻挤压，观察输液袋有无破损或渗漏，尤其是加药及接缝处。

（2）检查成品输液外观有无变色、浑浊、沉淀、结晶或其他可见异物等。

4. 成品输液的使用

（1）应严格按照成品输液标签上的药品使用途径为患者进行输液，确保药品使用安全。

（2）应严格按照医嘱及药品说明书规定调整合适的滴速，确保患者用药安全。

（3）执行医嘱时进行"三查七对"：摆药后查；服药、注射、处置前查；服药、注射、处置后查。查对床号、姓名和药品的药名、剂量、浓度、时间、用法、有效期。

（4）患者输液期间应做好巡视工作，并进行巡视记录。

（三）监督检查

静脉用药调配中心质量与安全管理小组定期对临床科室静脉输液药品配置工作进行检查，检查结果反馈科室并督促科室对存在问题进行改进，改进结果在后续检查中复查。检查结果及改进内容应留有相应记录。具体检查内容如下。

1. 药品的储存与摆放　在病区暂时保存的未配置药品，保存条件应符合相关规定。

2. 静脉用药的配置过程

（1）混合调配不得采用交叉调配。

（2）混合调配操作人员应当按照规定着装、洗手并准备用物。

（3）混合调配过程中应严格遵循无菌操作原则。

（4）混合调配所用的静脉注射用药品，如果不是整瓶/支的用量，配置人员与复核人员分别对非整支药品进行剂量计算，一致后进行加药，加药过程必须在复核人员的监督下进行。

（5）如有二种以上药物需加入同一组输液时，应当严格按照药品说明书要求和药品性质顺序加入；高危药品和某些特殊药品的混合调配，按相关操作规范进行操作。配置中更换药品时应及时换针，避免交叉污染。配置完成后再次核对并检查成品输液质量。

（6）混合调配结束后立即清场、清洁、消毒。

（7）护士对患者进行全面评估，根据静脉治疗方案和药物性质选择合适的静脉输注途径和静脉治疗工具。

静脉用药调配中心文件管理制度与规程

一、目的

规范静脉用药调配中心的文件管理，确保静脉用药调配中心工作的正常运行。

二、适用范围

1. 适用于非公医疗机构静脉用药调配中心的文件管理工作。

2. 静脉用药调配中心的文件分类如下。

（1）外来文件 国家、地方政府部门发布的法律、法规、条例和标准，上级部门下发的通知、规定和办法。

（2）综合管理体系文件 包括阐述要求的文件（工作制度、岗位职责、标准操作规程、质量控制标准等）与阐明结果或证据的文件（工作记录、责任追溯、质量评价结果等）。

三、内容

（一）职责

静脉用药调配中心设置兼职文档管理员，具体职责如下。

1. 文档管理员负责保存静脉用药调配中心所有文件与文档，对文件与文档进行归纳整理，分类存放。

2. 文档管理员负责监督检查工作记录的书写情况，对记录中存在异常、错误的地方，督促更改。

3. 文档管理员负责按照不同类型文件的保存期限，将到期文件销毁。

4. 文档管理员负责定期对本部门员工进行文件记录方面的培训，培训内容包括文件与文档的类别与内容、文件的书写规范及文件的保存期限等。

（二）工作内容与模式

1. 文件的编写　静脉用药调配中心质量与安全管理小组应对文件进行集体讨论，安排专人编写。

2. 文件的审核　各环节管理文件（包括规程、规定、制度、表格等）由该环节负责人审核，其他文件由静脉用药调配中心负责人审核。

3. 文件的修订　静脉用药调配中心质量与安全管理小组负责更新管理体系有关文件，保证体系文件始终保持最新有效状态；不得在文件上随意修改，不准私自外借，确保文件的清晰、易于识别和查找。

4. 文件的评测　当文件在实施过程中因组织结构、工作流程、法律法规、标准等发生变化时，质量与安全管理小组对文件进行评测，如确需修改，由原文件编写人负责文件更改，如果原文件编写人离职，应在离职前将文件情况交接清楚，由接手人负责文件更改。

5. 文件的记录

（1）静脉用药调配中心应存储的档案文件主要包括：规章制度、工作流程、岗位职责；人员信息、健康档案与培训记录；项目设计文件、装修施工的合同、图纸、验收文件；仪器、设施设备等的合格证、说明书以及各项定期检测、维修、维护保养记录；药品管理、调配管理与各环节质控工作记录；督导检查记录等。

（2）静脉用药调配中心各岗位工作人员负责填写各岗位相关工作记录。

（3）工作记录的封面应有记录文件的名称、编号、科室名称、日期。

（4）工作记录填写应及时、完整、准确。数值有效位数的保留应当符合相关标准，不得提前填写或事后补填、编造数据等。

（5）工作记录内容应书写完整，不得留有空白。无填写内容时应当写"无"，书写内容与上一项内容相同时不得使用省略符号或"同上"，书写应当规范，不随意使用缩写。

（6）工作记录数据出现异常情况时，应当如实登记，并在"备注"中填写异常原因，必要时还需填写处理措施。

（7）文档管理员对档案文件与各环节管理运行中形成的所有记录进行收集、整理、存档并留有备份。

6. 静脉用药调配中心质量与安全管理小组每月检查文件运行和记录保管执行情况，并持续改进。

（1）档案文件应当分类储存并有文件编号，以便于查阅。

（2）工作记录文件经审核无误后，应按照周、月、季、年分类整理归档。

（3）电子文档应当采用硬盘或其他存储方式备份，并设置为不得修改状态，以确保电子文档的安全性。

7. 记录文件的保存期限依据具体文件保存的期限规定，文档管理员按照具体文件规定的处置要求在保存期满后进行处置。其中普通医嘱单应当储存一年，毒性药品处方应当储存两年。

静脉用药调配中心应急预案

一、目的

确保突发应急事件发生后，静脉用药调配中心能迅速处理并保障工作的顺利进行。

二、适用范围

适用于医疗机构静脉用药调配中心突发事件的应急处理。

三、内容

（一）机构与职责

静脉用药调配中心成立应急预案小组，以应对突发事件。人员组成包括组长、秘书及成员。组长由静脉用药调配中心负责人担任，秘书由组织能力及文书写作能力较强人员担任，成员由5~6名责任心强、有工作经验的业务骨干人员组成。应急预案小组及各成员职责如下。

1. 应急预案小组

（1）在医院领导和科主任的领导下，负责静脉用药调配中心突发事件预防与控制的管理工作。

（2）合理安排培训内容，理论与应急演练相结合。

（3）负责宣传培训应急知识、应急技能，使工作人员具有应急处理事件意识和能力。

（4）参与应急保障能力建设，制定突发或新发事件防控应急预案。

2. 组长 全面负责静脉用药调配中心突发事件处置工作，带领小组成员制定静脉用药调配中心应急预案。

3. 秘书 负责应急预案小组会议的通知、召开、会议记录；负责定期组织应急预案的培训与演练，确保每年对每项应急预案均能培训至少一次。

4. 成员 负责所分管的各项应急预案的培训与演练的具体事宜；负责在发生所分管的应急预案涉及的突发事件发生时，对在岗工作人员组织调配，保障应急预案的正常实施。

（二）工作内容与模式

1. 危害药品溢出应急预案

（1）生物安全柜外溢出 根据危害药品溢出量不同分为小剂量溢出和大剂量溢出，小剂量溢出是指在生物安全柜以外体积 ≤ 5ml 或剂量 ≤ 5mg 的溢出；大剂量溢出是指在生物安全柜以外体积＞ 5ml 或剂量＞ 5mg 的溢出。发生危害药品溢出后，需评估药液或药品粉末溢出的污染程度和范围。包括人员、场地、设施设备。如为大剂量溢出，应将溢出地点隔离出来，放置黄底黑字写有"危害药品溢出请注意防护"的标牌；如果有人衣服或皮肤直接接触到药物，必须立即用清洗剂和清水清洗被污染的皮肤，若有皮肤被划破，除冲洗外应控制出血，并及时接受治疗处理；如药液喷溅到眼睛，应先用 0.9% 氯化钠溶液或清水冲洗，并及时接受治疗处理；清理溢出物时，应防止皮肤划破。生物安全柜外溢出具体操作流程如下。

①打开危害药品溢出包：静脉用药调配中心应配备溢出包，由专人负责、定期检查维护、便于随时取用。溢出处理包应备有纱布、无纺布、吸水纸巾、海绵、一次性防护服、工作鞋、手套、一次性口罩、护目镜、专用垃圾袋、小铲子、镊子、剪刀、75% 乙醇、含氯消毒液等。

②穿戴好个人防护用品，包括双层的一次性口罩、鞋套、双层手套（里层为乳胶手套、外层为操作手套）、护目镜等。

③粉末状危害药品用湿布覆盖，液体药物必须使用吸收性好的棉织物吸收，然后再清理。

④用小扫把与小铲子清扫玻璃碎片并放入利器盒内。

⑤将所有被污染的物品放入溢出包中备有的黄色医疗废物垃圾袋中。

⑥当药物完全被除去以后，被污染的地方必须先用水擦洗或冲洗，再用清洁剂擦拭，再用水清洗并消毒。

⑦需要反复使用的物品应当由受训人员在穿戴好个人防护用品的条件下用清洁剂清洗 3 遍，再用清水洗净。

⑧所有用来清洁溢出物的一次性用品必须放置在一次性医疗废物垃圾袋中并封口，再套一个医疗废物垃圾袋，参与清除溢出物员工的防护服应丢置于外层的医疗废物垃圾袋中，外层的医疗废物垃圾袋也应密封处理，以防污染室内空气，并在外层医疗废物垃圾袋上做"药物性垃圾"的警示标记，放置于药物性垃圾桶中，最后由医废处置人员统一处理。

⑨记录以下信息：药物的名称、大概溢出量、溢出如何发生及处理过程、溢出物对操作人员与环境的影响程度等，并归档。

（2）生物安全柜内溢出　溢出体积 ≤ 150ml 的清除过程同生物安全柜外溢出。溢出体积 > 150ml 时，在清除溢出药物和清洗完药物溢出的地方后，应对整个安全柜的内表面进行再次清洁，处理过程如下。

①安全柜的内表面，包括各种凹槽之内，都必须用清洁剂彻底清洗。

②如果溢出药物污染了高效过滤器，则整个安全柜都要封存，直到高效过滤器被更换。

③所有废弃物必须放置在双层医疗废物垃圾袋中封口并在外层医疗废物垃圾袋上做"药物性垃圾"的警示标记，放置于药物性垃圾桶中，最后由医废处置人员统一处理。

2. 配置人员外伤应急预案

（1）针刺伤　轻者自行处理，清理异物，挤出少量血液，消毒伤口，创可贴加压止血；重者先由同台另一名操作者协助伤者处理伤口，必要时立即就医。

（2）药液溅到皮肤　反复冲洗皮肤污染区域。若情况较严重，紧急处理后必须立即就医。

（3）药液溅入眼睛中　立即用洗眼器冲洗眼睛，注意无菌操作和保护角膜，必要时立即就医。

（4）碎玻璃溅入眼睛　小心清理异物，防止损伤角膜，必要时立即就医。

（5）记录以下信息　药品名称、接触部位及接触面积与药液量、处理过程、分析外伤发生原因等，并归档。

3. 药品供应应急预案

（1）中心库房无药时，应及时向其他调剂室调拨。

（2）各调剂室库存不足，应向中心库房工作人员问明原因做好记录，向临床科室解释说明，并提供可供替换选择的同类药品。

（3）当药品到货后，及时领回并通知相关科室。

4. 不合格成品输液应急预案

（1）静脉用药调配中心发现成品输液质量问题应及时通知相关人员，并上报科室负责人，将该组药品重新调配，确保患者及时安全用药。不合格成品输液处理流程：立即在输液标签上用记号笔画"×"，如不合格成品输液为普通药品时，将其剪开倒入水池，由医院污水处理系统统一处理；如不合格成品输液为危害药品时，将其用双层塑料袋包裹后放置于药物性垃坂桶，由医废处置人员统一处理。

（2）当静脉用药调配中心接到病区护士反馈成品输液质量问题时，应立即上报负责人，并派专人到临床查看确认，如患者未使用，可将不合格成品输液带回静脉用药调配中心，按照不合格成品输液处理流程进行处理。如患者已使用，于医患双方均在场的情况下将实物进行封存，在封口处标明发生时间，做好相关记录并逐级上报。

（3）定期组织静脉用药调配中心人员开会讨论，对不合格成品输液质量问题进行分析总结，提出改进措施，避免类似事件再次发生。

5. 空调净化系统故障应急预案

（1）查看故障空调的位置和问题情况，联系运维部工作人员加紧维修。

（2）如果故障较为严重，影响正常工作，应立即汇报部门负责人，将需要调配的药品和相关物品转移到其他调配操作间，做交接班处理，保证工作正常运行。

6. 网络信息系统故障应急预案　发生网络信息系统故障后，工作人员不能解决问题时，及时与网络信息中心联系，了解故障的严重程度和可能持续时间。及时联系病区说明情况，如病区有急需用药，由病区提供医嘱单及汇总单，经病区护士长签字后，将医嘱单及汇总单送至静脉用药调配中心，静脉用药调配中心工作人员进行摆药，普通药品与抗生素药品故障期间统一打包下送，不予配置；TPN 与危害药品由静脉用药调配中心配置成成品输液后打包下送。其他非急需使用药品配送时间延后，具体时间等待通知。

故障恢复后，具体处置流程如下。

（1）与信息中心联系确认故障已经得到排除。

（2）与各病区联系，告知网络信息系统已恢复，可以正常开具医嘱至静脉用药调配中心。

（3）未录入的领药单据及时录入并确认。

（4）记录此次故障事件，并对故障原因及处置过程进行分析总结。

7. 停电应急预案

（1）明确停电情况。停电分为计划内停电与计划外停电。

①计划内停电：询问运维部停电持续时间；立即汇报部门负责人，协调尽量避开药品调配时间，以免影响患者用药；做好停电准备，备好手电筒、简易照明设备等照明工具，调配间内配备应急安全锤，方便取用。

②计划外停电：突然停电时，电话联系运维部，明确停电原因，并使用紧急备用电源；工作人员记录准确停电时间，以便追溯信息。混合调配间内人员停止各项工作，统一听从负责人安排，不得擅作主张，防止各类差错事故的发生；拔下有关仪器、设备的插头，待确认恢复供电后再行开启，避免维修过程中因电流不稳，导致仪器、设备损坏。

（2）联系临床说明情况，优先保证临床急需药品。

（3）如确定停电时间过长，弹性排班，合理安排人员，并做好防火防盗工作。

（4）记录停电事件的发生原因，若为静脉用药调配中心内部引起，做好事故报告、事故统计、事故分析总结等工作。

8. 漏水、水灾应急处理预案

（1）发现漏水、水灾时，立即联系运维部，并切断电源。

（2）迅速通知所有人员进入应急状态，由领导统一安排尽快转移物品。

（3）自救过程中，在保证人员安全的前提下，注意爱护贵重仪器、设备、药品等，尽量防止被破坏。

9. 停水应急预案

（1）计划内停水

①接到停水通知，立即汇报科室领导并及时通知工作人员，做好停水准备。

②根据停水时间做好储水工作。同时协调避开药品调配时间，避免影响患者用药。

（2）计划外停水

①发现停水，及时与运维部联系，查询原因，紧急处理。

②保持通讯畅通，随时做好恢复供水后的各项准备工作。

③停水期间，关闭水源，加强巡视，避免疏漏。

④协调药品调配工作，保障患者用药。

10. 火灾应急预案

（1）发现火情，现场探测器及现场自动灭火装置不起作用时，必须由现场人员按手动报警按钮。如果发现联动故障，要由火灾现场人员进行手动操作，控制设备的控制装置，消防前室手动打开送风阀，走道手动打开排烟阀。

（2）如果火情可以控制，要采取"先控制，后消灭"的原则，就近取出灭火器进行灭火，若火势已无法控制，应立即撤离，以免造成人员伤亡，当火场有人受困时，要坚持"先救人，后救火"的原则，确保人员生命安全。

（3）疏散引导人员立即打开消防通道，紧急疏散所有人员安全撤离，组织疏散时要以最近的安全出口为原则，不同区域人员疏散应注意：

①混合调配间发生时，混合调配间内的人员立即打开逃生门或使用安全锤敲碎逃生门玻璃进行逃生；

②针剂库、液体库及耗材间附近发生火灾时，灭火的同时现场应将易燃物品如75%乙醇安全转移；

③针剂库发生火灾时，危害药品可能会发生爆炸或散发毒

气，疏散人员时应采取措施做好自我防护。

（4）遇到暂时不能解决的问题时，在立即启用备用设备的同时，应立即与上级部门及维保公司联系，取得技术支持，尽快排除故障。

（5）待疏散完毕后，清点人数，务必确保人员生命安全。

（6）对事故过程所有损失做收集、统计、归纳、整理形成文件，为进一步处理事故工作提供依据；对应急预案在事故发生的全过程认真做出总结，完善预案中的不足和缺陷。

11. 人力资源短缺应急预案

（1）短期人员不足，弹性排班，调动其他可以上班人员以补足人力。

（2）工作量突然加大，上报上级领导，协调人力，确保工作正常运行，保障临床用药。

四、表单

应急预案运行记录表（附件一）。

五、参考文件

1.《静脉用药集中调配质量管理规范》（卫办医政发〔2010〕62号）.

2.《静脉用药调配中心建设与管理指南（试行）》（国卫办医函〔2021〕598号）.

3. 米文杰，刘向红，陈迹.《静脉用药集中调配基础管理与进阶实践》［M］. 北京：人民卫生出版社，2017.

六、附件

附件一：应急预案运行记录表

应急事件类型		应急事件发生时间	
应急事件详情	填写事件发生的情况，如：×月×日×时×分，PIVAS系统提取医嘱时发生故障，药品汇总单数据错误		
应急预案运行情况	填写应急预案启动后的具体实施情况，如：由×××立即向×××科室打电话告知故障情况，……		
应急事件处理结果	填写事件处理结果，如：×月×日×时×分，信息系统恢复运行		
应急预案运行总结	填写对本次应急预案运行情况的总结		

记录人：　　　　　　　　　　　　　　日期：

第八章

药学部应急预案

突发事件药事管理应急预案

一、目的

为确保药事管理工作能及时有效地应对突发应急事件，保证药学服务质量及医疗救护工作的顺利完成。

二、适用范围

适用于非公医疗机构突发事件药学部药事管理的处理。

三、内容

（一）突发事件的定义

本预案所称的突发事件，是指突然发生，可能造成社会及医院公众健康、环境安全及正常医疗秩序严重损害的重大传染病疫情、群体不明原因疾病、重大食物中毒和职业中毒、医院感染暴发流行，水、电、医疗设施等的质量事故，水灾、火灾、地震、动乱、恐怖事件及其他严重影响公众健康、环境安全及正常医疗秩序的事件。

（二）突发事件的组织管理

医疗机构应成立突发应急事件工作组，工作组下设突发事件药事管理组，组长由主管副院长担任，副组长由医教部主任与药学部主任担任，组员应由安保部、护理部、运维部、医技科室、感控部等相关部门主任组成（其他职能部门如安保部、护理部、运维部、相关医技科室、感控部等，需要时协助突发事件药事管理组工作）。突发事件药事管理具体日常工作由药学部负责，药学部成员组成由人力资源组、药品保障供应组、药品调剂组、临床药学组、药品质量控制组、信息管理小组构成。工作组职责及药学部成员职责如下。

1. 工作组职责　启动一级应急响应（特别重大）：由主管副院长负责协调工作；启动二级应急响应（重大）：由药学部主任负责协调工作；启动三级应急响应（较大）：各药房负责人负责协调工作，药房工作人员服从救援分配。

2. 成员职责

（1）人力资源组　由药学部主任负责在突发事件中的人员整合，包括各组工作人员的重新定岗、人员调配、新组临时性岗位的人员安排、排班统筹。

（2）药品保障供应组　由中心药库工作人员负责。中心药库负责本院药品采购、保管和发放工作。采购人员及时联系药品供应商，根据医疗机构的应急目录采购药品，采购药品品种应包括但不限于应急目录中指定的药品，需要考虑药物治疗方案之间的相互替代性，在采购过程中保障紧缺药品的供应。中心药库供应库存药品和协调各药房抢救药品的调剂，及时联系药品供应商补足库存。阶段性药事管理应急工作结束后，在保证药品的有效期内正常使用外，如存在积压药品，应全面统计，积压药品信息向供应商及时反馈，以避免盲目进货。库内待处理积压药品，在盘点入账后向其他使用单位联系或与供应商协商，帮助联系使用。过期失效后不得进行使用，并应建账统计，按有关规定报损销毁。

（3）药品调剂组　由调剂部门的组长负责。各调剂室完成本院日常药品的调剂工作，执行其他与调剂相关的临时性任务，切实有效的做好员工自我防护工作（应考虑有传染风险患者就诊取药），纸质处方应进行消毒并妥善保管，避免处方造成院内交叉感染，必要时设专门药房，其常规工作包括药品领发、排班、账物管理和消毒等。药品调剂组应为临床提供用药信息，保障药品供应，储备药品要有计划，防止积压，做好面向患者的用药咨询和宣传工作。

（4）临床药学组　由临床药师参与，开展突发事件中临床药物治疗和药物安全性方面的工作；收集整理、反馈药物信息；进行 ADR 监测和上报。

（5）药品质量控制组　由质控部门负责。其工作包括对所有采购药品、捐赠药品进行质量控制。

（6）信息管理小组　由药学部信息管理人员负责。保障药学信息平台的正常运转，保障应急药品信息在各个部门正常流转，传达医院管理部门的相关资讯和对外宣传等工作。

遇上述突发应急事件启动应急响应后，药学人员须按照统一部署要求开展工作。除上述分工外，各药师都要积极主动参与抢救工作、灵活机动采取措施。

医院针对不同性质的突发事件，逐步制定不同的应急方案，根据突发事件的变化和实施中发现的问题及时对应急预案进行修改、补充。

四、参考文件

1.《中华人民共和国突发事件应对法》（2007 年）.
2.《突发公共卫生事件应急条例》（2011 年修订）.

药品丢失被盗应急预案

一、目的

加强药品安全管理，规范药品丢失、被盗事件处置流程。

二、适用范围

1. 适用于非公医疗机构普通药品与特殊管理药品丢失被盗的应急处置。

2. 本制度所指特殊管理药品为麻醉药品、精神药品、医疗用毒性药品、放射性药品、易制毒药品及社会危害的非管制药品。

三、内容

（一）普通管理药品

1. 药品存放区域必须配备有门禁、监控设施。药品应按照规范运送，做到"送药人与药品不分离"。

2. 药学部各调剂室若发生药品账物不相符，需及时自查。若发现药品被盗或疑似被盗，第一时间向科主任、分管领导报告，同时向安全保卫部报告，并按要求上报不良事件。

3. 临床科室若发生一般药品丢失，需及时在科内自查，并向科主任、护士长报告，同时向安全保卫部报告，并按要求上报不良事件。

4. 一站式服务中心在运送药品期间，若发生药品丢失与被盗事件，应及时向药学部及相关部门报告。

5. 发生药品丢失与被盗后，安保部应立即展开现场调查，协助调取药品丢失与被盗部门监控录像，必要时应报警处理。

6. 凡因管理失职造成药品被盗者，应追究当事人责任。

（二）特殊管理药品

1. 各调剂室发现特殊管理药品丢失时，及时汇报药学部主任，清查丢失的药品名称、规格、数量，报告总值班和院领导，同时保护好现场，及时拍照，迅速写出书面详细材料（事故发生时间、地点、经过、涉及范围、伤亡人数、事故原因、已采取的措施、面临的问题、事故报告单位、报告人和报告时间等），由医疗机构立即报告给有关主管部门和公安部门备案处理。

2. 临床科室储存的特殊管理药品丢失时，立刻汇报科室护士长及科主任，按照特殊药品丢失事件报告的内容，向药学部、总值班和院领导进行报告。

3. 药事管理突发事件应急工作组立即组织力量对报告事项调查核实、确定采取控制危害扩大措施或者对现场进行控制。药事管理突发事件应急工作组召开事故根本原因分析会议，对事故进行分析、评估、研究应对措施。

4. 任何科室和个人都不得瞒报、缓报、谎报或者授意他人瞒报、缓报、谎报特殊管理药品突发事件。

四、参考文件

1.《JCI 医院评审标准》（第 7 版），MMU.3.

2.《中华人民共和国药品管理法》（2019 年修订）.

药学部突发事件应急预案

一、目的

医院药学部出现突发事件时，确保药品供应及调剂等各项工作能顺利开展，保障非公医疗机构正常用药，以及为了有效预防、及时控制和消除突发事件的发生，保障人员生命和财产安全。

二、适用范围

1. 适用于非公医疗机构药学部发生突发事件的处置。

2. 本制度突发事件的类型包括：水灾、火灾、地震、冷链设备故障、疫情及信息系统宕机。

三、内容

（一）水灾

1. 加强预防工作。对于有明确预警的雨水天气，及时做好应对水灾的措施，如提前将药品转移至安全区域，或在药品垛上铺防雨布，提前应对可能出现的水情。

2. 加强定期巡查工作。定期查看药品存放区域的环境安全，观察有无漏水、渗水，若发现有水渍漫溢隐患，立即报告运维保障部，及时维修处理。

3. 加强员工培训教育，增强防范意识，遵守各项制度，及时关闭水龙头。

4. 一旦发现水渍漫溢，工作人员应立即报告运维保障部，及时维修处理。同时根据水渍漫溢范围检查药品受损情况，及时搬离或抬高药品，做好现场清洁工作。必要时汇报总值班或部门负责人、科主任，及时协调人员处理现场水情，防止药品损失扩大。

（二）地震

1. 医院下设地震应急工作组，在破坏性地震发生后，即转为医院"应急指挥部"，其组长、副组长分别为应急指挥部的总指挥、副指挥。

2. 药学部各部门成立地震应急组，分别为通讯组、救护组、疏散组。定期开展地震应急演练，以防地震发生后及时有效地应对。

3. 发生地震后，听从医院应急指挥部的领导，药学部各部门地震应急组各司其职，迅速、有序地进行应急工作。

（三）冷链设备故障

1. 预案保障准备

（1）各药房常备一定数量的冰袋、冰块，以保障突然的短时间停电。

（2）可与药品供货公司达成协议，为医疗机构及时调配一定数量的冷链运送车辆，在自备冰袋和冰块不足时应急补充。

（3）药库冷库备用电源与医院发动机组链接，备用一套制冷设备。

2. 预案启动　得到运维部通知停电时间超过 2 小时时，药学部应立即启动本预案。

3. 预案执行

（1）药库冷库备用电源与医院发电机组连接，保障 24 小时供电，若有温度持续上升超过 8℃，应立即启用备用制冷设备，后联系运维部对冷库设备故障进行排查检修。温湿度调控设备故障时，应立即报修。同时注意仓库内外温度情况，检查各库区温度趋势，如温度不断上升且有可能超过库区温度上限时，应立即在库区内放置冰块，降低库区温度。

密切观察各冰箱、冰柜温度变化，减少开启冰箱、冰柜次数，缩短每次开门时间，尽量保证冰箱、冰柜内的温度满足药品保存要求。

（2）迅速联系药品供货公司，请其为医疗机构准备药品冷链运输设备。使用其药品冷链运输中的保温设备保存药品。

（3）发现冰箱、冰柜温度不能保证药品储存所需时，及时取出冰块或冰袋，制作简易的低温恒温箱，保存各部门对低温保存有要求的药品。

4. 预案还原 供电恢复后，检查转移药品储存条件，在保证药品质量的前提下，在冰箱、冰柜、冷库达到储存温度后将药品转移回其原始位置。

（四）火灾

1. 医院消防总指挥、副指挥分别由院长、副院长担任。安保部主任做好医院内灭火队的组织，监控中心对火情做出准确判断，并跟进记录。

2. 药学部各部门成立消防安全组，分别为通讯组、救护组、疏散组与灭火组。并配备消防应急包。定期开展消防安全演练，以防火灾发生后能及时有效地应对。

3. 发生火灾后，听从医院指挥部的领导，药学部各部门消防安全组各司其职，迅速、有序地进行应急工作。

（五）疫情

1. 若发生重大传染病或疫情，医院迅速成立疫情应急小组，组长、副组长由院长、副院长担任。成员由感控部、医教部、护理部、运维部、安全保障部、药学部、检验科等相关部门领导组成。

2. 药品处置

（1）用于治疗住院疫情传染病患者的药品，应在清洁区摆药。每日摆药整包装药品不应进入污染区、半污染区。但由于特殊需要进入污染区的药品，在传染病得到有效控制，污染区准备撤除时，应对污染区剩余药品进行消毒处理。污染区剩余药品消毒应在污染环境及房屋的终末消毒后进行。对剩余药品进行消毒，消毒后的剩余药品视为医用垃圾，可装入双层黄色垃圾袋，到指定地区处理，不得回收使用。污染区药品消毒销毁前，应进行账册登记，金额统计。

（2）进入半污染区的药品的处理　药品应尽可能不进入半污染区。特殊需要进入半污染区的药品，在传染病得到有效控制，半污染区准备撤除时，应对半污染区剩余药品进行消毒处理。进入半污染区的剩余药品的消毒应在所处环境及房屋终末消毒后进行，半污染区内药品外包装或者原包装应消毒处理。并做好相应的消毒记录。已打开原包装的口服药品不得回收使用。半污染区的药品消毒后进行账册登记、金额统计。

（3）疫情传染病后消毒药品的处理　抗疫工作需要准备充足的消毒药品，其消毒药品主要以过氧乙酸和含有效氯产品为主。消毒药品过期后，不得进行销售。

（六）信息系统宕机

1. 门急诊药房

（1）当药房工作人员发现计算机访问数据库速度迟缓，不能进入相应程序，不能保存数据，不能访问网络，应用程序非连续性工作时，立即向信息科报告。

（2）门急诊药房应将药品价格目录每季度由电脑导出备份并打印留存，在下次备份前，个别药品价格如有调整，需及时更新。

（3）故障期间，患者持处方笺至药房，药师进行审方并根据每季度备份药品的目录价格进行划价，划价药师需签字确认，患者再去收费处缴费，之后患者凭有收费章的手工处方笺至药房，药房工作人员给患者调配发药，并保存处方笺。

（4）业务正常后，信息科指导门急诊医生在系统中补录患者诊疗信息，医生补开处方，药房工作人员凭手工药品处方笺在系统中核对患者药品信息并进行出库操作。如与手工药品处方笺信息不符，应及时联系信息科。操作完成后，应查对电脑药品库存与实际库存是否相符。

2. 住院药房

（1）住院药房若发生宕机，应紧急联系信息科进行处理，并通知临床科室暂时无法进行 HIS 操作，待信息系统恢复正常后进行医嘱处理。

（2）若患者抢救等紧急用药，医生、护士可向药房写借条先给患者用药。待系统恢复后，医生正常下医嘱，药师凭借条进行出库操作。操作完成后，应查对电脑药品库存与实际库存是否相符。

3. 其他部门　　其他部门如中心药库、麻醉手术室药房，均先用手工记账方式向领药部门发放药品，以保障临床患者用药。待计算机系统恢复正常后，再进行出库操作。操作完成后，应查对电脑药品库存与实际库存是否相符。

四、参考文件

1.《中华人民共和国传染病防治法》（2013 年修正）.

2.《突发公共卫生事件应急条例》（2011 年修订）.

第九章

药学部质控

药学部质控小组工作制度

一、目的

加强药品质量控制管理，提升质量意识，以药学服务为本职，患者安全用药为宗旨，保障患者用药的质量与供应。

二、适用范围

药学部质控管理工作包括药品质量管理和药学服务质量管理。

三、内容

（一）成员与职责

1. 药学部质控小组 由质控组长（药学部主任担任），质控办人员和其他成员（药学部各二级部门负责人）三部分组成。

2. 职责

（1）药学部质控小组职责 承担药品质量管理方面的所有工作，负责药学部药品及药事质量管理工作决策和实施，建立质控管理检查制度，定期对药学部各部门质控目标进行考核评价。在药品质量管理方面有效行使裁决权。

（2）药学部质控小组组长职责 全面负责药学部质控相关管理工作，率领小组各成员制定质量管理目标和制度，定期检查制度执行情况。

（3）药学部质控办人员职责 在质控组长的领导下，统筹安排药学部质控相关工作，按期进行药品质量和药学服务质量的检查，对存在的问题做出改进计划，定期对全院药品质量、药学部工作质量和管理情况进行总结分析，发现问题及时提出整改措施，督促质量管理工作的落实。

（4）药学部质控小组其他成员职责 在药学部质控小组指导下，具体负责本部门和临床科室存放药品质量的检查、监督、指导并做好记录，对存在的问题提出改进措施。

（二）工作内容

1. 药学部质控小组全面负责药品质量管理工作，制定药学部质量与安全控制管理目标和标准。

2. 组织并监督药学部所有人员严格遵守《中华人民共和国药品管理法》《药品管理法实施条例》《医疗机构药事管理规定》《处方管理办法》等法律、法规和行政规章制度的有关规定。

3. 每月检查全院药品质量和药品管理情况，及时分析、处理存在的问题，督促管理指标的落实。

4. 每季度召开质控小组会议，就药学部质量与安全管理存在的问题进行讨论，并做出决议，督促相关部门限时整改。

5. 每年末召开质控小组工作总结会议，对药学部当年度质量与安全控制管理工作进行总结，在充分讨论的基础上形成会议决议。运用质量管理 PDCA 工具，开展质控管理持续改进工作，对药学部质量持续改进工作的意见或建议，组织、监督药学部质量与安全控制管理工作持续改进。

6. 督导药学部全体人员了解药学部的质量与安全控制方针、目标，熟悉药学部规章制度，严格遵照规章制度的要求完成工作，关注质量与安全控制持续改进工作的进展，发现质量与安全问题及时提出改进意见和建议，认真落实质量与安全控制各项措施，定期收集药品质量信息和有关质量的意见、建议，组织传递反馈，并定期进行统计分析。

7. 每月向全院各科室通报医院临床用药安全监测结果及合理用药监测指标，提出整改建议。

8. 定期组织药学人员进行质量教育与培训。

（三）工作纪律

1. 因质控工作的系统性和持续性，药学部质控小组成员应尽可能参加每次的质量检查活动和质控工作会议。确因特殊原因不能参加的，需按规定要求请假，不能委托他人参加检查活动和质控工作会议。

2. 药学部各项质量管理文件，未经质控小组批准不得拷贝或上传至网络。

四、参考文件

《JCI 医院评审标准》（第 7 版），GLD.10.

药学部质控管理计划

一、目的

有计划开展药学部各项质量控制管理工作，确保药品质量，提升药学服务质量，保障患者安全用药。

二、适用范围

适用于非公医疗机构药学部药品管理全流程。

三、内容

1.药学部质控管理计划由药学部质控小组负责制定。

2.药学部质控小组在医院质量与安全管理委员会指导下，负责制定药学部本年度质量与安全管理计划，并提供系统性、综合性、协调性的管理办法，用于评估和改进科室的质量与安全管理，提高以患者为中心的服务理念。

（1）药学部质控小组制定和修订质量管理和监督相关制度，并对更新后的制度进行培训，提升科室人员执行制度的意识和能力，督促管理制度的贯彻和落实。

（2）药学部质控小组应贯彻落实我院患者安全目标，积极抓好本部门人员的质量与安全培训，提高本部门人员质量与安全意识，提升服务质量，推动药学服务各项工作的有序开展。

（3）药学部质控小组制定本年度质量监测指标、追踪指标动态、针对追踪出现的问题提出相应的对策，并应用 PDCA 循环管理法实施改进。

（4）药学部质控小组定期进行质量与安全检查，发现问题及时整改做好落实，并将检查记录存档。

（5）药学部质控小组每季度召开会议，研究科室质量与安全工作的进展情况，落实阶段性目标，解决质量与安全工作中出现的问题。

3.积极落实质量与安全管理计划，认真抓好质量与安全管理基础工作，明确职责，做到及时收集资料，落实常态监控，发现质量控制中存在的问题，及时提出意见并落实改进，保障患者安全。根据医院流程的改进情况及时更新相关制度，上报药事管理与药物治疗学委员会审批后发布，对部门更新制度进行培训，提高科室成员执行制度的意识和能力，促进管理制度的贯彻和落实。

（1）熟练掌握本科室本年度质量与安全管理计划。

（2）定期分析本科室医疗质量动态，总结归纳，对需改进的内容在科室质量管理会议提出整改意见，并协助科主任督促落实。

（3）对本科室质量控制检查建立规范登记，对检查中发现的问题及时报告科主任并提出改进意见。

（4）每月／季度对监控指标进行质控分析并在院内网公布结果。

4.监控指标

（1）每月对处方合格率、基药率、抗菌药物使用率、用药咨询、不合理处方干预等指标进行监测分析，并于本月底将监测结果通过局域网公布。

（2）每月对一类切口预防使用率、住院患者抗菌药物使用率、使用强度等进行统计分析。

（3）每月对药品不良反应收集数据进行统计分析。

（4）每月对前置审方拦截内容进行分析汇总。

（5）每月对科室储备药品（包括高警示药物、急救药品等）管理情况进行检查，并进行汇总分析。

（6）每季度进行一次"患者满意度调查"分析，并通过局域网公布满意度情况。

（7）每月对科室进行质量相关数据收集分析，内容包括科室年度目标值与实际值，并通过局域网公布。

（8）对患者投诉情况进行汇总、分析，并对有效投诉提出改进意见或建议。

5.质控办定期组织质量与安全培训，并书写培训记录。

6.每月至少一次对质量控制情况进行检查。质控员每月数据采集上报前由科主任或由同部门同事进行检查，并有记录，提出持续改进医疗质量的整改建议；协助科主任督促检查关于提高医疗质量的整改意见及科室质控整改意见的落实情况。

7.依据"高风险、服务量、易出问题"的原则设定监控指标，根据"医院宗旨、患者需求和部门实际情况"修订质量监控指标。

8.对于监测指标未达标的关键问题，提出相应的对策，推动科室持续质量改进。

药学质量风险评估制度

一、目的

加强药学质量风险管理，力求把药学服务过程中风险导致的各种不利后果减少到最低程度，避免出现质量风险。

二、适用范围

1. 适用于非公医疗机构药学服务过程中的质量风险管理。

2. 药学质量风险管理　是在整个药学质量管理中采用前瞻或回顾的方式，对药学质量风险进行评估、沟通、改进的系统过程，并促进药学质量管理决策的科学化、合理化，减少决策的风险，使潜在的风险损失降至最低。

三、内容

（一）成员和职责

1. 药学质量风险管理成员　组长由药学部主任担任，成员包括质控办人员及各部门负责人。

2. 药学质量风险管理小组职责　负责组织对药学全过程质量管理进行风险评估、改进管理等相关事宜。

（二）工作模式

药学质量风险管理是一个标准的系统化药品管理全流程，用以协调、改善与风险相关的科学决策，分为：风险启动、风险评估、风险控制、风险沟通、风险审核及回顾，持续地贯穿于整个药学质量管理过程。以下以调剂差错风险为例。

1. 风险启动　在药学工作过程中，发现、识别潜在的药品管理及药学服务全过程质量风险，降低其发生概率，启动质量风险管理工作步骤包括：确定存在的问题如调剂差错风险，包括潜在性的假设；搜集与调剂差错相关的潜在危险、造成患者伤害或人体健康影响的相关信息和数据资料；明确调剂差错产生的风险核心要素；确立风险主题启动的必要性及可能的预期结果。

2. 风险评估　包括风险识别（可能出现什么问题）、风险分析（可能性有多大）和风险评价（问题发生的后果是什么）三个部分。

（1）风险识别　是进行质量风险管理的基础，即根据确定的风险，系统地收集、利用相关信息和经验（如调剂差错属于踪近差错中的哪一类）。

（2）风险分析　是运用有用的信息和工具对已经被识别的风险及其问题进行分析、估计（如什么因素导致差错发生，人为因素还是客观因素？发生差错后造成的后果如何？发生差错是在哪个环节？一人差错还是连锁反应？发生差错的根本原因等），进而确认此次调剂差错出现问题的可能性有多大，出现的问题是否能够被及时地发现，以及造成的后果。通过分析本次调剂差错的严重性以及发生的可能性，对风险进行深入的描述，然后在风险评价中综合上述因素确认一个风险的等级。在整个风险评估过程中，风险分析是最重要的环节，需要有经验的质量相关人员共同完成（表9-1、表9-2）。

（3）风险评价　是指根据预先确定的风险标准对已经识别并分析的风险进行评价，即通过评价风险的严重性和可能性从而确认风险的等级，划分风险等级应考虑证据的充分性（风险标准：根据风险发生的可能性和严重性，用风险指数矩阵图来综合评价风险的等级，如表9-3所示）。

表 9-1 风险发生的可能性

级别	发生频次
第 1 级	稀少（发生频次小于每十年一次）
第 2 级	不太可能发生（发生频次为每五至十年一次）
第 3 级	可能发生（发生频次为每一至五年一次）
第 4 级	很可能发生（发生频次为约每年一次）
第 5 级	较常发生（发生频次约为每 2-3 个月 1 次）
第 6 级	经常发生（几乎每次都可能发生）

表 9-2 风险发生的严重性

级别	严重性
第 I 级	可忽略
第 II 级	微小
第 III 级	中等
第 IV 级	严重
第 V 级	毁灭性

表 9-3 风险级别评价表

可能性 严重性	第 1 级	第 2 级	第 3 级	第 4 级	第 5 级	第 6 级
第 I 级	1	2	3	4	5	6
第 II 级	2	4	6	8	10	12
第 III 级	3	6	9	12	15	18
第 IV 级	4	8	12	16	20	24
第 V 级	5	10	15	20	25	30

风险综合指数＝危害严重性指数值 × 危害可能性指数值。

风险级别：低级风险：1~5；中级风险：6~10；高级风险：11~30。

3. 风险控制 对于已经评估过的风险，质量风险管理小组应采取相应的措施，来减少风险，风险是否在可以接受的水平上，可以采取什么样的措施来降低、控制或消除风险？如因人员疲劳问题该风险属于可接受水平，可适当增加休息或者间隔一定时间换岗。在控制已经识别的风险时是否会产生新的风险？ 如药品货位发生更改，可能增加后续发药调剂差错风险，风险结果不能被接受，可采取措施地毯式排查杜绝可能再次发生的风险。

4. 风险沟通 在风险管理程序实施的各个阶段，风险小组和相关部门人员应该对进行的程序和管理方面的信息进行交换和共享（通过与调剂差错发生药师、患者等进行风险沟通，了解事件发生的全过程）。通过风险沟通能够促进风险管理的实施，使各方掌握更全面的信息从而调整或改进措施及其效果。

5. 风险审核、回顾 是风险管理流程的最后阶段，应该对风险管理程序的结果进行审核，尤其是对那些可能会影响到原先质量管理决策的事件进行审核。通过对整个调剂差错风险的回顾分析及整改，最终形成可持续改进的整改策略，同时结合新的知识和经验进行定期回顾，每年一次。

6. 质量风险管理编号 YXBQR××—××××。QR 代表质量风险（quality risk），前两位阿拉伯数字表示年份，后面四位是流水号，以 0001 开始，例如：YXBQR22-0001 表示药学部 2022 年的第一个质量风险管理。

7. 质量风险管理的方法和工具 通过提供文件化的、透明的和可以重现的方法来进行质量风险管理并提供科学实用的决策依据。常用风险识别的工具包括 FMEA、SWOT 分析、头脑风暴法、鱼骨图分析、流程图、风险排序和筛选、统计学工具、历史数据或回顾等。

四、流程

药学质量风险管理流程（附件一）。

五、参考文件

ICH Q9《质量风险管理指南》.

六、附件

附件一：药学质量风险管理流程

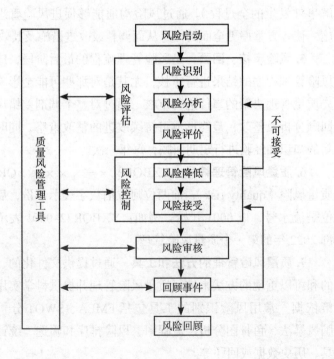

临床科室药品质量监督管理制度

一、目的

加强临床科室药品质量监督管理，确保患者用药安全。

二、适用范围

适用于非公医疗机构各临床科室储备药品的管理，包括一般储备药品、急救药品、高警示药品、治疗室药品及特殊管理药品等。

三、内容

（一）定义

药品质量监督管理是指对确定或达到药品质量的全部职能和活动的监督管理，包括药品质量政策的制定，以及对药品从研制至使用全过程的质量保证和质量控制的组织、实施的监督管理。

（二）组织与职责

1. 药品质量监督管理工作直属药学部主任领导，下设质量管理小组，药学部主任担任组长，成员由质控办及各室负责人组成。

2. 药品质量监督管理成员在组长的领导下，定期对临床科室储备药品管理工作进行督查。

（三）工作内容

1.由药学部质量控制办公室（以下简称"质控办"）制定《科室储备药品检查表》及《科室储备高警示药品检查表》等相关检查表单。

2.临床科室储备药品的管理

（1）所有储备药品严格按照国家批准的药品说明书所列储存条件存放，防止药品变质失效。要建立温湿度登记本，每日按时记录房间及设备的温湿度。储存温湿度达标：常温10~30℃，冷藏2~8℃；湿度：35%~75%。不达标时应有干预措施并记录在册。

（2）所有储备药品标识标签粘贴符合率100%，内容包括药品名称、规格、听似、看似、多规、高警示等。药品效期参照本书《药品效期管理制度》。

（3）科室药品管理员每月对所有储备药品进行自查，护士长监督，发现问题及时整改。科室医生护士应对药品相关管理使用制度做到熟悉掌握。

（4）一般储备药品　药品应按照内服、外用、注射剂分开存放，严禁不同品种混放情况存在。

（5）急救药品　环境干净整洁，专区存放于急救车/急救箱内，配有一次性锁扣和封条，药品均应处于备用状态，一经使用后及时补充，保证急救所需，补充的药品按照"近效先出"原则摆放，每日做好交接班记录。

（6）高警示药品　专区存放，无其他药品混放，高浓度电解质贴有"浓""必须稀释"字样，药品使用双人核对，每日做到基数交接，科室应留存本院最新高警示药品目录、看似听似多规药品目录及高警示药品管理制度各一份备案。

（7）治疗室药品　定点位置存放，与其他备用药品区别放置，遮光/避光药品严格按照药品说明书放置，需冷藏的药品如暂不使用，30分钟内放置冷藏冰箱保存。病区患者使用自备药品，需交护士站统一管理，须标明患者身份识别信息，并签署《患者自备药品使用申请表》，做好患者服药记录。具体参照本书《患者自备药品管理制度》。口服药应单独存放，按要求放于口服药车内，口服药瓶或单剂量口服药袋上应有患者姓名、ID/床号、药品名称及数量等相关信息。治疗室不得出现已出院患者和无任何信息源（合法来源）的药品。

（8）特殊管理药品　包括毒性药品、麻醉药品、精神药品、易制毒药品及放射性药品。原则上除放射诊疗中心等功能科室可储备放射药品外，其余科室不得储备。特殊管理药品严格按照"五专管理"，即专人负责、专柜加锁、专用账册、专册登记、专用处方（打开时及时遮掩防止泄露密码），并具有完善的防盗报警措施。毒性、麻醉及第一类精神药品空安瓿、废贴数量与使用登记相匹配，每日交接班本、账本、使用及残余液处理登记完整。科室医护人员应对特殊药品破损处理流程知晓。

3.药品质量监督管理小组成员每月对责任科室储备药品进行检查，发现问题及时提出整改措施并附汇总分析报告。

4.各成员每月将检查表与汇总分析报告交至质控办，由质控办统一撰写全院临床科室储备药品检查问题汇总分析及整改措施。

5.对于疏于管理、淡化责任的药学部相关部门及临床科室给予月度质控考核。

四、表单

1.科室储备药品检查表（附件一）。

2.科室储备高警示药品检查表（附件二）。

五、参考文件

1.《医疗机构药品监督管理办法（试行）》（国食药监安〔2011〕442 号）.

2.《医疗机构麻醉药品、第一类精神药品管理规定》（卫医发〔2005〕438 号）.

六、附件

附件一：科室储备药品检查表

科室：　　　　　　　　　　　检查日期：

序号	指标	标准（总分 100 分：高警示药品共 14 分；其他共 86 分，以下各条目内每项内容占比 1 分）	扣分	建议整改方案
急救车/箱药品	专区存放	1. 定点定位；2. 专区放置；3. 干净整洁		
	封存完好	1. 急救车/箱封条完好；2. 若启封状态备注启封原因		
	储存环境	温湿度登记规范：1. 按时登记（常温 10~30℃；湿度 35%~75%）；2. 不达标备注整改措施；3. 护理质控签字完善（每周一次）		
	账物相符	药品数量规格与备案基数一致		
	标识标签	药品标识标签粘贴正确（包含：1. 看似、听似、多规；2. 高警示；3. 近效标签）		

序号	指标	标准 （总分100分：高警示药品共14分；其他共86分，以下各条目内每项内容占比1分）	扣分	建议整改方案
急救车/箱药品	外包装标识	药品效期、批号与外包装盒一致时无需再粘贴标签，不一致时需按实物效期、批号粘贴标签		
	药品效期	1. 药品在效期内；2. 药品遵循"左进右出、近效先出"原则；3. 如有近效药品需备注（药品效期清单）（说明：硝酸甘油片拆封后室温储存效期≤1个月，盐酸肾上腺素注射液、盐酸异丙肾上腺素注射液、重酒石酸去甲肾上腺素注射液室温储存下应在原有效期基础上减少半年，如药品说明书标注效期为两年的，规定为一年半）		
	交接记录	每日交接班、有交接班记录		
	科室自查	1. 自查表，每月一次；2. 护士长签字		
特殊管理药品（毒性、麻醉、精神一类、易制毒药品、放射性）	专区存放	1. 专区放置；2. 干净整洁		
	特殊管理	1. 专人负责、专柜加锁、专册登记（使用登记）、专用处方；2. 开启时需双人开锁，即一人钥匙一人密码；3. 输入密码时及时遮掩防止泄露密码		
	使用登记	1. 每日交接班本登记及时；2. 使用及残余液处理登记完善；3. 知晓残余液处理方式		
	登记匹配	空安瓿、废贴数量与使用登记匹配		
	账物相符	药品数量规格与备案基数一致		

序号	指标	标准 （总分 100 分：高警示药品共 14 分；其他共 86 分，以下各条目内每项内容占比 1 分）	扣分	建议整改方案
特殊管理药品（毒性、麻醉、精神一类、易制毒药品、放射性）	标识标签	药品标识标签粘贴正确（包含：1. 看似、听似、多规；2. 高警示；3. 近效标签）		
	外包装标识	药品效期、批号与外包装盒一致时无需再粘贴标签，不一致时需按实物效期、批号粘贴标签		
	药品效期	1. 药品在效期内；2. 药品遵循"左进右出、近效先出"原则；3. 如有近效药品需备注（近效期药品登记表）		
精神二类药品	专区存放	1. 专区放置；2. 干净整洁		
	账物相符	药品数量规格与备案基数一致		
	标识标签	药品标识标签粘贴正确（包含：1. 看似、听似、多规；2. 高警示；3. 近效标签）		
	外包装标识	药品效期、批号与外包装盒一致时无需再粘贴标签，不一致时需按实物效期、批号粘贴对应标签		
	药品效期	1. 药品在效期内；2. 药品遵循"左进右出、近效先出"原则；3. 如有近效药品需备注（近效期药品登记表）		
一般储备药品（常温）	放置条件	1. 定位放置；2. 按照药品储存条件正确储存（需特别关注：遮光、冷藏、阴凉等条件）；3. 口服与注射液分开放置；4. 药品无混放现象（特别注意不得与高警示药品混放）		

序号	指标	标准 （总分 100 分：高警示药品共 14 分； 其他共 86 分，以下各条目内每项内 容占比 1 分）	扣分	建议整改 方案
一般储备药品（常温）	储存环境	温湿度登记规范：1. 按时登记（常温 10~30℃；湿度 35%~75%）；2. 不达标备注整改措施；3. 护理质控签字完善（每周一次）		
	账物相符	药品数量规格与备案基数一致		
	标识标签	药品标识标签粘贴正确（包含：1. 看似、听似、多规；2. 高警示；3. 近效标签）		
	外包装标识	药品效期、批号与外包装盒一致时无需再粘贴标签，不一致时需按实物效期、批号粘贴标签		
	药品效期	1. 药品在效期内；2. 药品遵循"左进右出、近效先出"原则；3. 如有近效药品需备注（近效期药品登记表）		
冷藏药品	放置条件	1. 冰箱内不应出现已出院患者药品（患者暂存药品）；2. 正在使用的患者药品应标识患者身份识别信息		
	储存环境	温湿度登记规范：1. 按时登记（温度 2~8℃）；2. 不达标备注整改措施；3. 护理质控签字完善（每周一次）		
	账物相符	药品数量规格与备案基数一致		
	标识标签	药品标识标签粘贴正确（包含：1. 看似、听似、多规；2. 高警示；3. 近效标签）		

序号	指标	标准 （总分 100 分：高警示药品共 14 分；其他共 86 分，以下各条目内每项内容占比 1 分）	扣分	建议整改方案
冷藏药品	外包装标识	1. 药品效期、批号与外包装盒一致时无需再粘贴标签，不一致时需按实物效期、批号粘贴标签		
	药品效期	1. 药品在效期内；2. 药品遵循"左进右出、近效先出"原则；3. 如有近效药品需备注（近效期药品登记表）		
口服药品	整包装药品	科室储备口服药品若属于整包装，实物药品应与外包装基本信息一致		
	拆零药品	1. 病区口服药车内患者拆零药品外包装应标识患者基本信息（姓名、床号、ID 号、药名、规格、用量）；2. 科室储备口服药品若属于拆零，需在外包装上标注基本信息（开启日期、失效日期、开启人）		
治疗室药品	放置条件	1. 一站式配送的药品中属冷藏药品如暂不使用需 30 分钟内放入冰箱保存；2. 遮光药品需遮光保存；3. 静配中心成品输液按照规定有效期使用		
	标识标签	1. 正在使用/配置的药品需标明患者身份识别信息；2. 注射药品于注射时再抽取使用，已抽取药品若未马上使用，须标明患者身份识别信息及药品效期		
	药品效期	1. 药品在效期内；2. 药品遵循"左进右出、近效先出"原则		

序号	指标	标准 （总分 100 分：高警示药品共 14 分；其他共 86 分，以下各条目内每项内容占比 1 分）	扣分	建议整改方案
治疗室药品	自备药品	1. 病区患者使用自备药品，交由护士站统一管理，须标明患者身份识别信息，并签署《患者自备药品使用申请表》，做好患者服药记录（由护士记录）		
	药品管理	治疗室不得出现无任何信息源（合法来源）的药品		
总分				

被检查人签字： 检查人签字： 建议整改日期：

本次检查存在其他问题：

附件二：科室储备高警示药品检查表

检查科室：　　　　　　　　检查日期：

名称	序号	检查内容	合格√	不合格 ×	备注
高危药品	1	高警示目录、看似听似多规目录各一份备案			
	2	高警示药品管理制度一份备案			
	3	定点专区存放、储存环境干净整洁			
	4	温湿度达标（治疗室温湿度体现登记）			
	5	药品标签标识100%即为合格（包括高警示、看似听似多规、近效期标识；急救车及冷藏等所有高警示药品同此要求）			
	6	高浓度电解质贴有"浓""必须稀释"字样			
	7	数量规格与备案一致			
	8	药品效期、批号实物与外包装盒标注一致			
	9	基数交接本每日交接			
	10	高警示药品使用双人核对			
	11	高警示药品摆放遵循近效先出			
	12	高警示近效期药品登记在册（科室近效期登记本）			
	13	高警示药品无混放其他药品			
	14	高警示药品自查表（即科室储备药品自查表）			

被检查人签字：　　　　　　　　　　检查人签字：

说明：科室高警示药物管理符合度：科室合格指标总数 /14 =

药品管理及药学服务质量持续改进

一、目的

持续改进药品管理及药学服务质量，完善质控管理，提高药学质量管理水平。

二、适用范围

适用于药学部各类药品管理及药学服务质量持续改进。

三、内容

（一）定义

药品管理及药学服务质量持续改进是指当按照风险管理体系策划的要求，针对可能存在的质量改进项目得出定性或定量的分析，对这些指标进行有目的的改进，实施控制后进行整改以数据监视或资料的形式展现整个项目的推进，最终确保各项要求能够得到提高和改善，并不退步或不犯同样的错误，易于发现将会发生但未发生的错误。

（二）人员与职责

1. 策划部门　药学部组建的策划部门成员应包括药学部主任、管理层人员、各岗位经验丰富的高年资药师及一线技术药师等，该部门需依据药学部可能发生的问题或需要改进的问题为主线，通过各个层次发现存在的质量问题，分析问题的原因，寻求解决问题的办法，持续质量改进。策划部为药学部质量活动的核心领导力，为创新本组织的药品质量及药学服务质量管理而策划持续改进活动。

2. 组织部门 药学部质控办即质量管理部门，持续质量改进组织部门的职能是负责组织质量持续改进会议提出质量持续改进主题及可行方案，制定持续质量改进程序，督促质量持续改进进度，协调各种关系，解决改进中可能存在的各种困难，保障质量活动的持续进展。

3. 评审部门 持续质量改进评审审查药学改进项目是否遵守了改进计划安排，以及结果是否达到了预期目标所做的系统的、独立的检查和评审，审查项目相关人员的个人素质、教育程度、工作经验、管理能力以及业务培训等方面，是否具备质量主题活动资格，且与被评审对象无直接责任的人员组成，目的是为达到持续质量改进目标，使持续质量改进活动有效、顺利地进行。

（三）持续改进流程

以高警示药品管理达标率为例。

1. 明确改进的原因 识别药品管理过程或药学服务流程中存在的问题，选择改进的领域，并记录改进的原因。

2. 掌握现状 通过分析质量改进的相关指标如临床科室高警示药物管理符合度，通过分析国内外现状及本院管理的存在问题，收集数据并进行分析，采用优先顺序选择特定问题并确立改进目标。

3. 分析问题原因 识别并验证产生问题的根本原因；分析管理高警示药物的必要性及重要意义，整改可能产生有利效益。

4. 拟定对策并实施 寻找解决问题的可替代办法。选择并实施最佳的解决问题的办法，即选择并实施能消除产生问题的根本原因，以及防止其再发生的解决办法，设定高警示药物管理指标任务。

5. 确认效果　高警示药物管理不达标的确认问题及其产生的根源已经消除或其影响已经减少，解决办法已产生作用，并实现了改进的目标。

6. 实施新办法并规范化　用改进的过程替代旧过程，防止问题及其根本原因的再次发生；对改进效果进行标准化流程，形成体系管理。

7. 评价改进的有效性和效率　临床高警示药物同质化管理，不良事件逐步下降，对改进项目的有效性和效率作出评价，并考虑在药学部的其他地方使用这种解决方案。

8. 其他　改进过程可重复用于遗留问题，以及用于为进一步改进过程制定目标和解决方法。

（四）实施

1. 改进项目以任务的形式下达，项目负责人负责检查进度，并上报本部门负责人；对未按期完成的要说明原因，并有下一步对策措施。

2. 项目负责人记录各次措施的发出时间、责任部门、完成时间及验证结果、目标达成情况。预期未能完成者，报告质控办，组织责任部门进行原因分析，再次提出纠正预防措施及再次限期完成，质控办负责保存相关的改进措施记录，实施情况等。

3. 建立改进项目数据收集表格，及时更新数据。如质量目标完成情况、检查记录，验证记录等；各项目组组织对数据进行统计分析，正确使用统计方法，确保统计分析数据的科学、准确、真实。

4. 项目中期汇报，确保项目正常有序进行，对存在问题或推行困难项目进行梳理修缮。

5.项目完成后，项目负责人须对效果验证四个月以上，验证期内，须一直达到指标要求，项目负责人可根据数据分析表反馈结果。

6.质控办对改进项目进行效果确认，持续改进项目以一年为期限，到年底仍未完成的，再评估判断是否适宜持续改进。

药学部质控管理质量评价

一、目的

评价药学部质控管理质量，保证药学部质量管理体系运行的适应性、充分性和有效性，促进药学部质量管理体系的不断完善。

二、适用范围

适用于药学部质量管理相关活动。

三、内容

（一）成员与职责

1. 药学部主任担任质量管理体系评审小组组长，各室负责人为本室质量监督员。药学部质量领导小组负责质量管理体系的评审工作，负责制定评审计划及具体组织实施。

2. 质量监督员按照程序计划，对所监督质量活动进行实际的监督检查，在监督检查过程中，监督员及时发现问题，并进行有效纠正，对未构成不符合项的问题由责任人现场纠正，避免发生严重问题。

（二）工作模式

1. 质量管理体系评审的内容　根据各部门实际工作情况提出。

（1）药学部质量管理组织的设置及人员的配置是否符合规定。

（2）药学部管理制度、岗位职责、操作程序、技术规范等的执行情况。

（3）质量活动过程控制情况，包括药品的购进、入库验收、储存养护、出库复核、调剂、配置、临床药学服务、药学科研等药学服务。

（4）自动化设备管理，包括自动发药机、自动包药机、运输机器人等硬件设备；信息软件包括 HIS 工作站、合理用药工作站等的情况。

（5）患者/临床对药学服务的满意度评价。

（6）以往评审问题改进和决议落实的情况等。

2. 质量管理体系评审的时间

（1）质量管理体系评审每年进行一次，评审结果应作为质量持续改进工作开展的主要依据。

（2）当药学部的内外环境因素发生重大改变，如发生重大质量事件、重大投诉时，质量管理员可根据情况，报质量领导小组批准，及时对所涉及的部门进行评审。

3. 质量管理体系评审的方法

（1）听取汇报　药学部主任主持质量领导小组会议，听取受评审部门负责人汇报质量体系运行情况。

（2）现场检查　质量领导小组成员到受评审部门现场检查，通过询问有关人员、查询资料、记录，同被评审部门人员讨论、分析等形式，检查质量体系运行情况，发现存在或潜在的问题。

4. 评审结束后，质量领导小组召开会议，对发现问题进行分析，明确结论并提出整改意见和预防措施。质量管理员在会议记录的基础上汇总评审报告，报质量领导小组。

5. 质量领导小组根据评审报告，安排整改工作，并依据有关奖惩规定进行奖惩。各部门负责人落实本部门整改措施，质量管理员负责整改跟踪检查。

6.质量管理员（质量评审部门负责人）负责质量管理体系评审记录的收集、整理、归档保存，内容包括：评审时间、评审人员、评审内容、评审方法、评审评价、整改措施及期限、责任人、复查结果等。

7.归档保存　质量管理体系评审记录和相关资料由药学部质控办负责归档。

四、表单

药学部质量管理体系评审表（附件一）。

五、附件

附件一：药学部质量管理体系评审表

评审时间				
评审人员				
评审内容				
评审方法	听取报告		现场检查	
评审评价				
整改措施及期限				
责任人				
复查结果